筋膜博士が教える決定版

理学療法士・医学博士
OMPT・FMT・GPTH
竹井 仁

自分でできる!
筋膜リリース
パーフェクトガイド

自由国民社

はじめに

人は生まれてからすぐに闘いが始まります。
健やかに成長し、健やかに熟成するための人生の闘いです。
その闘いは、**筋膜のゆがみとの闘い**と言っても過言ではないでしょう。

人がそれぞれの発達の中で、正しい姿勢で、正しい運動パターンを身につけ、柔軟性と筋力・筋持久力のバランスを最適な状態に保ち、そして健やかに熟成するというのは、本当に大変なことです。

姿勢の非対称性や運動パターンのクセは、これまでの人生を写す鏡ともいえます。
人生を振り返ったときに、

・髪の毛をどちらから分けていたか？
・畳で左の横座りが多かったか右の横座りが多かったか？
・あぐらだったか割り座だったたか？
・寝る姿勢としてどちら側を下にするのが楽か？

・足を組むとき左足と右足のどちらを持ち上げるか？
・食卓の自分の席とテレビの位置関係は？
・スマホやゲームをしているときに背中が丸まっていないか？
・電車の座席に座る姿勢でお尻が前に滑り出ていないか？
・就業時の座位姿勢あるいは立位姿勢はどうなっているか？
・立っているときにどちらの足を前に出した休みの姿勢をとるか？
・ショルダーカバンを右肩と左肩のどちらに下げるか？

そして、
・ケガをしたことは？

…などなど、さまざまな要因が今の自分を形成しています。

子供の頃に正しい指導をされていたら…、青年時代に自分のクセに気がつき、それを直す努力をしていたら…、熟成期に不調に気がついてもそれを治していく方法を知っていたら…。
今でも遅くないとしたら努力をしたい。子供にも指導をしたい。
そのような思いを持てるような方法こそが筋膜リリースです。

本当の筋膜リリースを体験してみませんか？

目次

Chapter

1

「筋膜」って何?

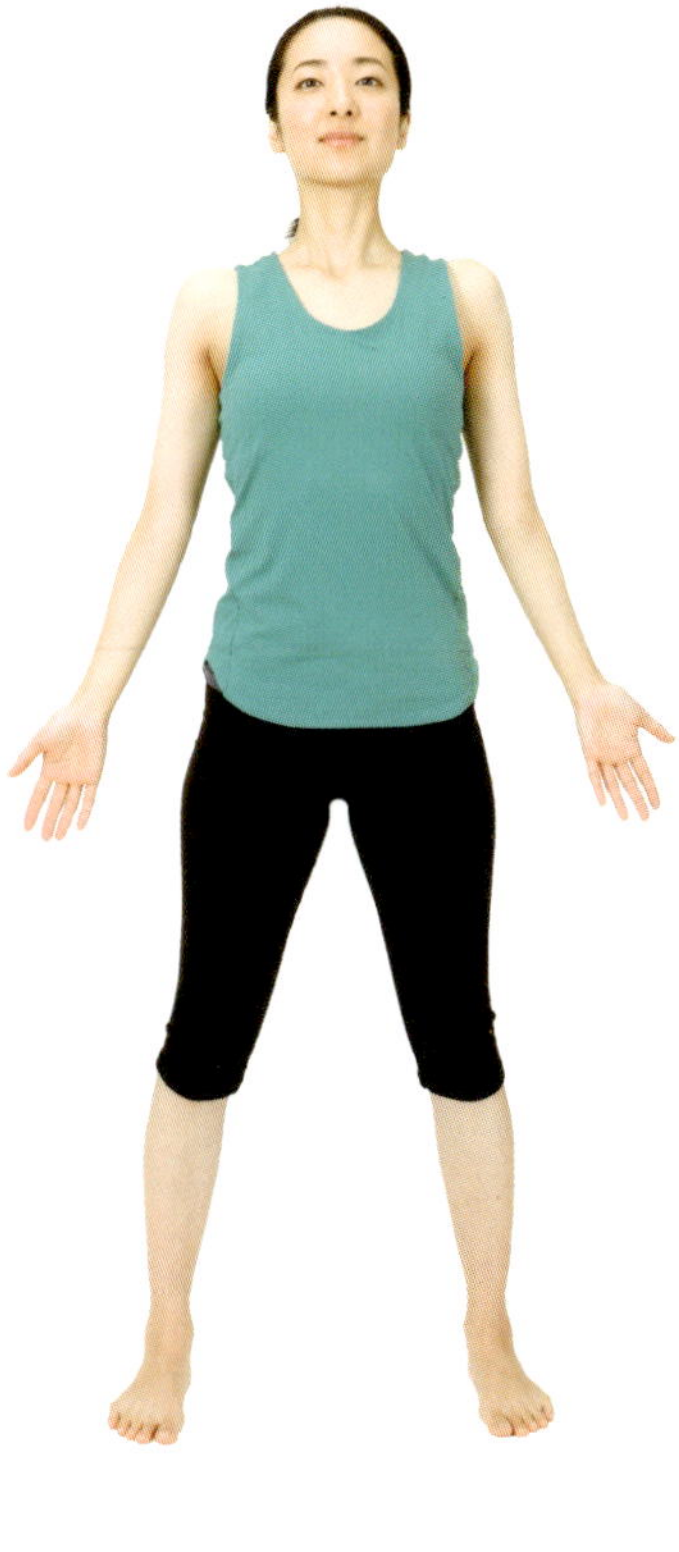

筋膜《きんまく》という言葉は、ここ最近テレビや雑誌で急に取り上げられるようになってきました。

私自身は1995年から筋膜に関してその大切さや治療方法を紹介してきましたが、最初のうちは注目度も低かったのを覚えています。約10年前にもテレビでも紹介しましたし、その後も何回か紹介したのですが、まだ世間がその大切さに気がついていなくて、反響も少なかったのを覚えています。

それもそのはず、筋膜に関する研究が飛躍的に進んできたのが40年ほど前からです。医学界では、シンデレラストーリーと讃えられ、現在ではスーパースターとも言われています。日本においても、筋膜に対する注目も高まり、現在では一般の方々も、筋膜という言葉を知るようになってきました。

しかし、残念ながら、筋膜の本当の意味を知らない人達が多く、民間療法では「筋膜はがし」という間違った方法まで横行しています。

筋膜を正しく理解すれば、**筋膜は、無理にはがすのではなく、「リリース（解きほぐす）」することが正しい方法だ**とわかるはずです。

では、筋膜とは何かを説明しましょう。

筋膜とは？

英語では「Fascia」と書きます。Fascia の日本語訳は「膜」あるいは「筋膜」です。

膜は、筋膜以外にも靭帯《じんたい》や関節包《かんせつほう》、腱膜《けんまく》、臓器包《ぞうきほう》、支帯《したい》、脊髄硬膜《せきずいこうまく》、大脳鎌《だいのうかま》、小脳《しょうのう》鎌《かま》、小脳テントなどいろいろな組織を含みます。筋膜となると、**浅筋膜《せんきんまく》・深筋膜《しんきんまく》（腱膜《けんまく》筋膜《きんまく》）・筋外膜《きんがいまく》・筋周膜《きんしゅうまく》・筋内膜《きんないまく》**の5つを指します。よって、日本語訳にする場合には、英語の著者がどちらの意味で使っているかを考えることも必要です。

筋膜というときに、「Myofascia」と書くこともあります。これはまさしく狭義の意味での筋膜になります。

筋膜とは、文字通り筋肉を包み込んでいる膜ですが、筋線維《きんせんい》1本1本の中にまで入り込みます。

さらには、内臓の漿膜下筋膜《しょうまくかきんまく》（胸膜《きょうまく》、心膜《しんまく》、腹膜《ふくまく》の線維性の層）とも接続しています。

これらの筋膜は全身に張りめぐらされていますので、筋膜以外を溶かしても身体の形が残るということで、**「第二の骨格」**ともよばれる重要な存在です。

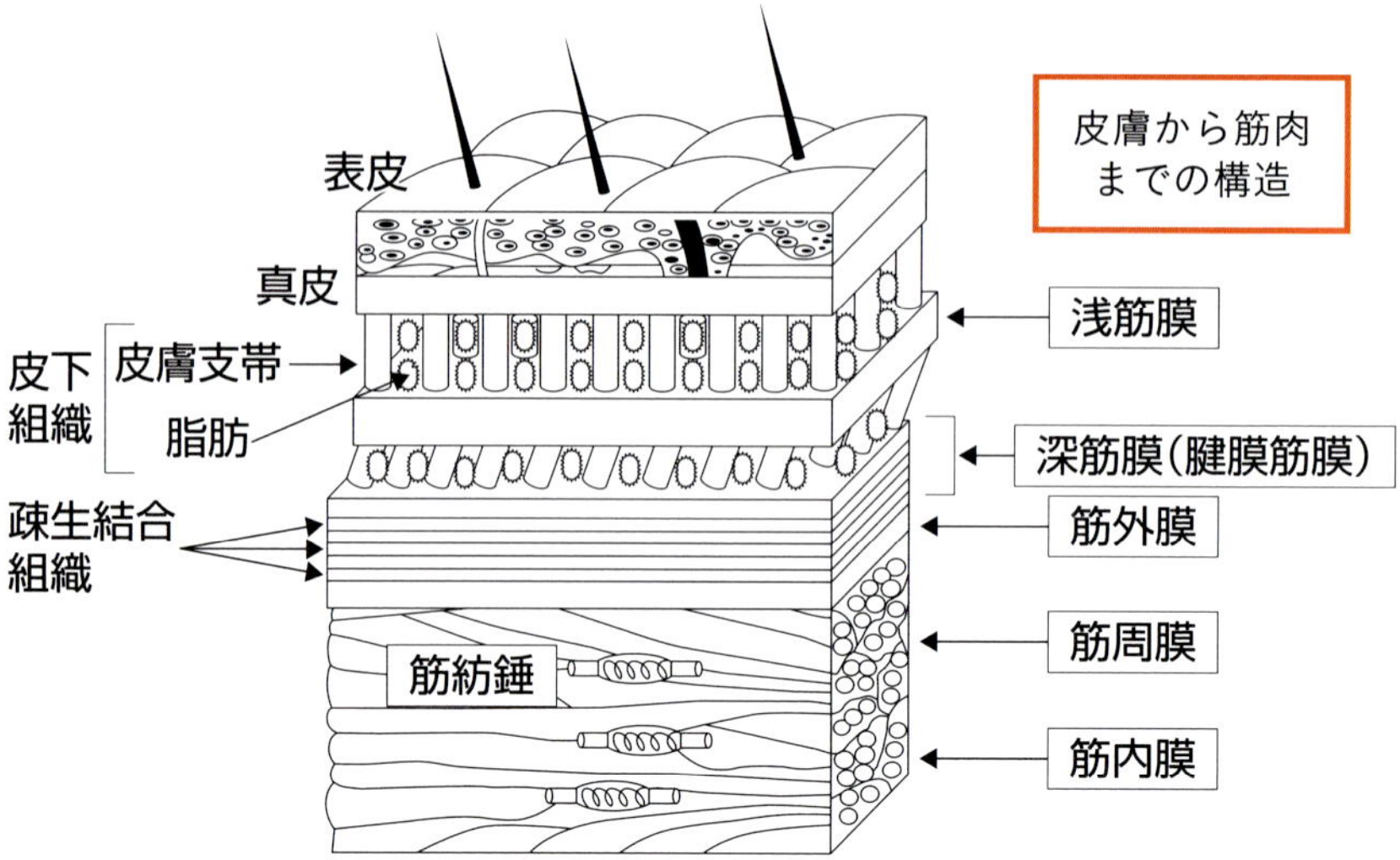

皮膚から筋肉までの構造

おもな筋膜は、皮膚の下の皮下組織にある浅筋膜と、筋肉の上をボディスーツのようにおおっている深筋膜、そして筋肉表面の薄い筋外膜（平均厚さ：297μm）、筋外膜が筋肉の中に入り込んで筋の束を包む筋周膜、筋周膜が筋の束の中に入り込んで筋線維一本一本を包む筋内膜からなります（上図）。

浅筋膜は皮下組織の脂肪層の中にあって、あらゆる方向に動くことができます（左図）。ここには、毛細リンパ管も存在していますので、皮膚と浅筋膜の滑らかな動きは、むくみを防ぐ役割もあります。

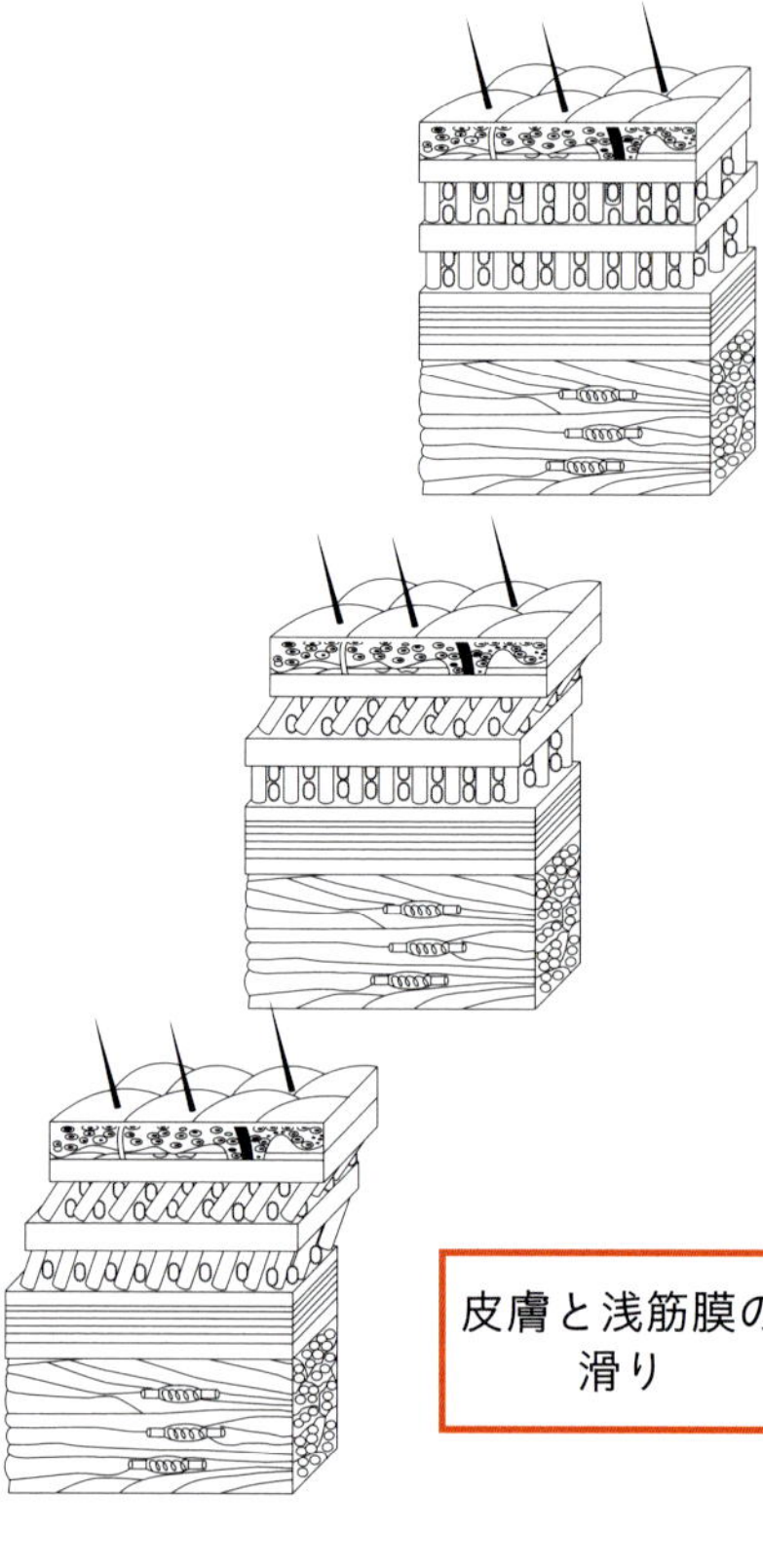

皮膚と浅筋膜の滑り

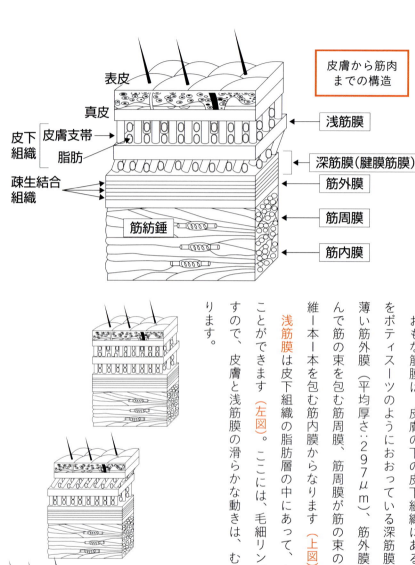

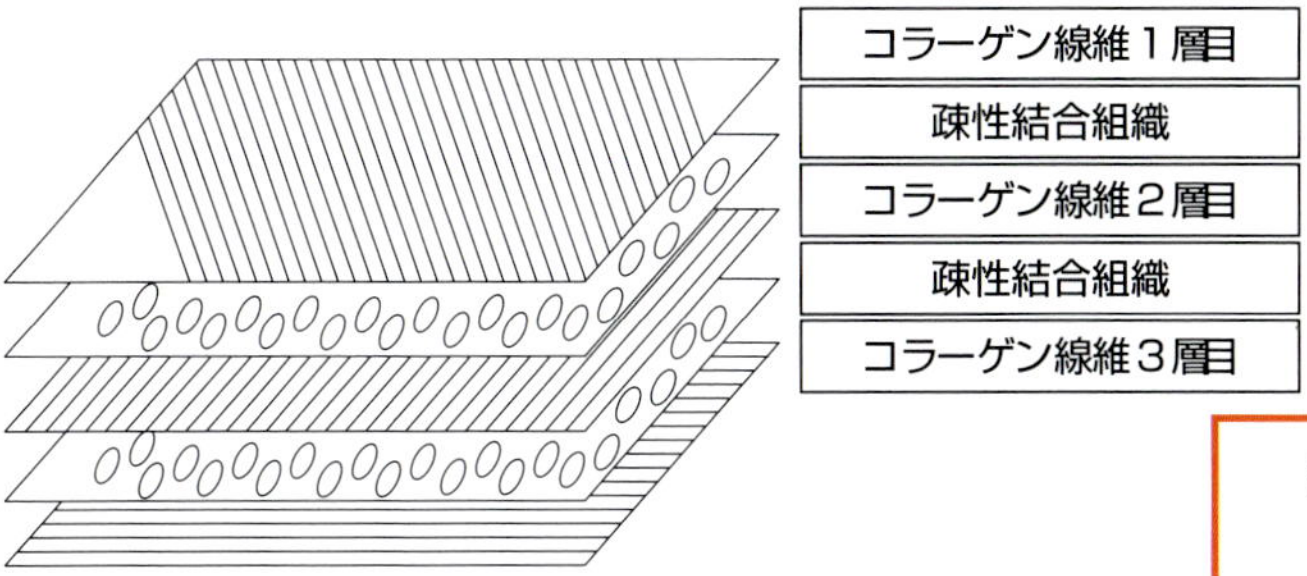

深筋膜の
３層構造

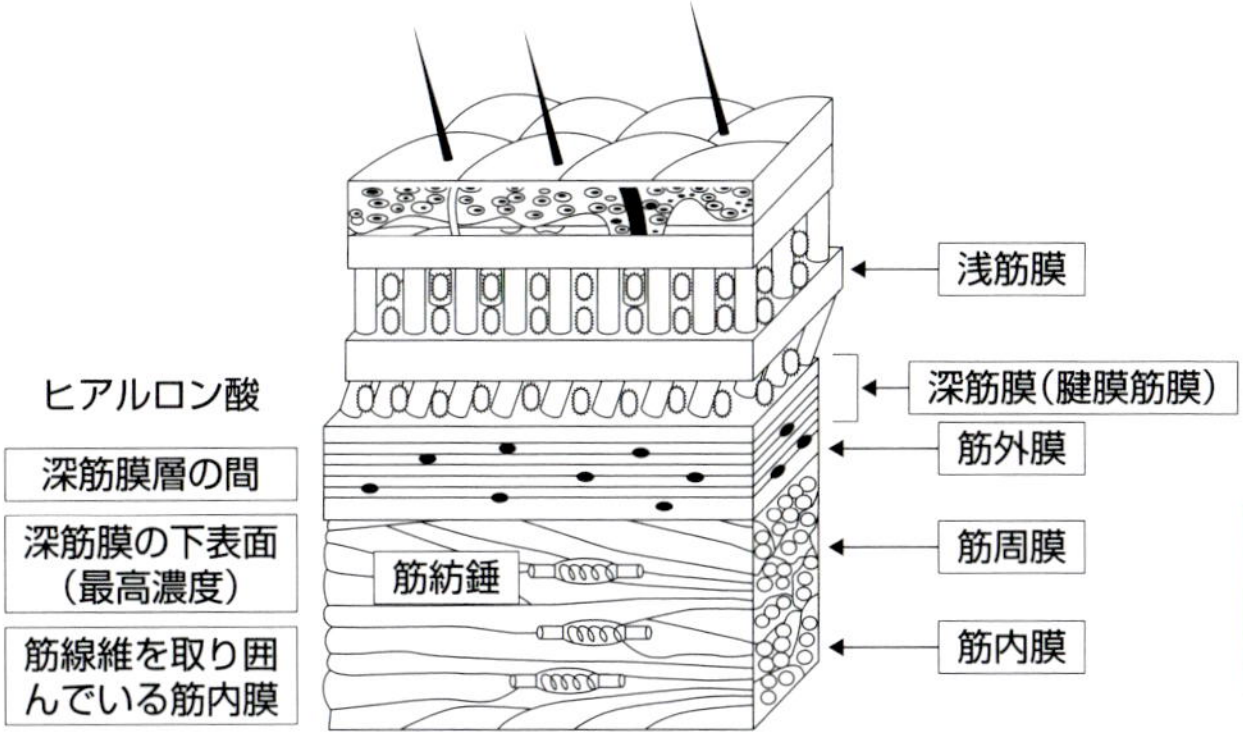

ヒアルロン酸が
滑りを提供する

深筋膜は3層構造になっています（最上図）。厚みは約1㎜です。斜め、縦、横方向の3層構造になっていて、各層の間に、水に浸した真綿のような疎性結合《そせいけつごう》組織《そしき》と、ヒアルロン酸が分布していることで、からだのさまざまな動きに合わせて深筋膜の各層が自由に動くことができます。さらに、筋肉の表面の筋外膜との間にも疎性結合組織とヒアルロン酸が分布していることで、お互いが滑らかに動くことができますし、隣り合う筋肉どうしに摩擦が起こらないように、その滑りを助けて運動を滑らかにする動きもあります。また、このヒアルロン酸は筋内膜の間にもあり、1本1本の筋線維の滑らかな動きを助けているのです（上図）。

　ヒアルロン酸は関節内にもあって重要な成分ですが、実は筋膜にとってもとても重要な働きをしているのです。

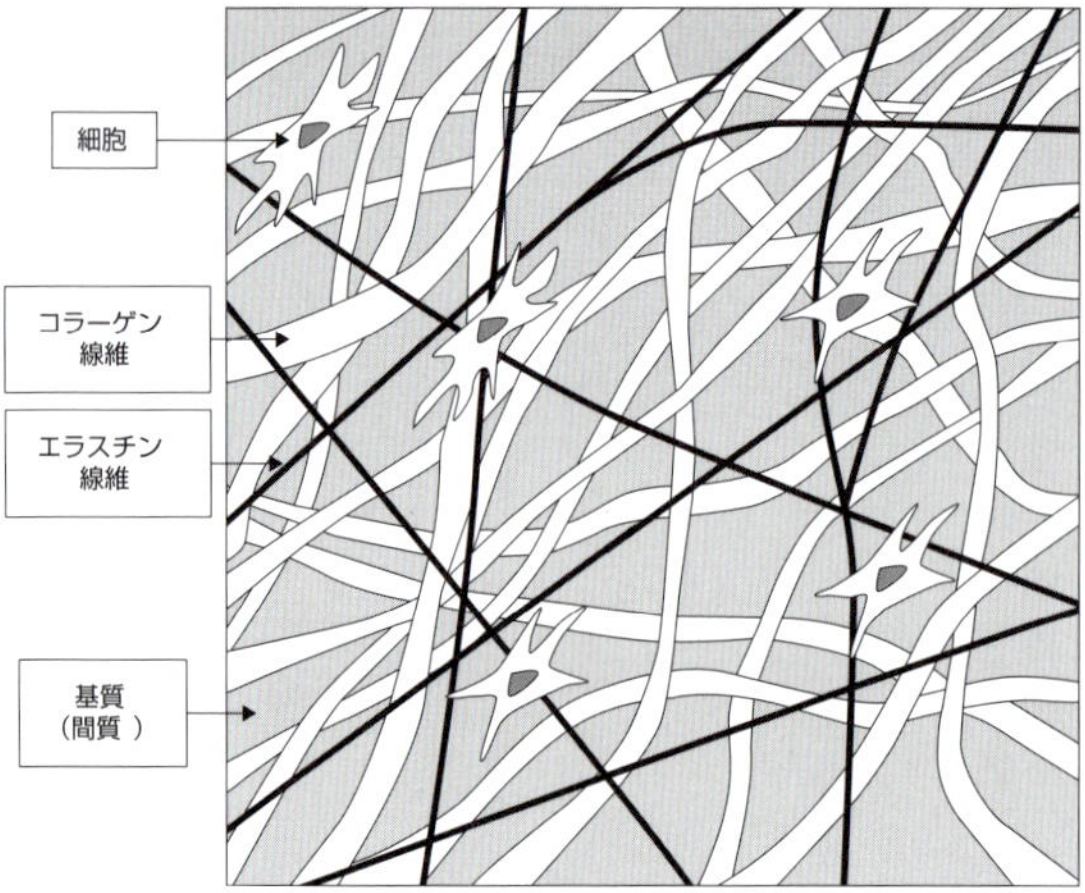

筋膜のコラーゲン線維とエラスチン線維

コラーゲン(膠原)線維とエラスチン(弾性)線維とは？

筋膜が何でできているかというと、「コラーゲン線維」と少量の「エラスチン線維」からできています(図参照)。筋膜の中でも、深筋膜にはエラスチンが少なく、筋内膜はほとんどがコラーゲンのみです。

コラーゲンにもさまざまなタイプがありますが、筋膜のコラーゲンはⅠ型コラーゲンと呼ばれるもので、軟骨などのⅡ型コラーゲンとは違うものです。Ⅰ型コラーゲンは最も大量に存在するコラーゲンで、皮膚や筋膜、腱、骨などにみられます。

皮膚や筋膜や筋肉は板やコンクリートではありません。外部から力が加えられれば、その力を抵抗なく受け入れて形を変更することが必要になります。これがコラーゲンの役割です。外部からの力とは、誰かとぶつかったり、腕を引っ張られたということだけでなく、椅子に座ったときのお尻の変形や、不良姿勢でねこ背を強いられている状態や、脂肪が増えて形が変わるということなど、さまざまな状態が考えられます。

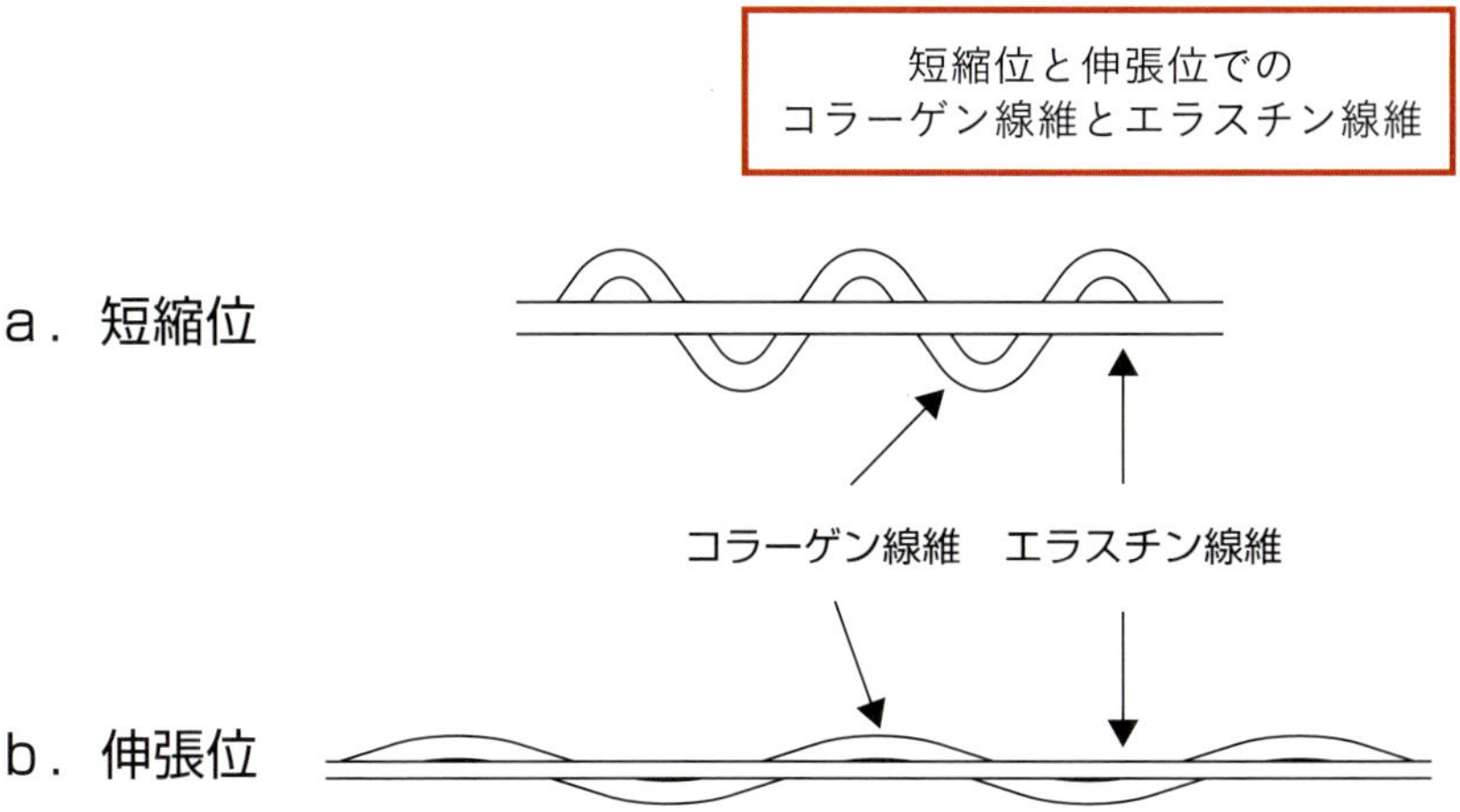

そんなとき、コラーゲンはからだの形を整えたり、からだの動きに合わせてハンモックのように形を変えたりできるのです。また、自由自在に形を変えられるだけでなく、革のベルトのように、引っ張られたときにはその力に耐える強さもあります。

一方、エラスチンは、コラーゲンと混じり合い重なり合いながら存在しています。このエラスチンはゴムチューブのように伸び縮みができ、からだに加わっていた力がなくなればゴムが元の長さに戻るように、元の形を取り戻す働きがあります。

たとえば、椅子に座ったときにお尻の形はつぶれて広がりますよね。このときエラスチンはゴムのように伸ばされて、コラーゲンはハンモックのように形を変えています（上図「伸張位」）。しばらくして椅子から立ち上がると、もとのお尻の形に戻れます。これは、伸ばされていたエラスチンがゴムのように元の長さに戻ると同時に、コラーゲンが元の形を復元するからです（上図「短縮位」）。

つまり、コラーゲンとエラスチンはお互いに協力しあって、からだに加わった緊張をコントロールしているのです。

＊密性不規則性結合組織：コラーゲン線維束は三次元的なネットワークを形成し、あらゆる方向からの圧力に対して抵抗性を示す。多量の太いコラーゲン線維束が、密にかつ縦横無尽に交織して緻密な織物様の網を作り、コラーゲン線維の間にはエラスチン線維網が広がっている。真皮や強膜、角膜、筋膜など、外圧が加わる部位に多く、基質の量と細胞成分が少ないのが特徴である。

筋膜に問題が起きたら？

悪い姿勢や偏った動作を長く続けていると、からだの一部に不必要な負担が加わり、姿勢も非対称になって、筋膜が自由に動けなくなります。また同じ動きを何度も繰り返したり、同じ姿勢を長時間続けたり、ケガが生じたりすることで、ますます筋膜は自由度をなくしてしまいます。

そうなると、筋膜がよじれてしまい、筋外膜のコラーゲンとエラスチンが一部分に寄り集まってしまい、コラーゲンとエラスチンを包み込んでいるさらさらの水溶液（基質）が、ゼラチンのように粘っこくなり、コラーゲンとエラスチンが自由に動けなくなります（次ページ上右図）。専門的には、さらさらの水溶液つまりゾルの状態が、筋膜が一部

筋外膜から深筋膜へ
筋線維が入り込む

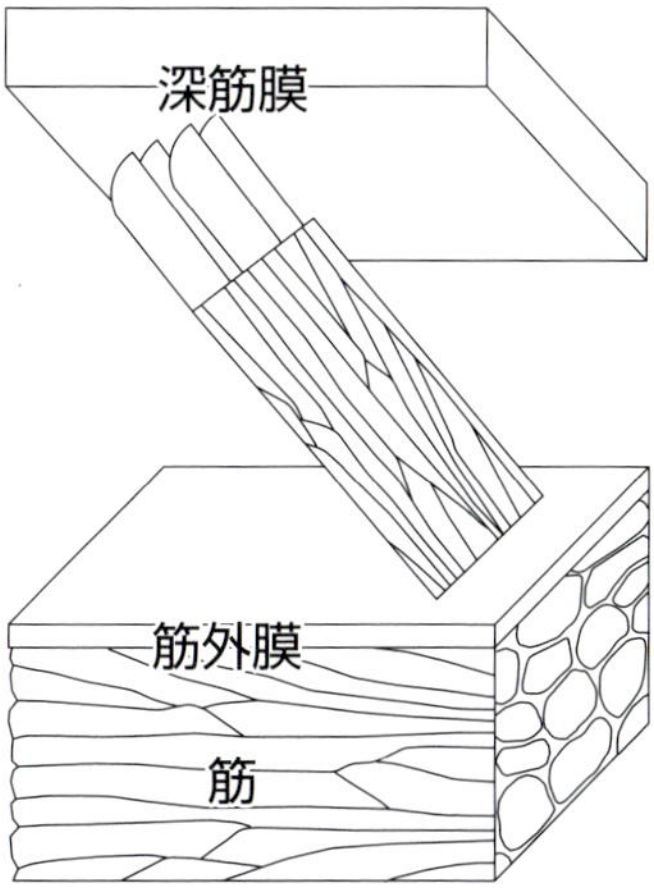

よじれた筋膜

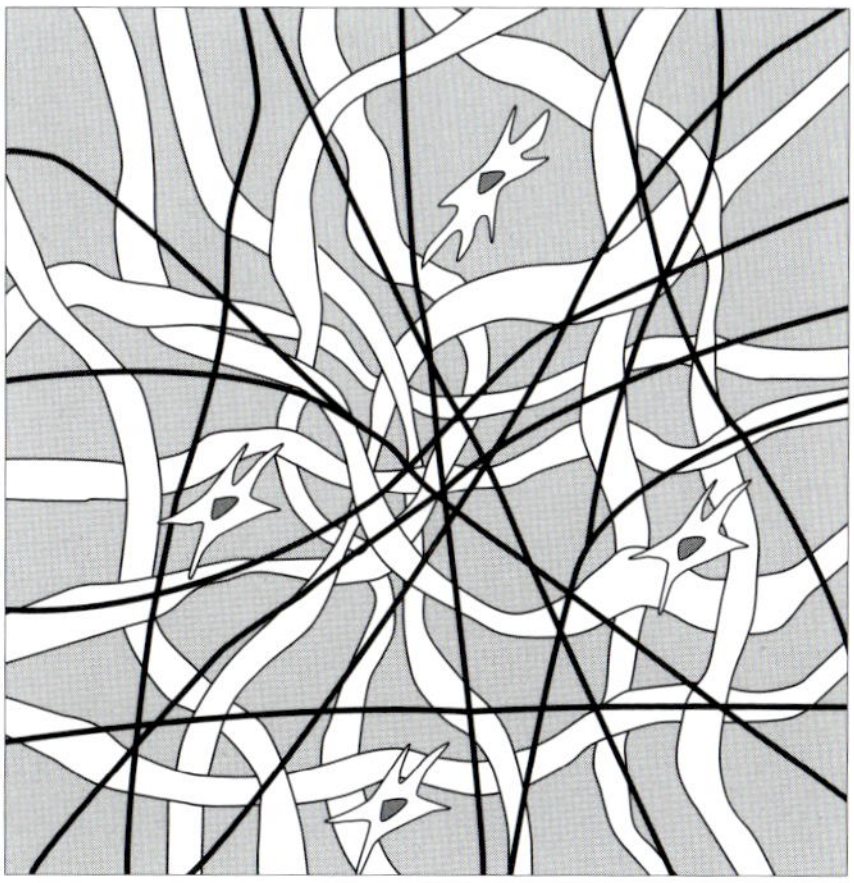

に寄り集まる（高密度化）ことで基質が脱水してゼラチンのようなゲルの状態に変わってしまうのです。さらに、滑りを円滑に助けていたヒアルロン酸も寄り集まってしまい、ゼラチン状になって粘稠度が増してしまいます。これらが筋膜の機能異常と呼ばれるものです。

＊筋・筋膜機能異常：筋膜の高密度化・基質のゲル化・ヒアルロン酸の凝集化

そのことで、筋膜の上にある皮膚と、筋膜の下にある筋肉がそれぞれ動きづらくなります。深筋膜は筋外膜の上を橋渡しするセーターのようなものです。この深筋膜には筋外膜から筋線維の一部が入り込みますので（上左図）、ある筋肉を包む筋外膜に問題が生じると、その上を渡る深筋膜を介して、そのよじれは関節を越えて他の筋肉にまでどんどんと波及

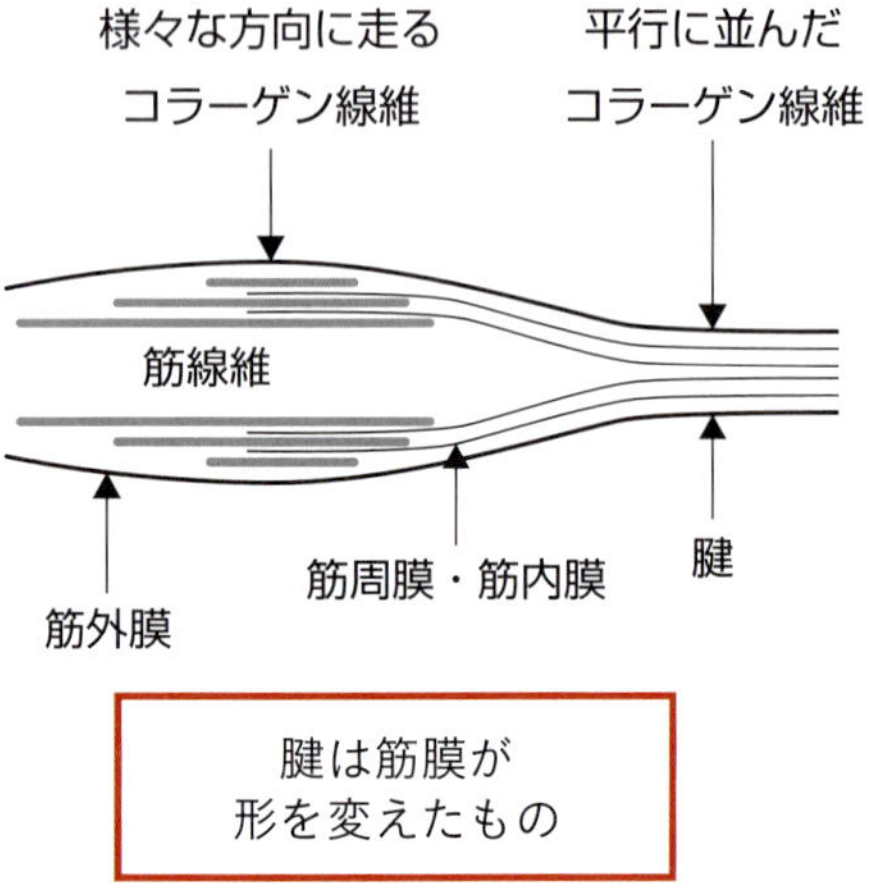

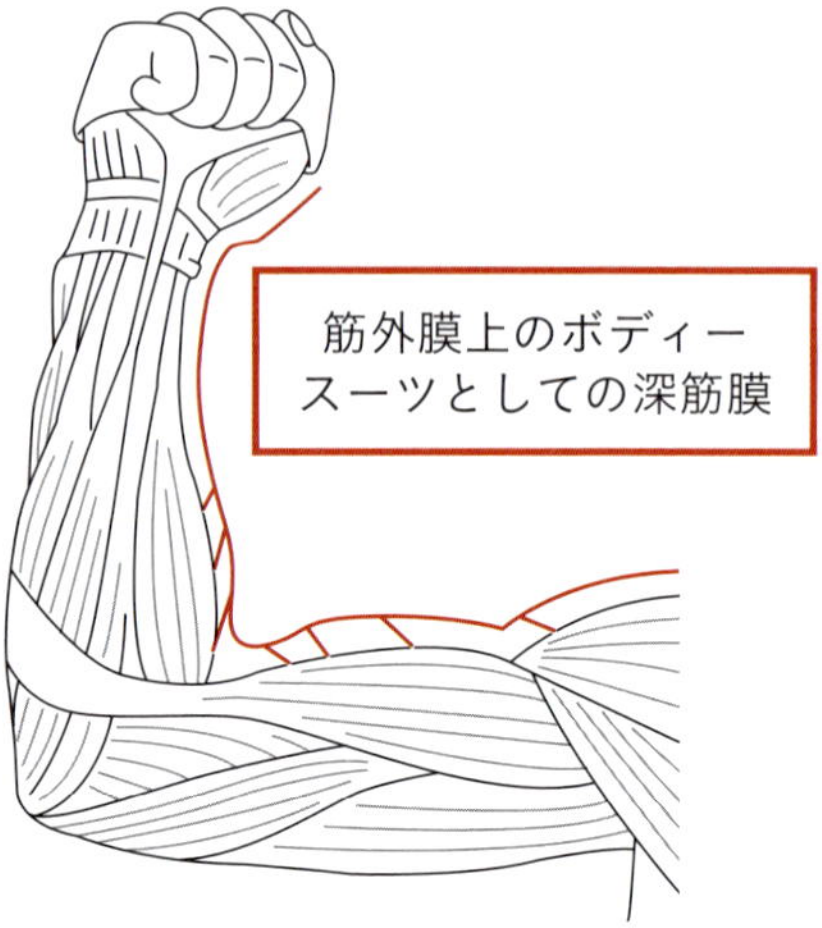

してしまいます（上右図）。

その結果、筋外膜、筋周膜、筋内膜を通じて１本１本の筋線維の動きや働きも悪くなり、十分な筋力が発揮できなくなり、柔軟性も悪くなってしまいます。運動している人は、そのパフォーマンスも悪くなり、ケガを起こすことにもなります。

筋膜に問題が生じた人は、関節周囲に痛みを感じます。原因は筋力を出すときに筋肉が固くなる部分の筋外膜にあるのですが、痛みは関節に感じるのです。でも、実際には筋外膜の特定の部分を押すと飛び上がるくらい痛いところがあります。なぜ、関節周囲に感じるかというと、筋外膜・筋周膜・筋内膜のコラーゲン線維が、平行に並ぶように形を変え、そして腱《けん》になるからです（上左図）。筋膜の緊張が腱を引っ張ることになり、この腱が関節の関節包《かんせつほう》という袋を引っ張ることとなり、この関節包の痛み受容器が痛みを感じることになります。このように、**筋膜に問題のある方は関節周囲に痛みを感じることが多いのですが、実は関節**

に問題があるのではなく、筋膜に問題があることがとても多いのです。

＊筋膜に包埋される運動感覚受容器：筋受容器として筋紡錘・ゴルジ腱器官・パチニ小体・自由神経終末を、関節受容器としてルフィニ小体・パチニ小体・ゴルジ小体・自由神経終末を包み込む。

＊密性規則性結合組織：コラーゲン線維束は一定の配列をとり、張力に対して、抵抗することができる。多量のコラーゲン線維束を含む。分布は牽引や伸展の加わる部位に多く、腱や靭帯、腱膜などがその代表である。

筋膜に機能異常が生じると、その異常を他の部分でかばおうとして代償が生じます。つまり深筋膜を介して、広い範囲へと筋膜異常が波及してしまうのです。そして、筋膜自体が自分の力でほぐれることができなくなり、正しい姿勢の保持や正しい動作が制限されることになります。その結果、筋膜痛、筋出力の低下、柔軟性の低下、運動パフォーマンスの低下、日常生活活動の低下などが起きてしまうのです。

また、筋膜は血管や神経およびリンパ管を支持する他に、それらを通過させているという一つの非常に重要な機械的機能もあります。筋膜がねじれると、筋や血管、神経までもが影響を受けることすらあるのです。

筋膜リリースは、この筋膜のねじれやよじれを解消するために、とても有効な方法になるのです。

筋膜のつながりとは？

筋膜は、筋外膜と深筋膜を介して、さまざまな方向へとつながっていきます。基本は6方向です（左図）。

前方運動のつながりは、腕や足を前方に動かしたり身体を曲げるときのつながりです。

後方運動のつながりは、腕や足を後方に動かしたり身体を反らすときのつながりです。

内方《ないほう》運動のつながりは、腕や足を身体に近づけたり身体をまっすぐに保つときのつながりです。

外方《がいほう》運動のつながりは、腕や足を身体から横に動かしたり身体を左右に曲げるときのつながりです。

内旋《ないせん》運動のつながりは、腕や足を内側にひねったり身体を内側に回すときのつながりです。

外旋《がいせん》運動のつながりは、腕や足を外側にひねったり身体を外側に回すときのつながりです。

6方向の
筋膜のつながり

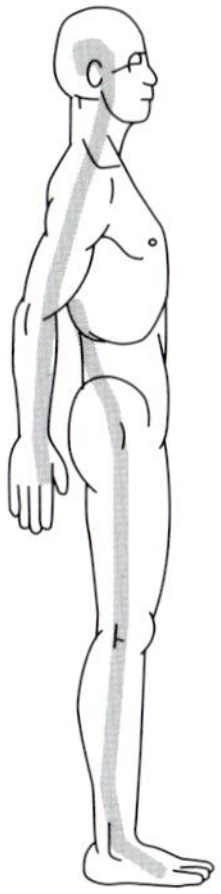
外方の筋膜のつながり

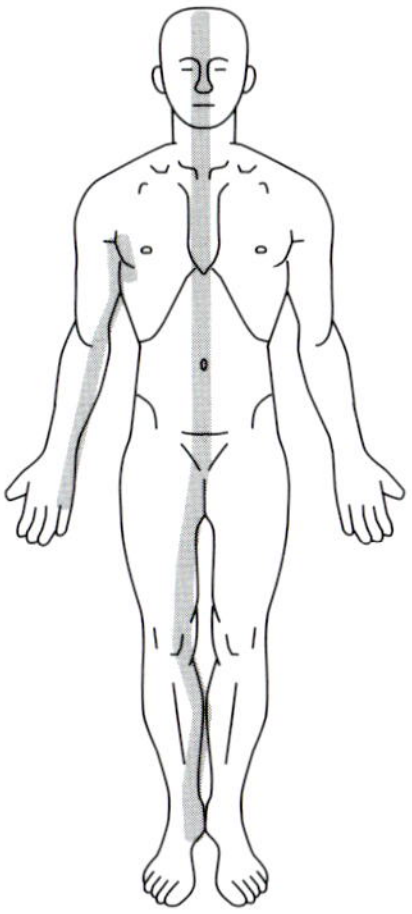
内方の筋膜のつながり

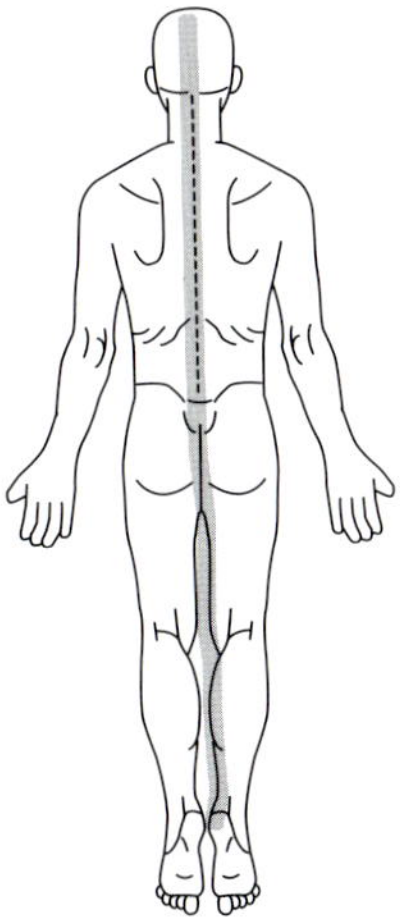

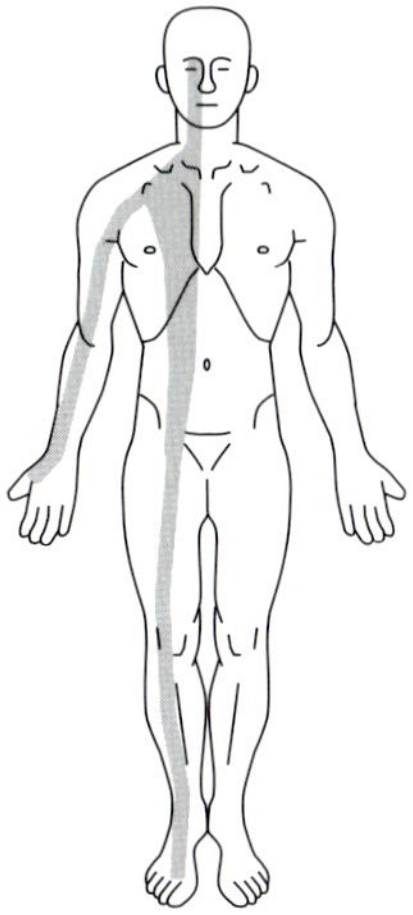
前方の筋膜のつながり

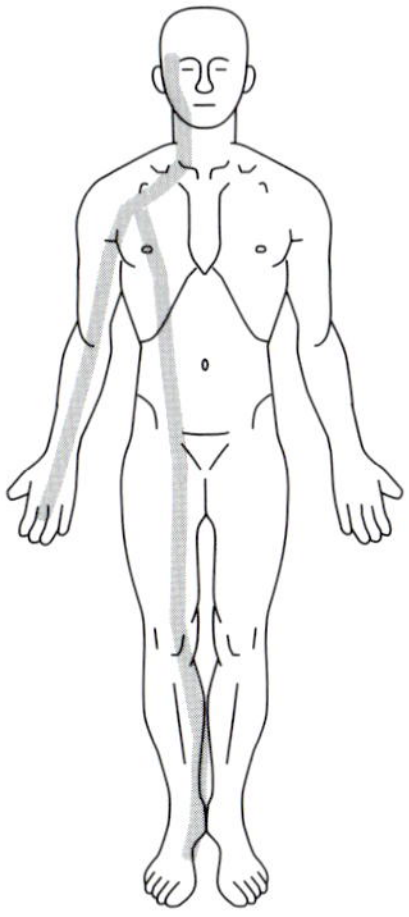
内旋の筋膜のつながり

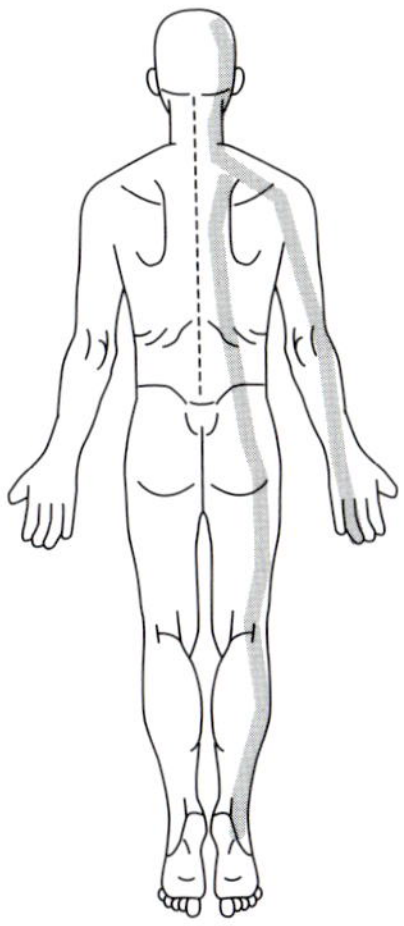
外旋の筋膜のつながり

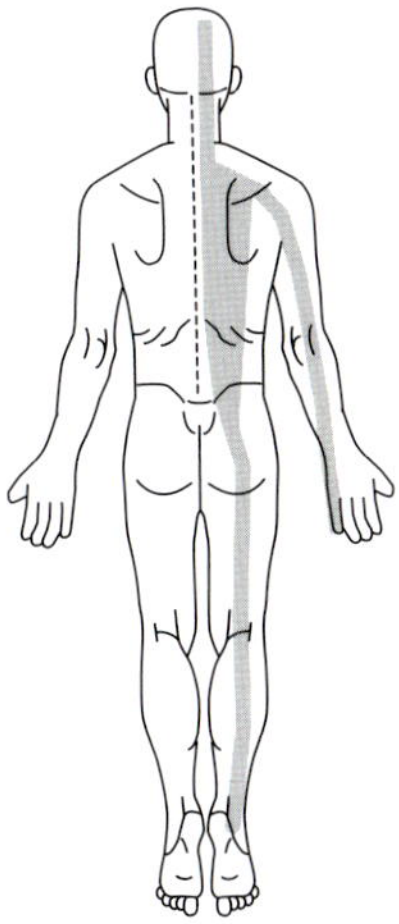
後方の筋膜のつながり

この他に、対角線のつながりがあります。つまり、前方と外方の間への動きのつながり、後方と内方の間への動きのつながり、前方と内方の間への動きのつながり、後方と外方の間への動きのつながりの4つです（左上図）。

さらに、筋膜の螺旋《らせん》状のつながりもあります。つまり、前方─外方から始まる筋膜螺旋のつながり、前方─内方から始まる筋膜螺旋のつながり、後方─外方から始まる筋膜螺旋のつながり、後方─内方から始まる筋膜螺旋のつながりの4つです（左下図）。これらは、歩く、走る、そして投げる、打つ、飛ぶなどのスポーツ動作においてとても重要なつながりです。

このように、筋膜はいろいろな方向へとつながっています。筋膜リリースはこのつながりの中のねじれやよじれを、アイロンをかけるように滑らかにしていくのです。

「筋膜リリース」とは？

筋膜リリースの目的は、筋膜のねじれやよじれを元に戻し、筋と筋膜の正しい伸張性を回復し、筋肉が正しく動けるように回復することにあります。

特に深筋膜は、三次元的に全身に連続した組織で、膜に強度と形態を与えるコラーゲ

対角線のつながり

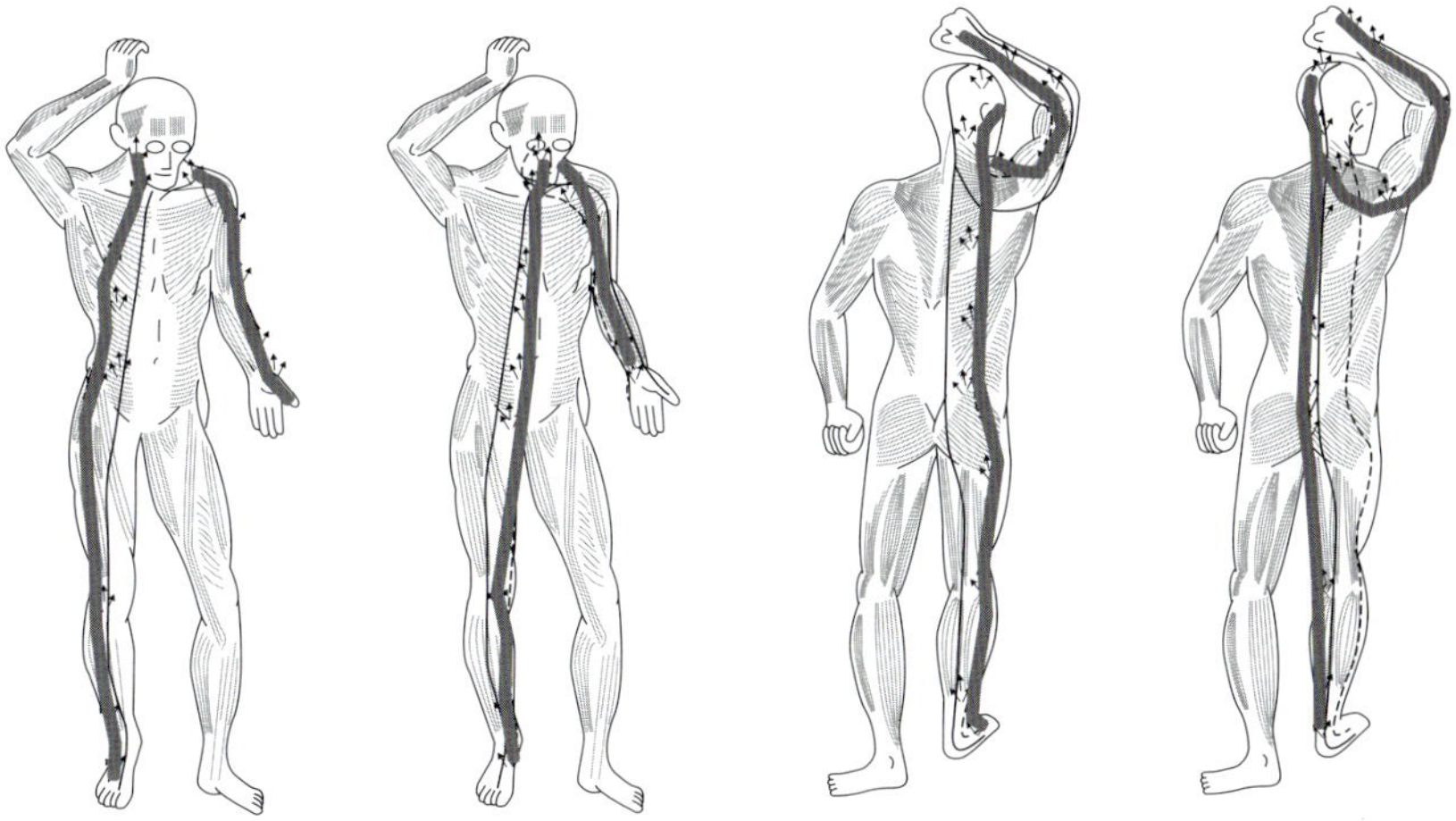

前方―外方の筋膜のつながり　前方―内方の筋膜のつながり　後方―外方の筋膜のつながり　後方―内方の筋膜のつながり

筋膜螺旋のつながり

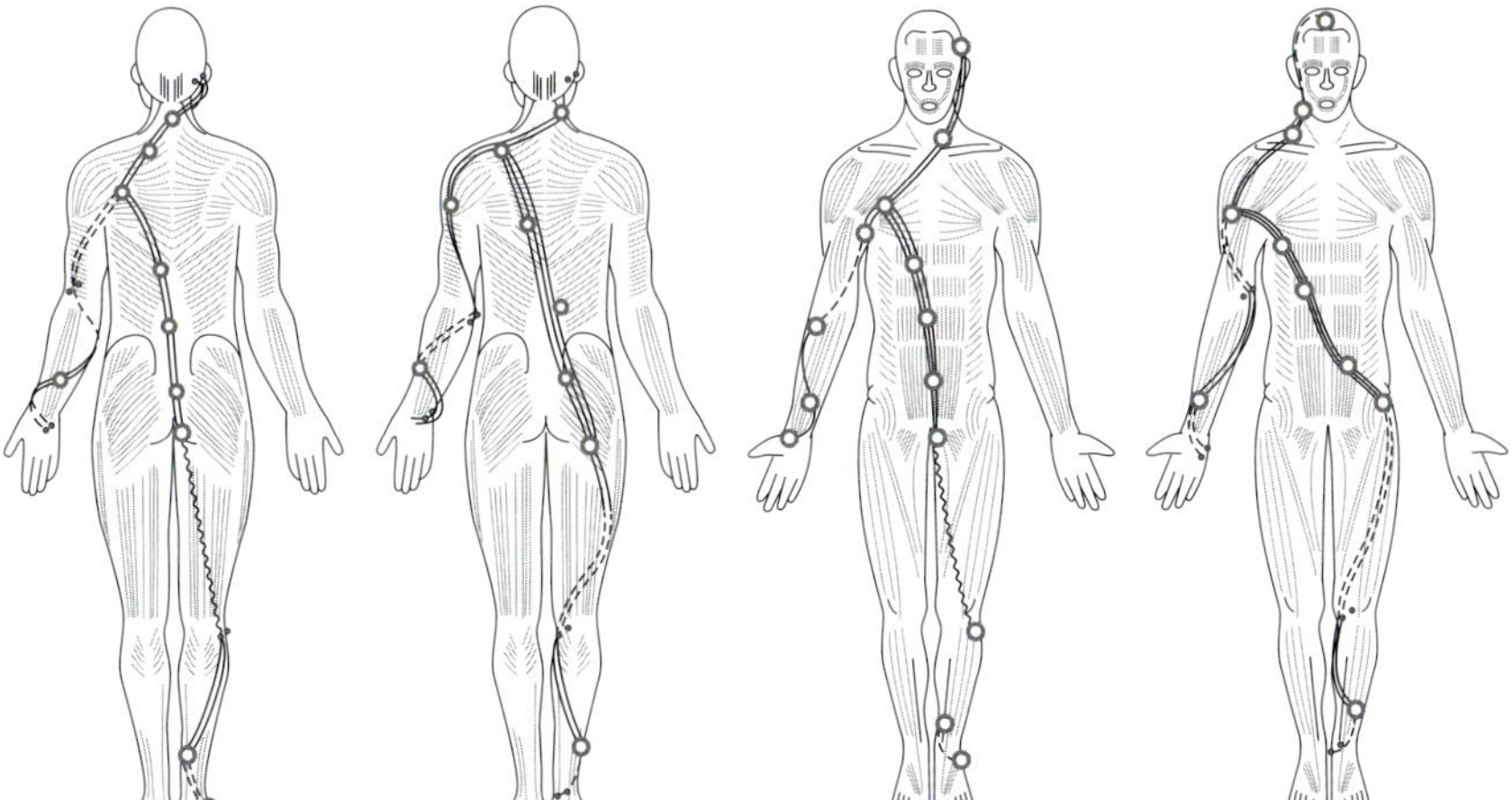

前方―外方から始まる筋膜螺旋のつながり　前方―内方から始まる筋膜螺旋のつながり　後方―外方から始まる筋膜螺旋のつながり　後方―内方から始まる筋膜螺旋のつながり

ン線維と、形態記憶性と伸張性を与えるエラスチン線維からなり、いずれも姿勢と運動のコントロールにとって重要な要素です。

このため、筋膜の異常な癒着は、筋膜とその深部にある筋肉や内臓などすべての組織との滑り合う性質や運動性を低下させ、抗重力姿勢の保持や円滑で機能的・効率的な運動の制限、あるいは便秘や消化不良などの内臓機能の低下を招くことにもつながります。

筋と筋膜のインバランス、とくに成長に伴う長期間のインバランスによって症状が慢性化している場合には、筋膜リリースなどの治療が不可欠となるのです。

リリースとは制限を「解除する」、「解きほぐす」ということを意味します。四方八方に交差しているコラーゲン線維とエラスチン線維のねじれを、時間をかけて解きほぐすことが、筋膜リリースの基本です。ストレッチングは平行に走る筋線維を引き伸ばすように、一定の方向に伸ばすことを意味しますが、リリースは一定方向ではなく、さまざまな方向へ解きほぐす手技です。決して無理に筋膜を「はがす」などということはしてはいけません。筋膜を傷つけてしまい、機能異常をさらに悪くしてしまうからです。民間療法の「筋膜はがし」は絶対にやってはいけません。

もう一度言いますが、深筋膜リリースの目的は、交差したコラーゲン線維とエラスチン線維が一部に寄り集まった状態（高密度化）を解きほぐすことにあります。

筋膜の基質が粘っこいゲル状になっていますので、これをさらさらな水溶液のゾル状に変化させるには、時間がかかります。とくに、コラーゲンがほどけなくなっていますので、これをほどくには、無理な力では逆効果です。その代わりに、穏やかな持続した気持ちいいくらいの伸張によって、粘っこくなっていた基質の密度をさらさらに変化させ、コラーゲン線維の制限を解きほぐすことにつながるのです。

筋膜をリリースしていくと、最初の10秒ほどはエラスチン線維が伸ばされます。その後、伸びる感じが止まってきますが、これがコラーゲン線維の制限です。ここからが本当のリリースになります。気持ちいいくらいの穏やかに伸びた感じで、90秒から3分間（長くて5分間）くらい待つと、コラーゲン線維の制限がリリースされ、筋膜のねじれが解放されていきます。

人は1日の生活の中で、頑張りすぎるほどに筋膜をかたくしてしまいます。1日の仕事の後で時間をかけて筋膜をリリースするのは大変です。理想としては、1日の中で筋膜が固まらないように、定期的に緊張をリセットしていくことが大切です。

午前中、午後、入浴後というように少なくとも1日3回の筋膜リリースを行うことで、筋膜をほぐしていきます。2週間続けると、自分自身で身体が軽く動けるように変わっていきます。さらに2週間続けると、周りの人からも「姿勢が良くなったね」、「せすじが伸びたね」、「歩く姿勢がきれいになったね」、「若くなったみたい」、などと賞賛されると思いますよ。

揉む、叩くじゃダメなの？

決してダメではありません。その筋肉にのみ問題があるのならほぐれていきます。しかし、これまで説明しましたように、**筋肉の上の深筋膜が広い範囲で問題を波及していっている場合がほとんどです。**肩こりの原因が、昔の手首のケガだったり、足の捻挫《ねんざ》だったりすることも多いのです。そうなると**筋膜のつながりの中でほぐすということが大切になってきます。**

自分で肩の筋肉の僧帽筋を揉んだ場合と、筋膜リリースをやった場合との筋硬度の違いを超音波エラストグラフィでみてみましょう。赤い部分が柔らかく、青い部分は硬いことを示しています。揉んだ場合は表面の筋肉（僧帽筋上《そうぼうきんじょう》部《ぶ》線維《せんい》）は柔らかく赤くなっていますが、深部の肩甲挙筋《けんこうきょきん》までは影響が出ていません（左中図）。

それに対して筋膜リリースを自分で行った後には、表面だけではなく深部の肩甲挙筋までもが赤あるいはオレンジ色に変わり、柔らかくなっているのが分かります（左下図）。このときは、肩の筋膜リリースを1回、90秒やってもらっただけです。それでも効果が

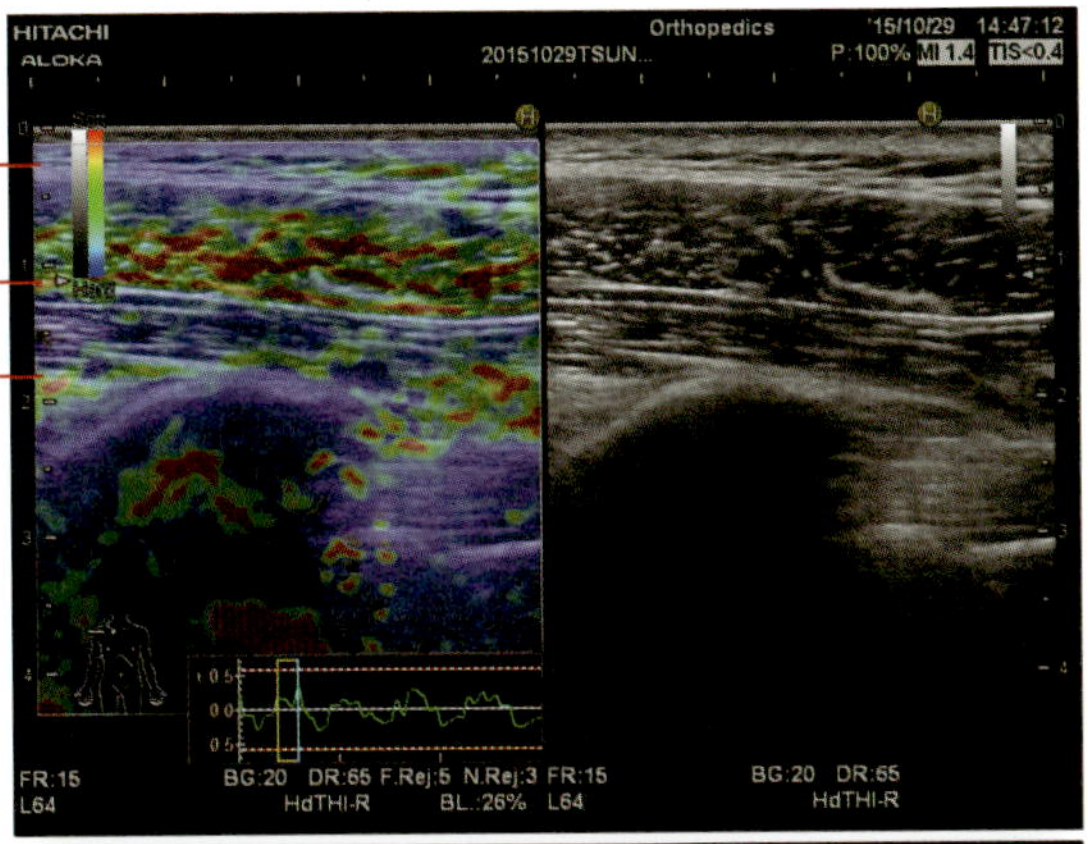

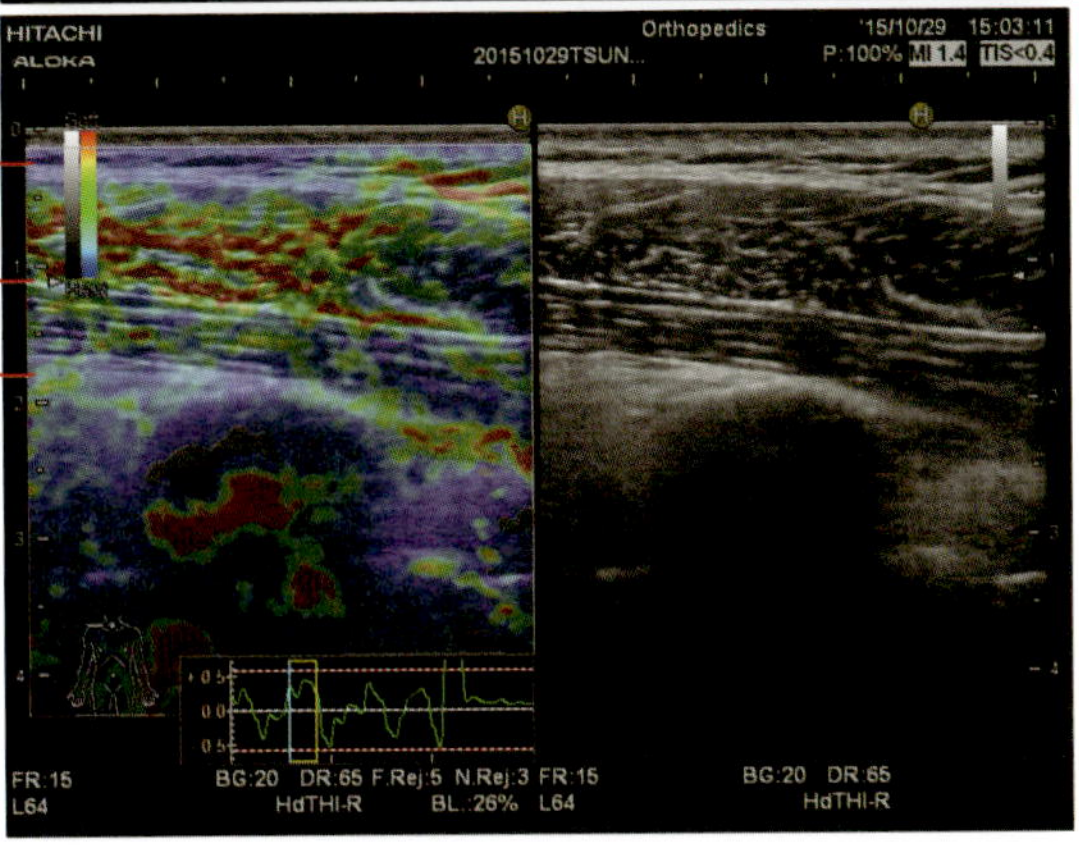

揉んだ場合の
筋硬度変化

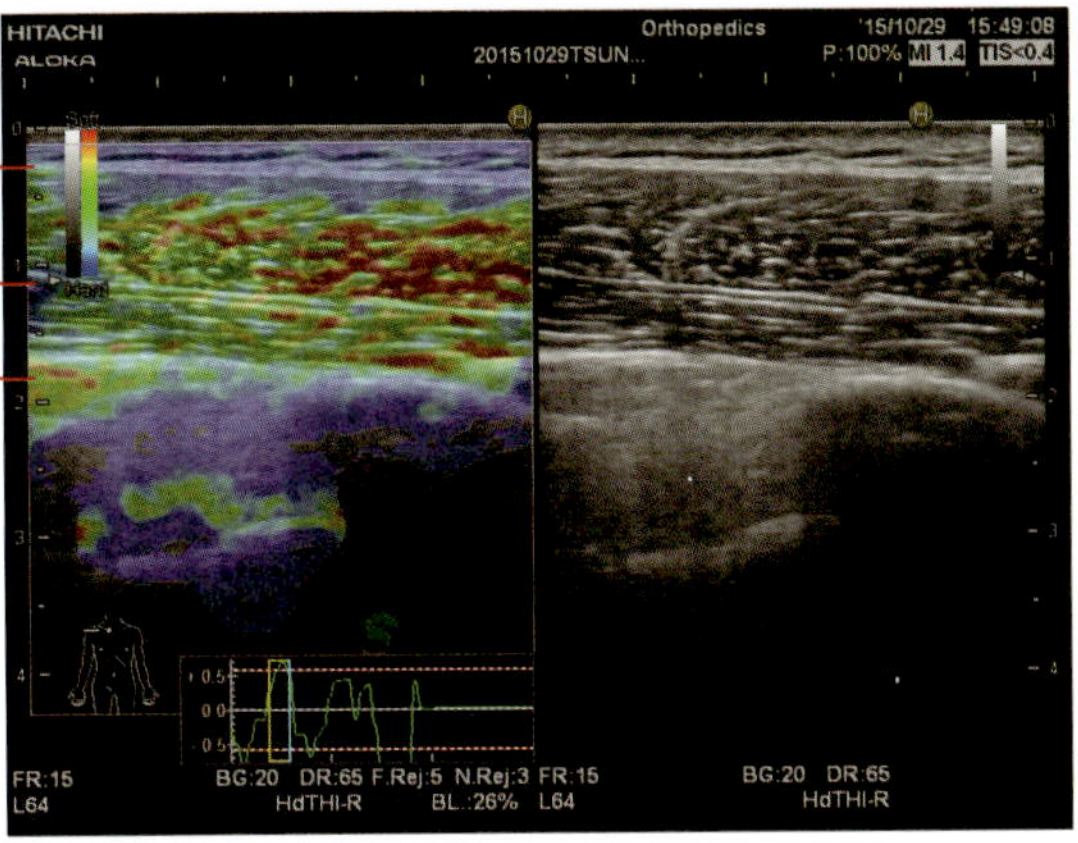

筋膜リリース
した場合の
筋硬度変化

出ているのが一目瞭然です。

つまり、筋膜リリースはミルフィーユのように固くなっている深い所の筋までほぐす効果があるのです。広い範囲はもちろんのことながら、深い所までほぐしてくれるのが筋膜リリースの特徴ともいえます。

筋膜リリース時の注意点

筋膜がリリースされるに従い、突っ張り感や痛みが軽くなり、まるで固形バターが溶けるように組織が軟らかくなるように感じられていきます。リリース中は、自分の身体がリラックスでき、安定した姿勢で行うことも大切です。

リリースが成功すると、エラスチン線維が組織に本来の形態と柔軟性を取り戻させ、正しい理想的な姿勢が戻ってきます。そして、筋出力も上がり、運動のパフォーマンスも向上し、日常生活活動も楽になってきます。

ただし、これらの反応は個人間で異なることもあります。つまり、痛みの強さや栄養状態、ストレスおよびライフスタイル、特にアルコール、タバコおよび鎮静剤を含む薬剤の摂取または過剰摂取によって変化することもありますので注意が必要です。

リリース終了後は、組織内に蓄積した有害物質を流し去り、不快感を緩和するために常温の水をコップ1〜2杯飲むようにしてください。

やってはいけない場合もあるの？

筋膜は、特定の筋肉の使いすぎ、手術のあとの傷跡、炎症、筋のハリ、痛み、偏った筋肉の使い方、悪い姿勢、間違った運動方法、慢性的な身体ストレスや精神的ストレスなど種々の原因で動きが悪くなっていきます。

さらに、筋膜が癒着したり、筋膜への栄養障害、筋《きん》・筋膜痛《きんまくつう》症候群、離れた所にも痛みが出る関連痛、柔軟性低下、筋出力低下、活動性の低下、軟骨の変形、循環不全、感覚異常などを生じさせます。

これらに対し、特に深筋膜の制限を穏やかにリリースすることで、筋や血管、神経などへの負荷の軽減、痛みの軽減、動きの量と質の改善などが可能となります。

実際の患者様の場合は、理学療法士による筋膜リリースなどの施術を行って、筋膜を整えていきます。そして、その効果を持続されるために患者様に自分自身で行う筋膜リリースを指導します。

でも、病院にかかるような状態ではないけれども、身体の動きが硬い、身体になんだか不調を感じる、ちょっとした動作で痛みが出る、なんだか力がはいりにくくなってきたというような普段から気になっている状態に関しては、自分自身で行う筋膜リリースは効果があります。

一方で、筋膜リリースをやらない方がいい場合もあります。

例えば、全身的には悪性腫瘍・癌《がん》、動脈瘤《どうみゃくりゅう》、急性期のリウマチ様関節炎、全身あるいは局所感染などです。また局所的には、血腫《けっしゅ》、開放創《かいほうそう》（皮膚の開口や亀裂）、縫合部、治癒過程にある骨折部位などがある場合もやらないでください。

また、そういった禁忌はないけれども、筋膜リリースを試したところ、痛みが取れない、あるいは逆に痛みが悪くなったなどの場合は病院に行くことをお勧めします。何らかの病気が隠れている可能性がありますので、注意してください。

さあ、筋膜リリースをやってみましょう！

正しい姿勢で、正しくからだを使うためにも、普段から全身を動かし、偏りのない動きを心がけることが大切です。筋肉の力と柔軟性はもちろん大切です。

でもその前に、**筋肉が正しく動くためには、網の目のように筋肉を包み込んでいる筋膜をほぐして、骨格のゆがみをとっていくことが大切になります。**

自分で行うセルフ筋膜リリースは、従来の筋肉だけのストレッチングと比較して、よじれてねじれた筋膜をやさしくほぐして整えていく非常に穏やかな方法です。**慣れるまでは20～30秒くらいから始めて、慣れてくれば90秒以上の筋膜リリースを行えるようにしましょう。**身体全体のつながりを感じながら、身体の内側から意識を持ってリリースを持続することで、リリースの効果は最大となるでしょう。

勢いをつけたり、無理に伸ばしたり、痛みを我慢してはいけません。

気持ちがいいと感じるくらいの穏やかな伸張で、その姿勢を心ゆくまで持続してください。筋膜が三次元的にゆっくりほぐれ、フライパンの上の固形バターが溶けるようなイメージでリリースを待ってください。筋膜がどの方向にも自由に動くようになれば、つまり筋膜のゆがみがリリースされたら、筋膜の上にある皮膚も下にある筋肉も動きが滑らかになり、からだが軽くなります。

心地よい音楽を用いることも、効果を上げます。

筋膜リリースのポイント

コラーゲンがリリースされるには、時間がかかります。
無理せず、痛みを出さないように、
ゆっくりと持続的に伸ばしてください。
1つの方法につき、慣れてくるに従い、
90秒以上行えるようにしましょう。

筋膜リリースをしている間は、
自分と床との位置関係を感じ、
どこが硬くまたは緊張しているかを
感じとることが大切です。

ゆっくりと呼吸し、
自分のからだのつっぱり感や動きの硬さがほぐれ、
からだ全体が上にも下にも筒のように伸びて、
バターが溶けるように軟らかくなる感覚を
大切にしてください。

1日のうちで
午前中、午後、入浴後というように数回、
筋膜をリリースしてからだをリセットすることが
効果を上げます。

Chapter

2

まずは
ウォーミングアップ

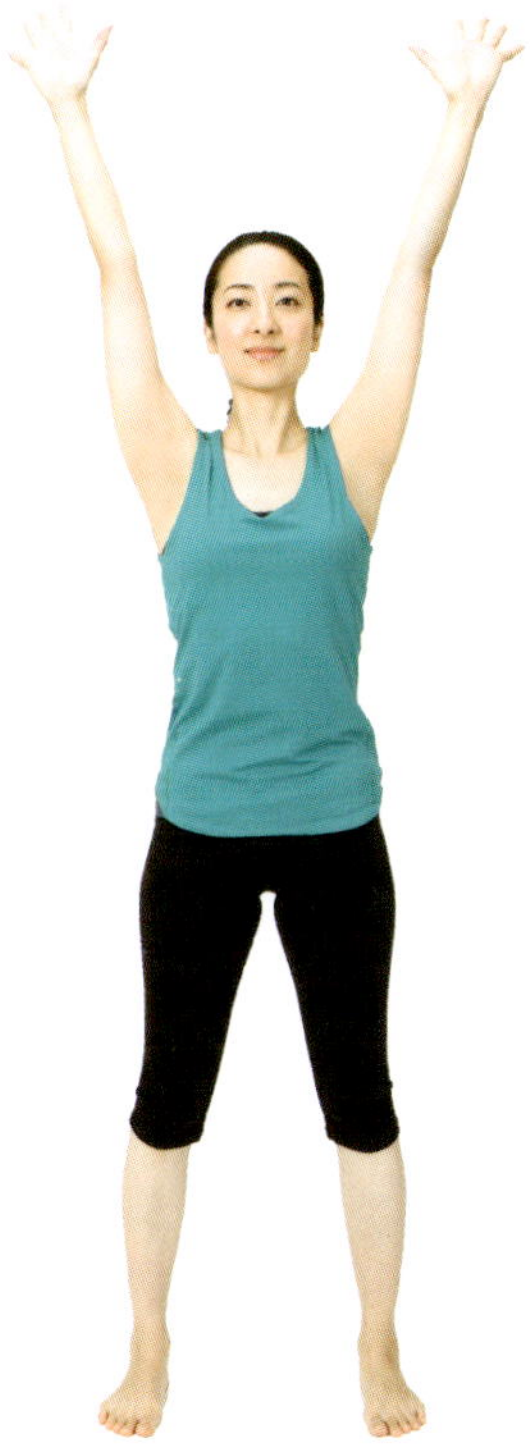

1 あお向け全身筋膜リリース

90秒

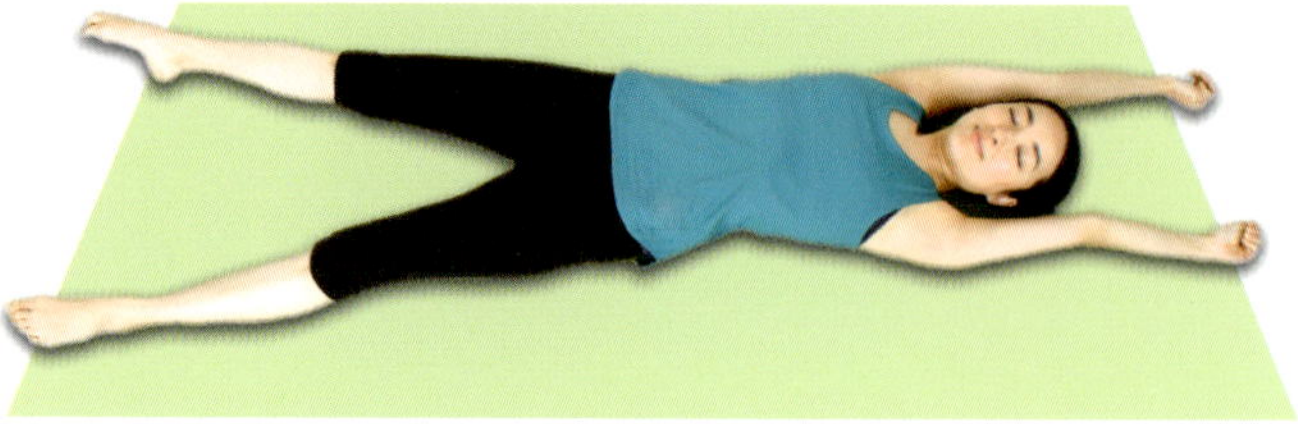

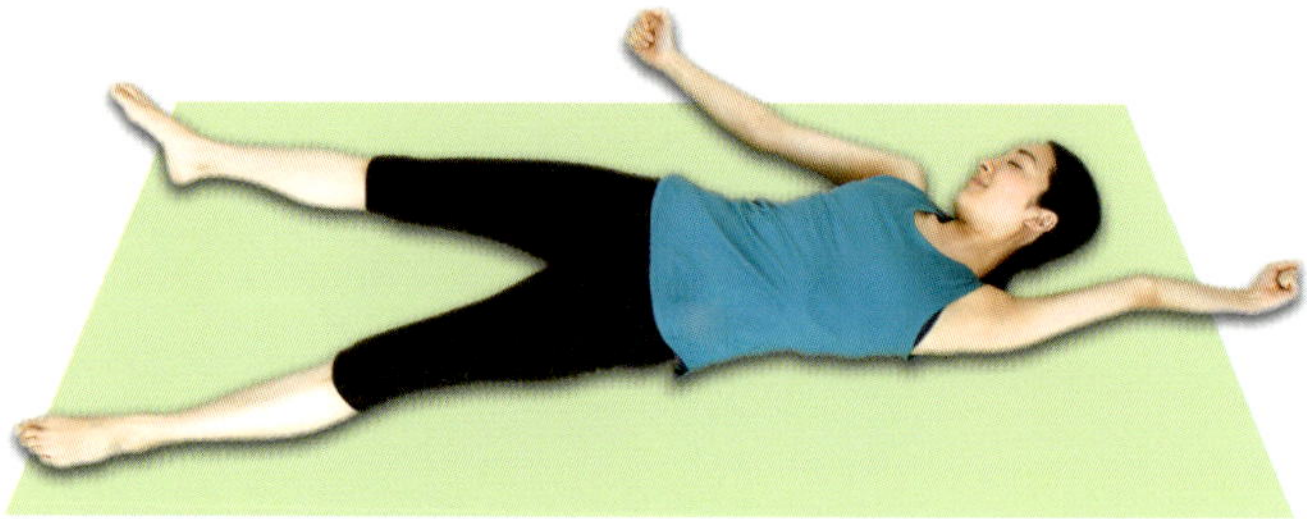

1

背中を床につけたまま、腕を頭上に上げたり横に伸ばしたり、足先をからだから遠くに離すようにしながら、腕も脚も筒のように伸びるように、ウーンと伸びをします。

2

胸もはるようにしましょう。

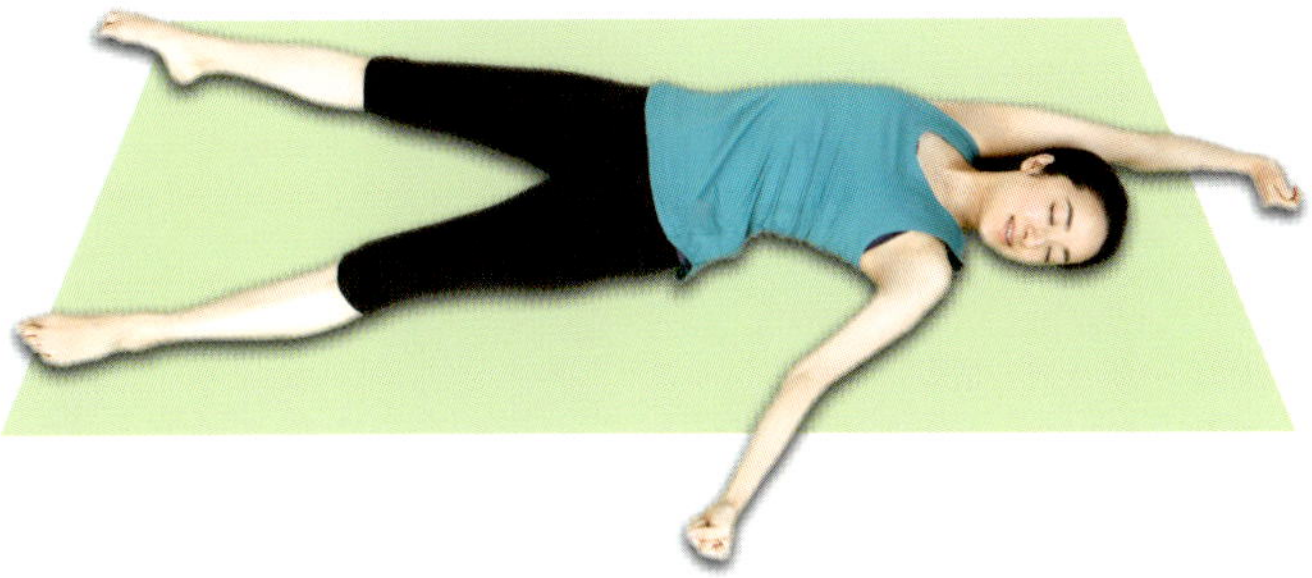

3

いろいろな方向で気持ちよい「伸び」をしましょう。

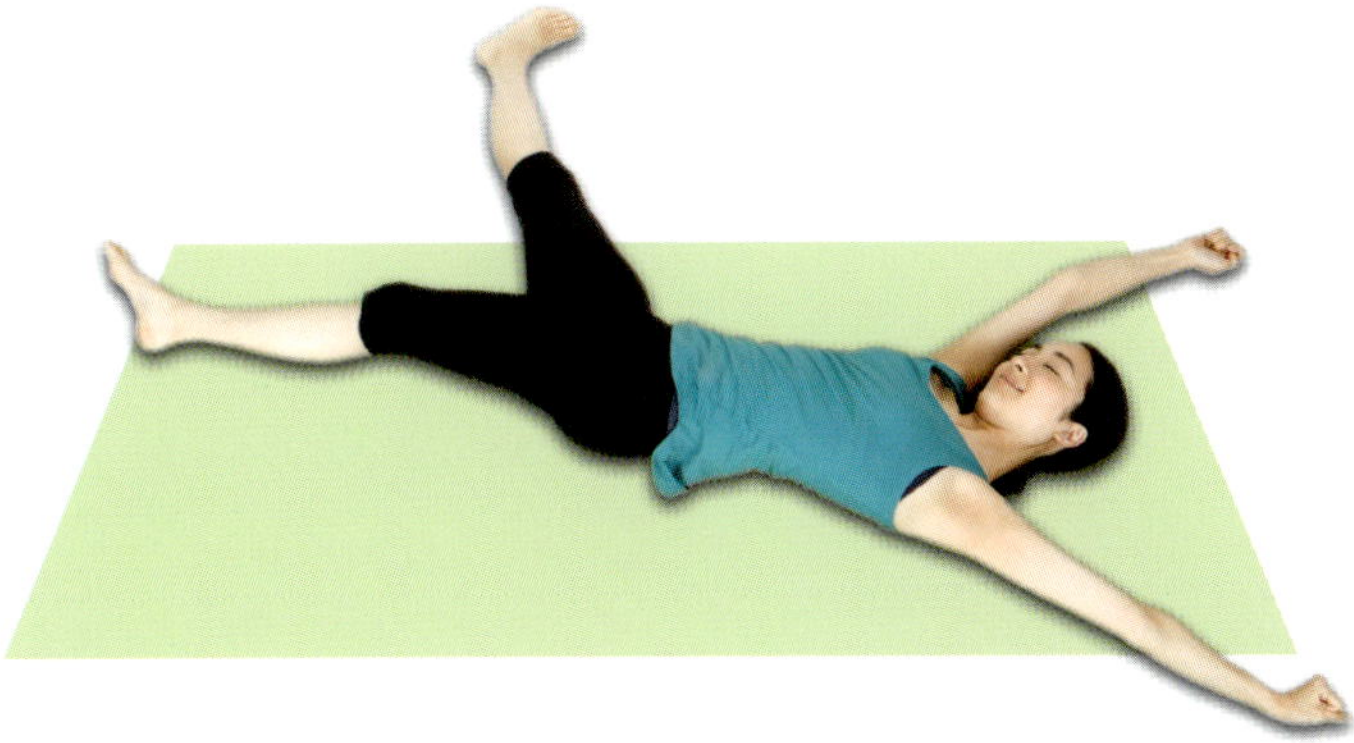

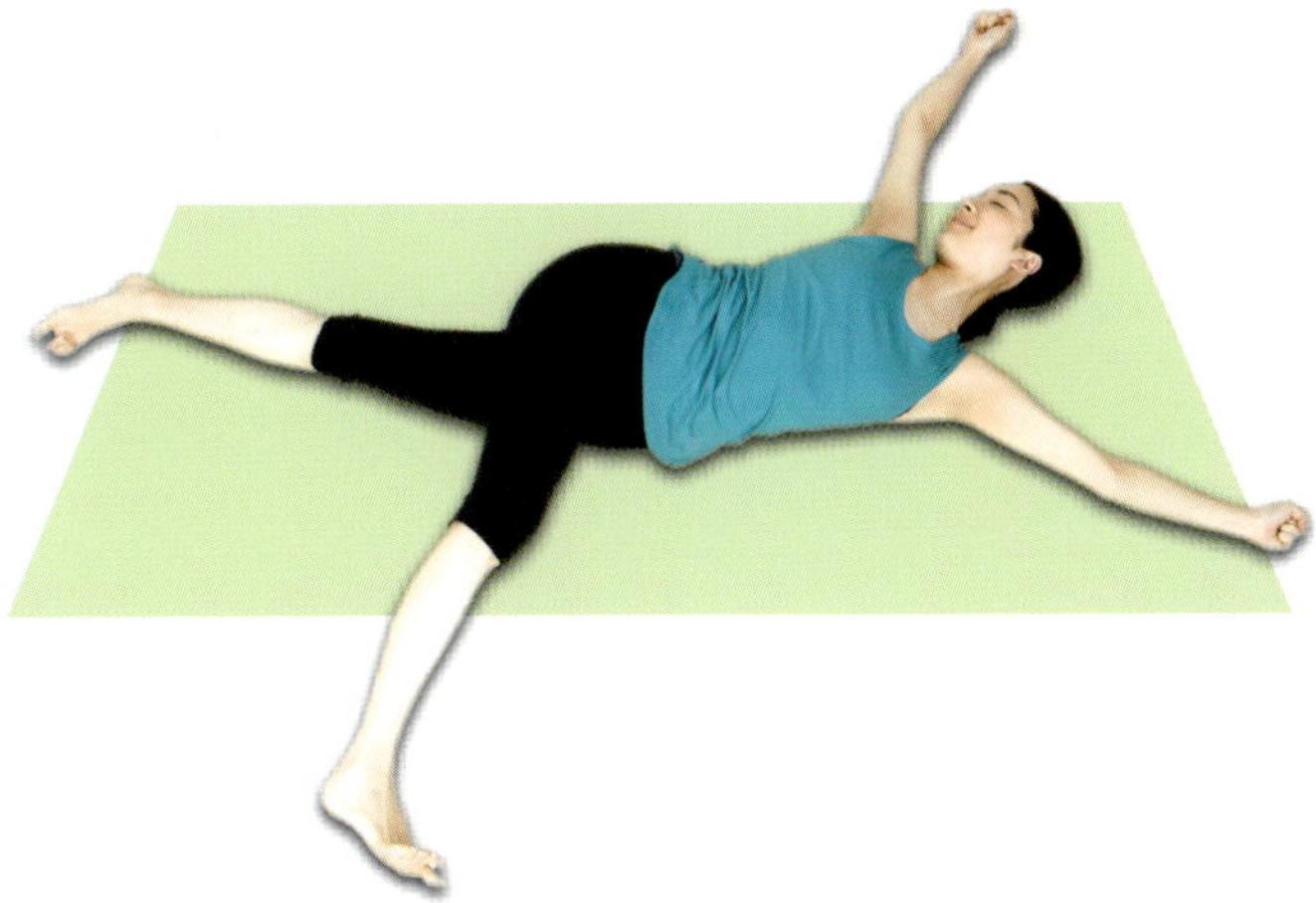

2

座った姿勢での全身筋膜リリース

90秒

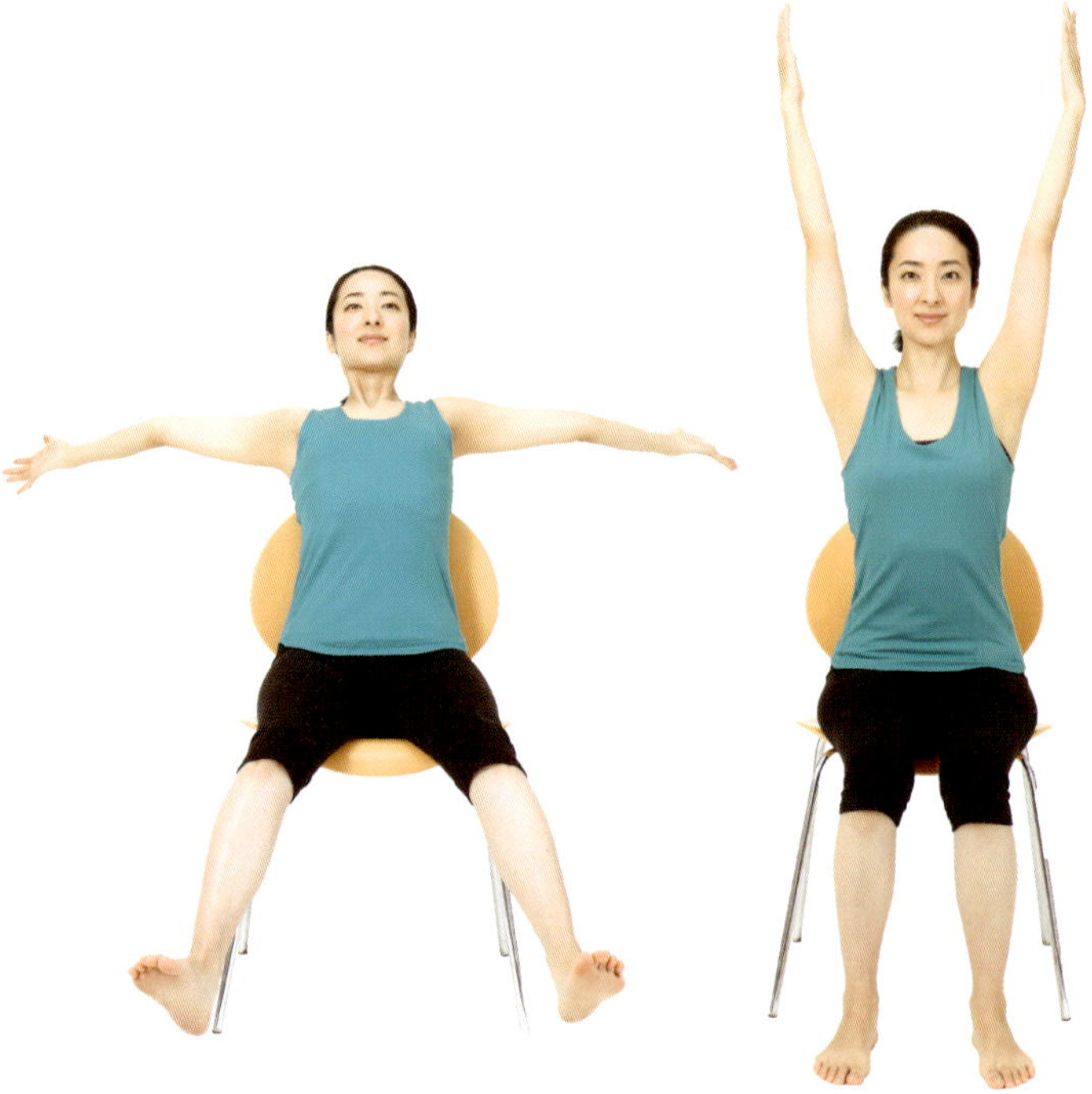

1

両足は床につけ、
お尻で椅子との接触を
感じた状態で、
両腕をいろいろな方向に
動かしながら、
上半身も
ゆっくりといろいろな
方向に動かします。

2 胸もはるようにしましょう。

両腕と頭と上体全体が、筒のように伸びる感じを大切にしてください。

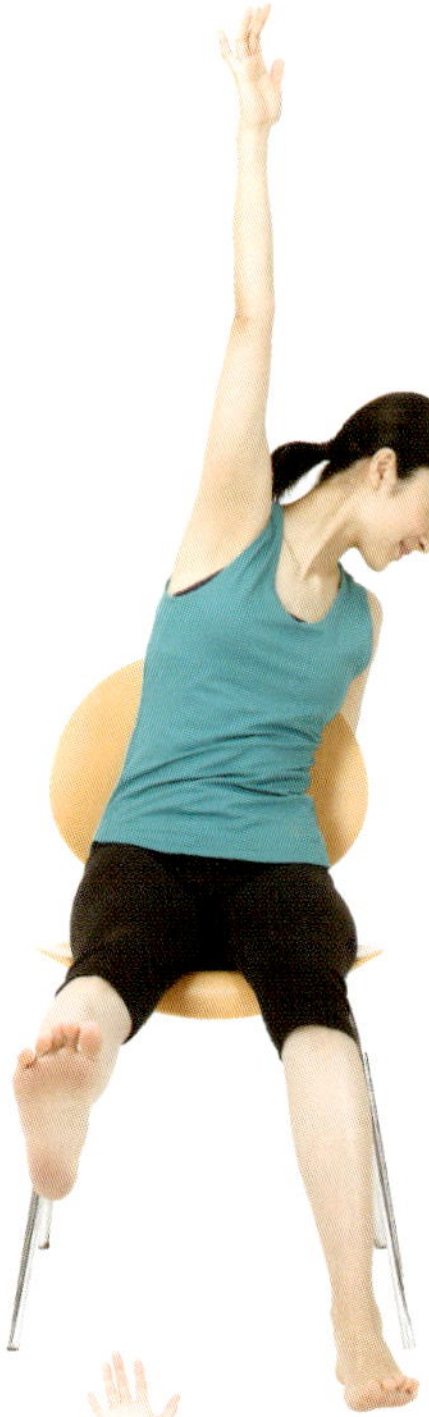

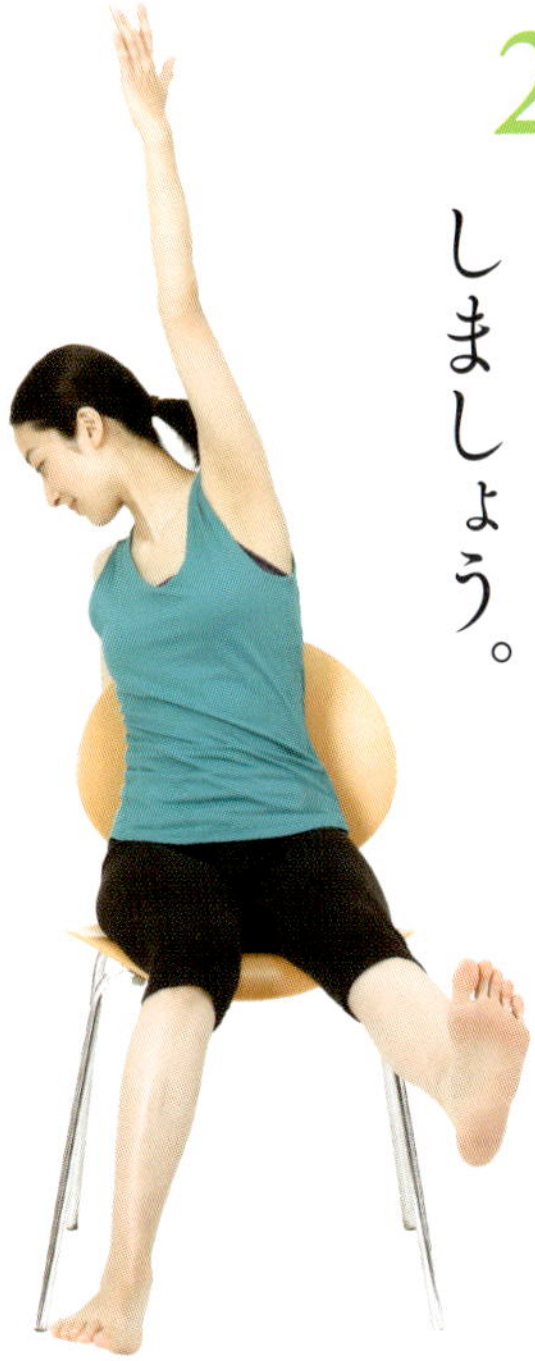

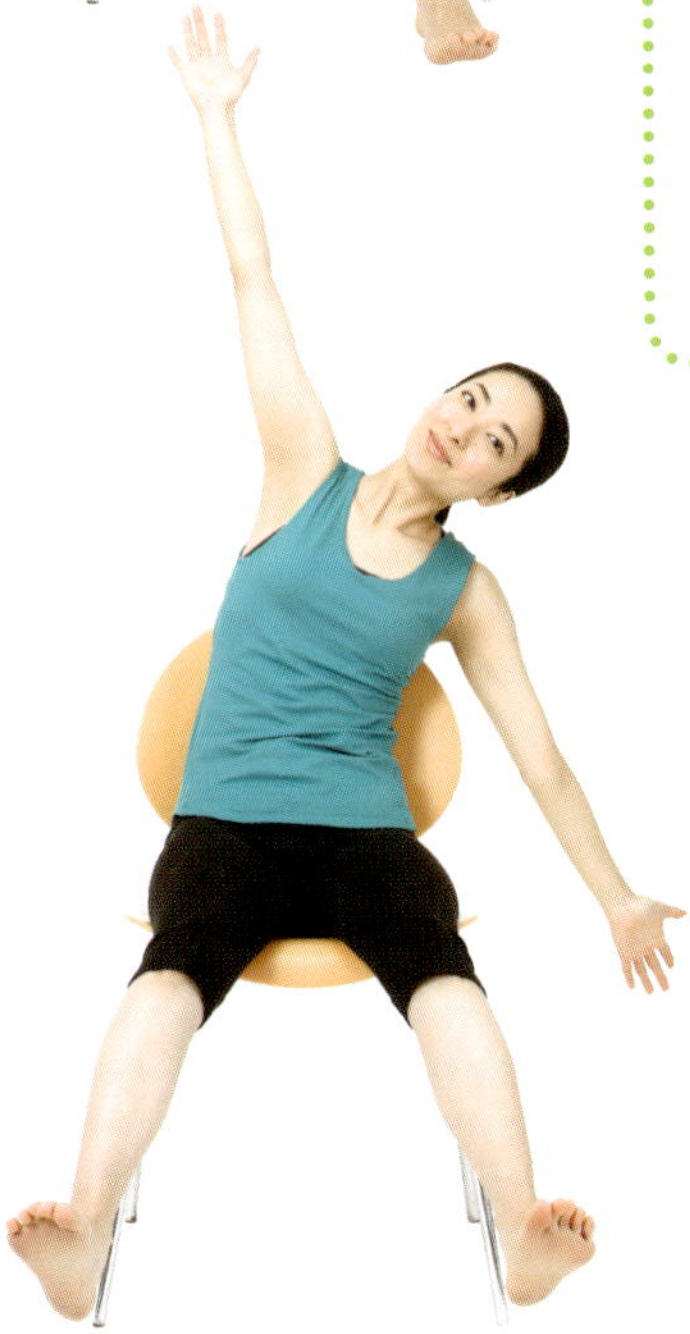

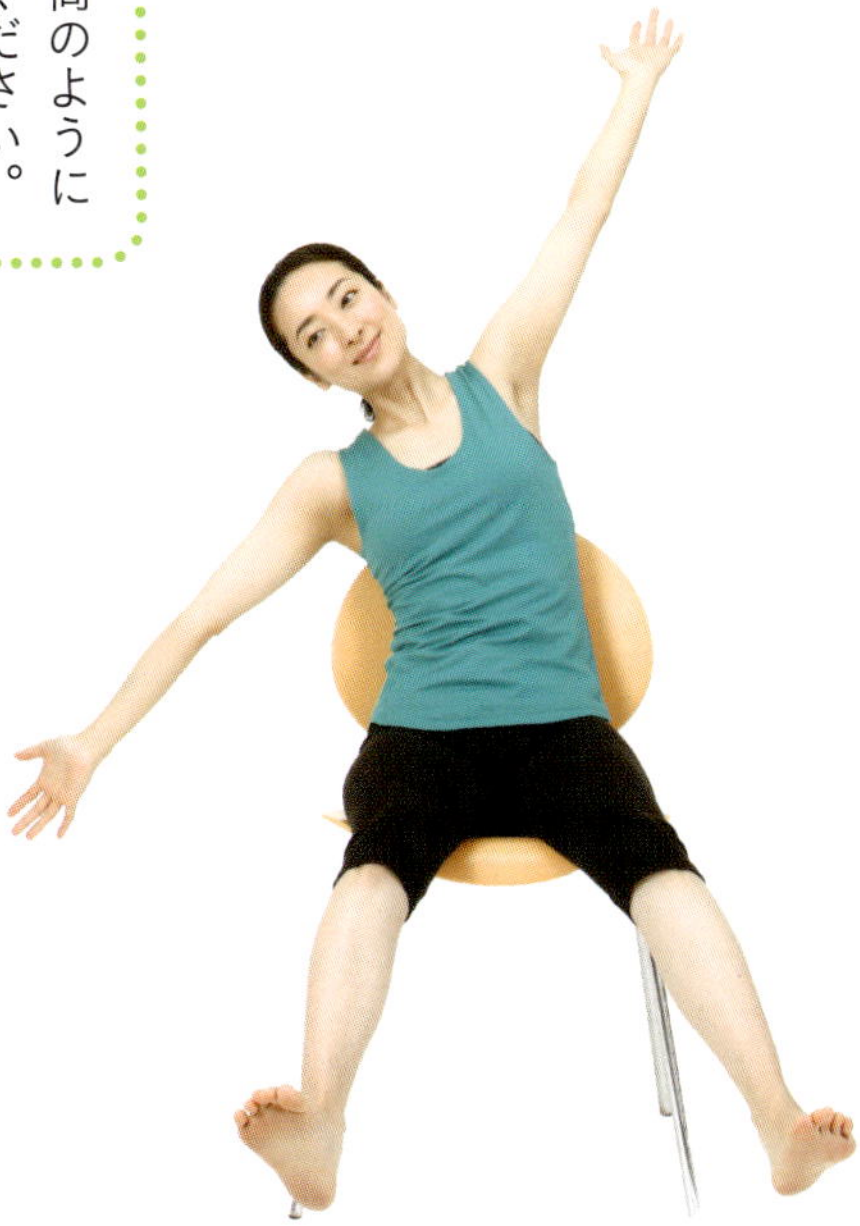

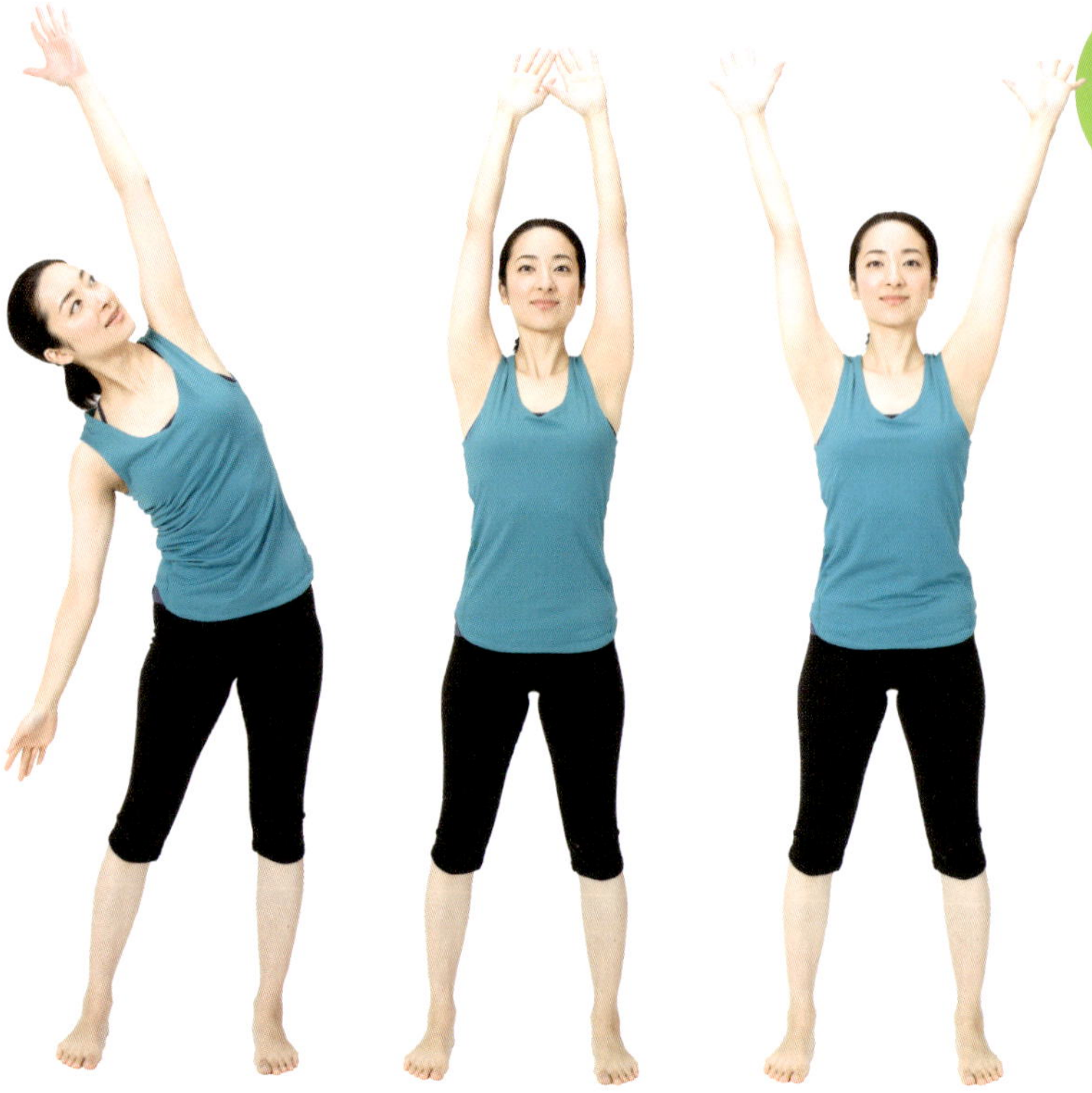

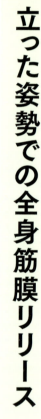

3

立った姿勢での全身筋膜リリース

90秒

1

両足を床にしっかりつけて、両腕をいろいろな方向に動かしながら、上半身もゆっくりといろいろな方向に動かします。

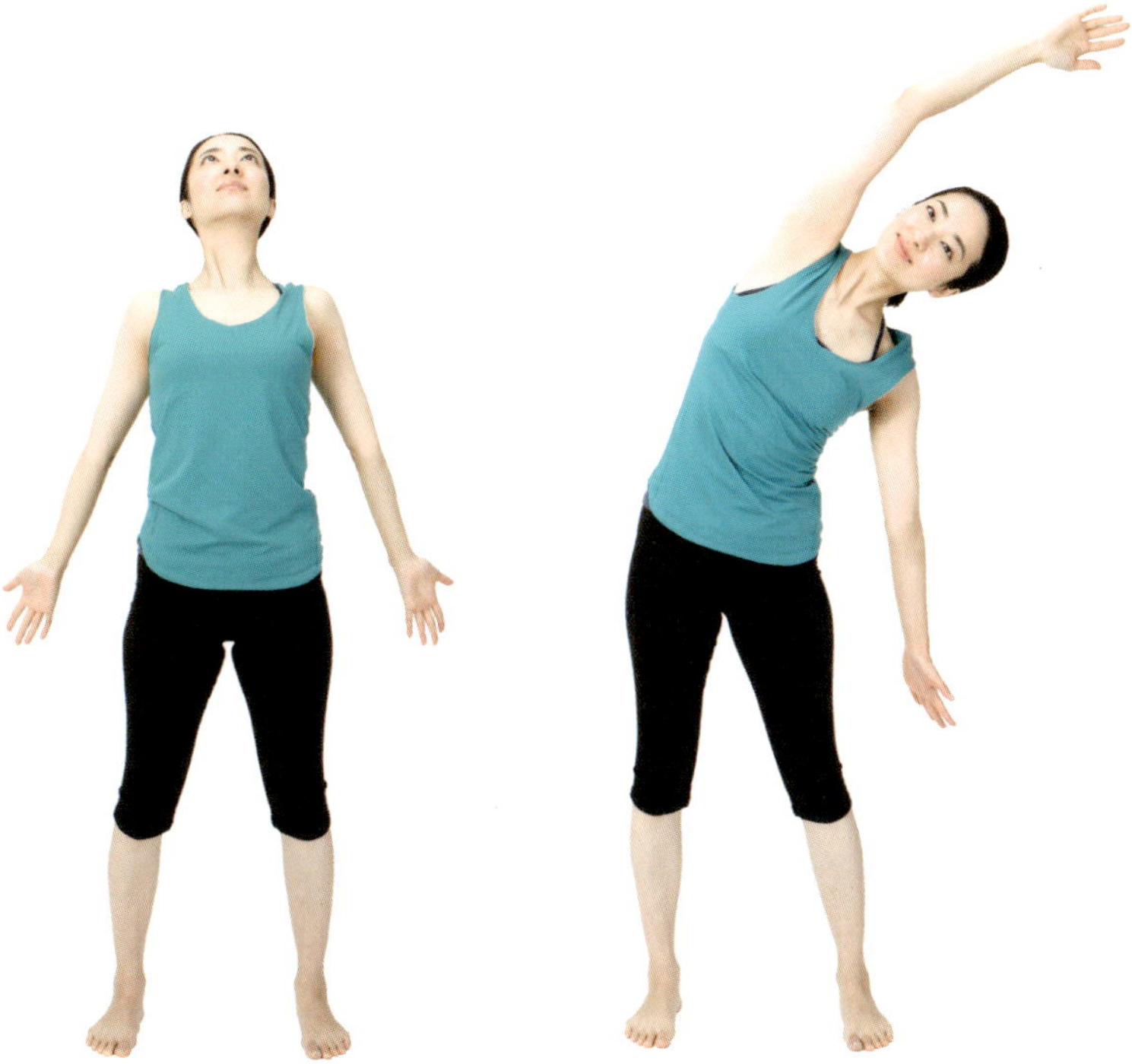

2
胸もはるようにしましょう。

両腕と頭と上体全体が、筒のように伸びる感じが大切です。

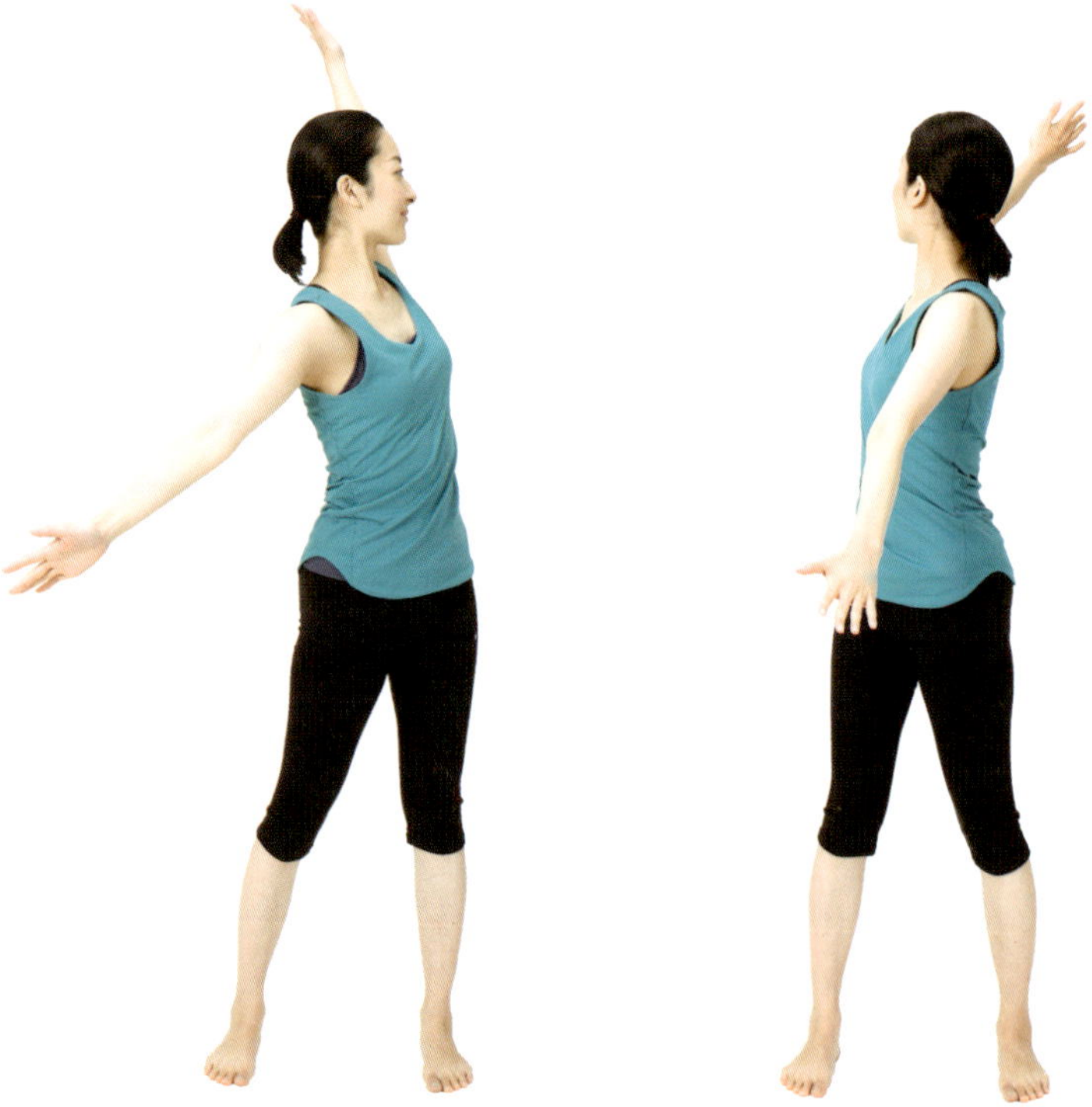

3

両足に体重がかかっている
ことを感じながら、
両足は浮かさないように、
むしろ両足が床の中に
入り込んでいくように
伸びるイメージで
行ってください。

Chapter

3

全身の筋膜リリース

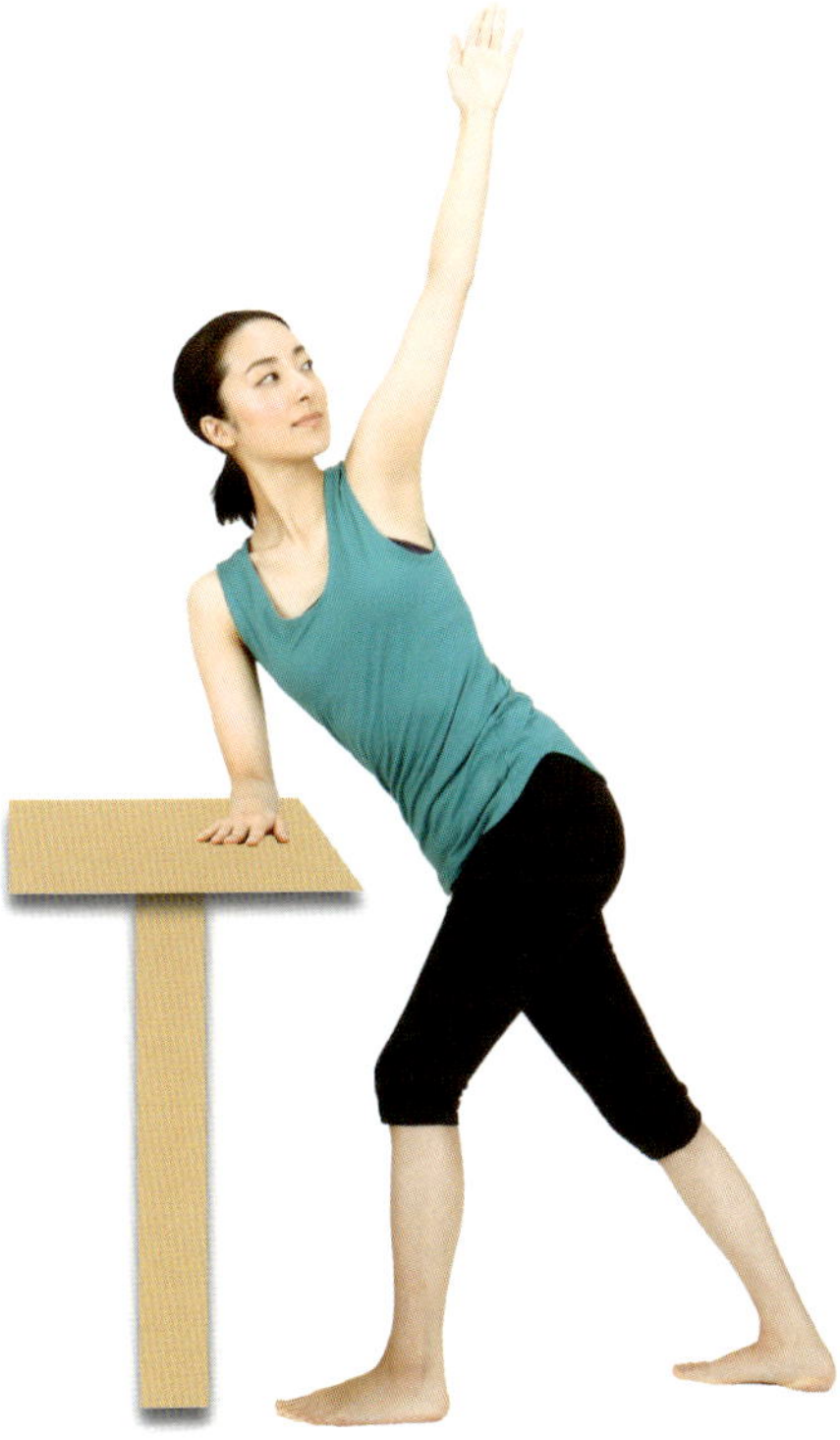

基本
1

筒状に伸ばすL字筋膜リリース

これらのリリースは全身の筋膜を調整するための基本的なリリースです。運動前のウォーミングアップとして、また運動後の筋膜調整としても効果的です。時間を見つけては、これらの筋膜リリースを日常的に行うと、からだが生まれ変わってきます。

30秒
3回

これは、からだの前方と後方の筋膜のつながり（22ページ〜）をリリースするのに効果的です。

1

からだを前に傾け、両手をテーブルにのせて体重を支えます。

2

続いて、上半身もお尻と一緒に腕の方向に伸ばしていきます。

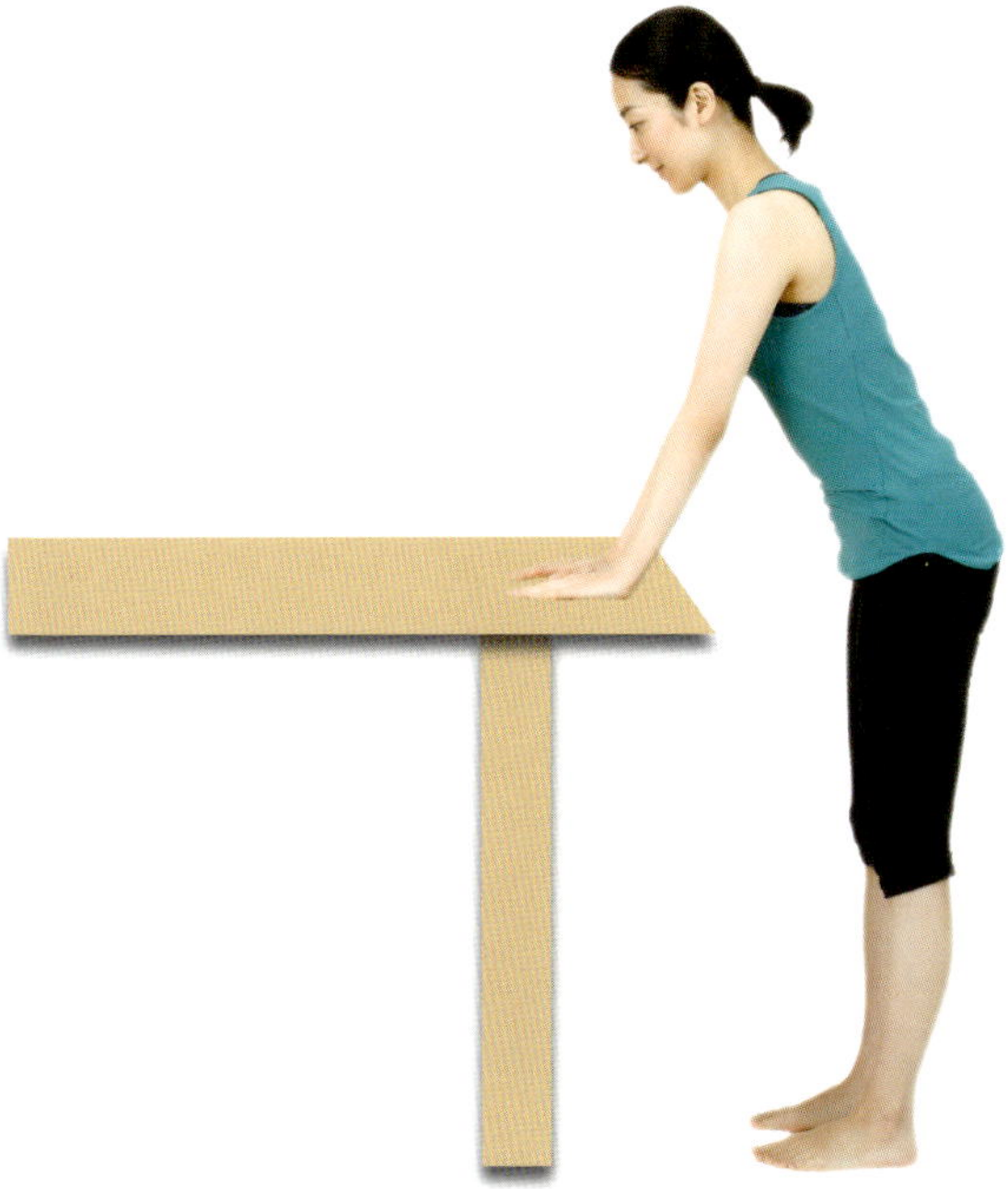

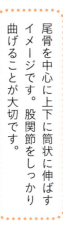

両足が筒のように伸びて、床の中に入り込むように意識します。

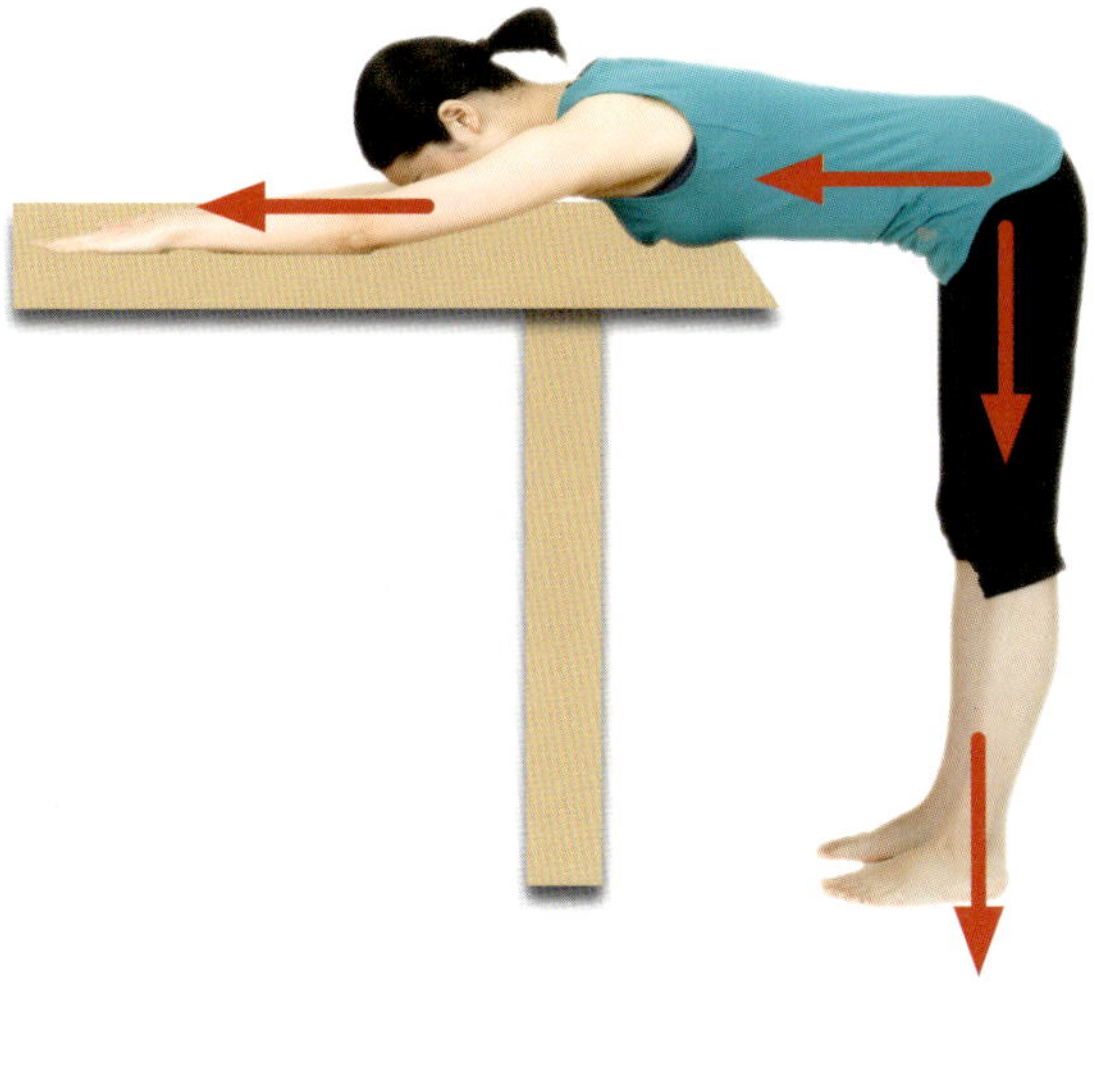

尾骨を中心に上下に筒状に伸ばすイメージです。股関節をしっかり曲げることが大切です。

30秒リリースしましょう。これを3回繰り返してください。

慣れてきたら時間を延ばしていってください。

腰痛のある方や、ももの裏やふくらはぎの筋肉が硬い人、ねこ背の方にも効果的です。

悪い例

あごが上がる、腰が丸まってしまう、お尻が前に出すぎる、逆に後ろに残っているというのはNGです。

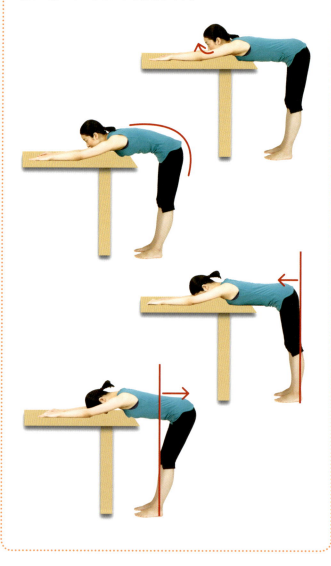

基本 2

シェー筋膜リリース

これは、からだの内方と外方の筋膜のつながり（22ページ〜）、さらには対角線のつながり（24ページ〜）をリリースするのに効果的です。

30秒3回ずつ

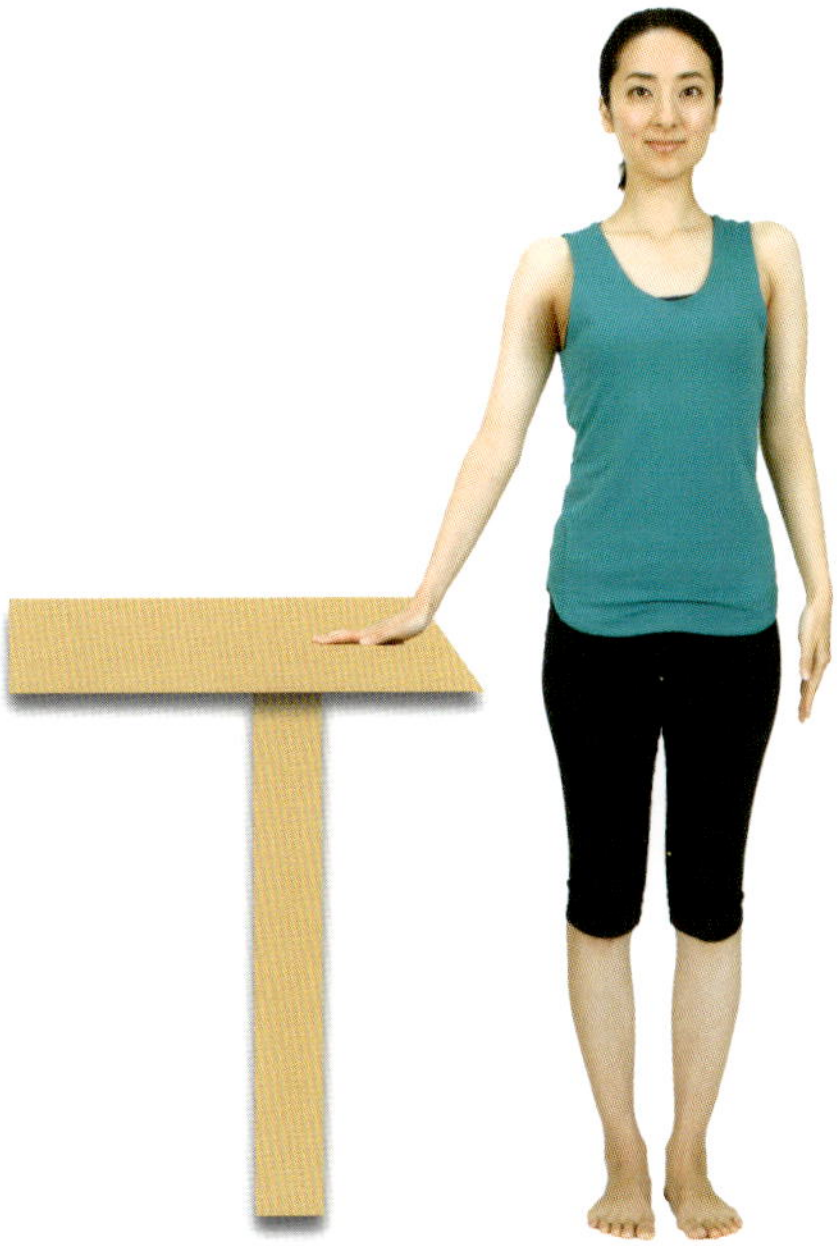

1

片方の手をテーブルか椅子の背におきます。

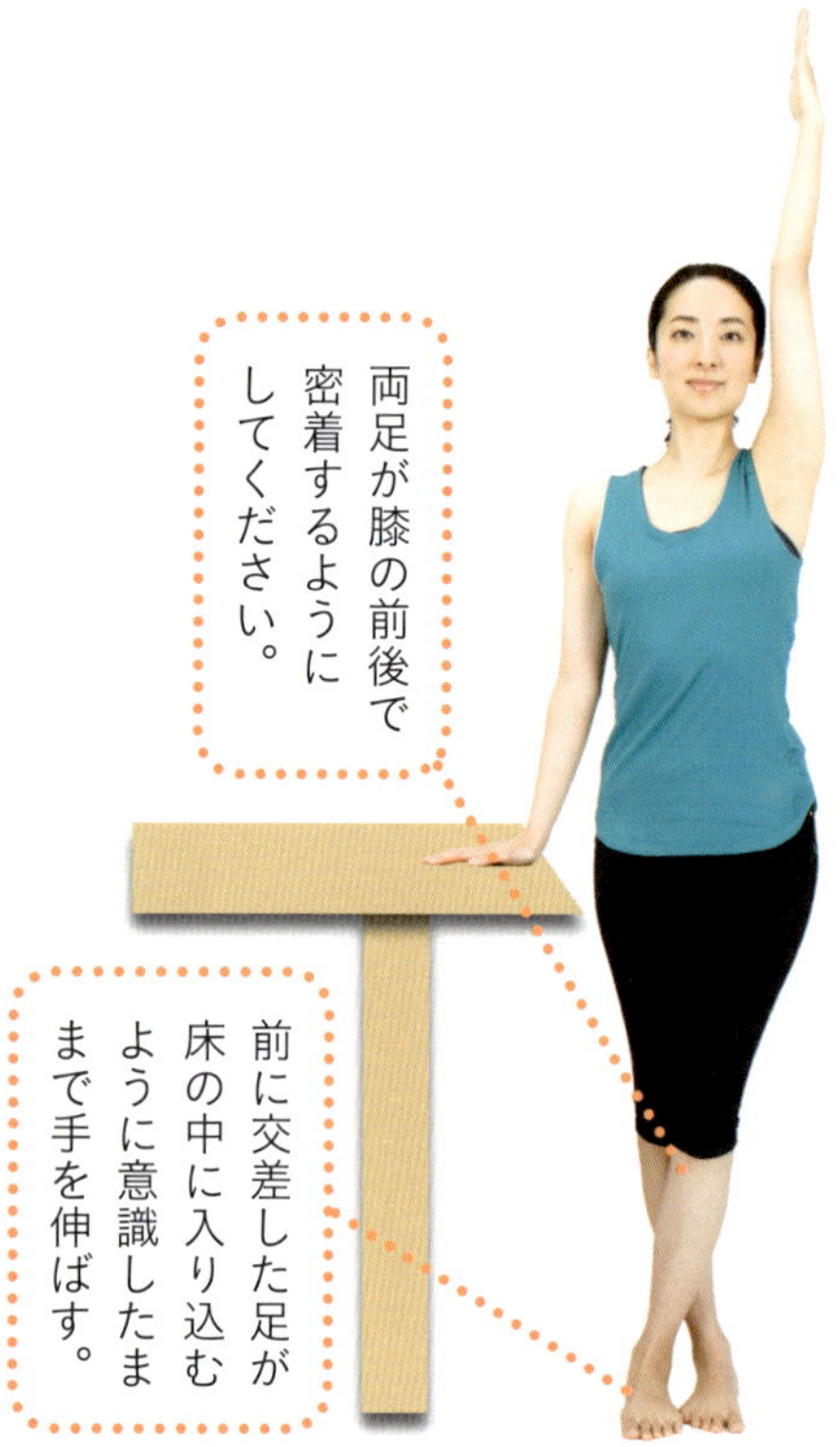
両足が膝の前後で密着するようにしてください。
前に交差した足が床の中に入り込むように意識したまま手を伸ばす。

2

テーブルについた側と反対側の足を、テーブル側に向かって前で交差させ、片手を頭上に伸ばします。

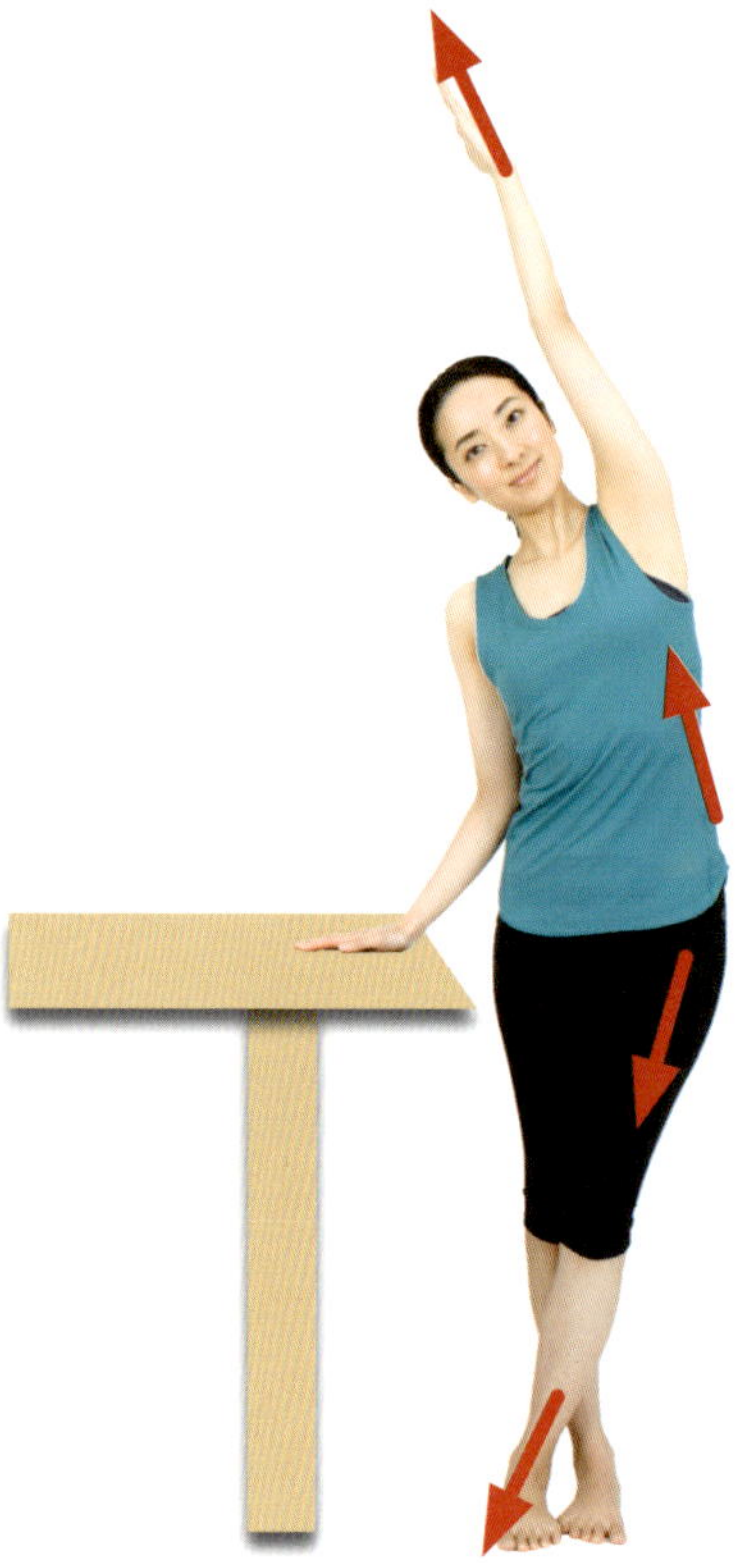

3

頭上に上げた手を頭を越えて反対側へと倒していき、からだ全体の横側を30秒リリースします。

悪い例

前に交差した足が床から浮いてしまう、その側の骨盤が上がってしまう、交差した両足が膝の前後で離れているというのはNGです。

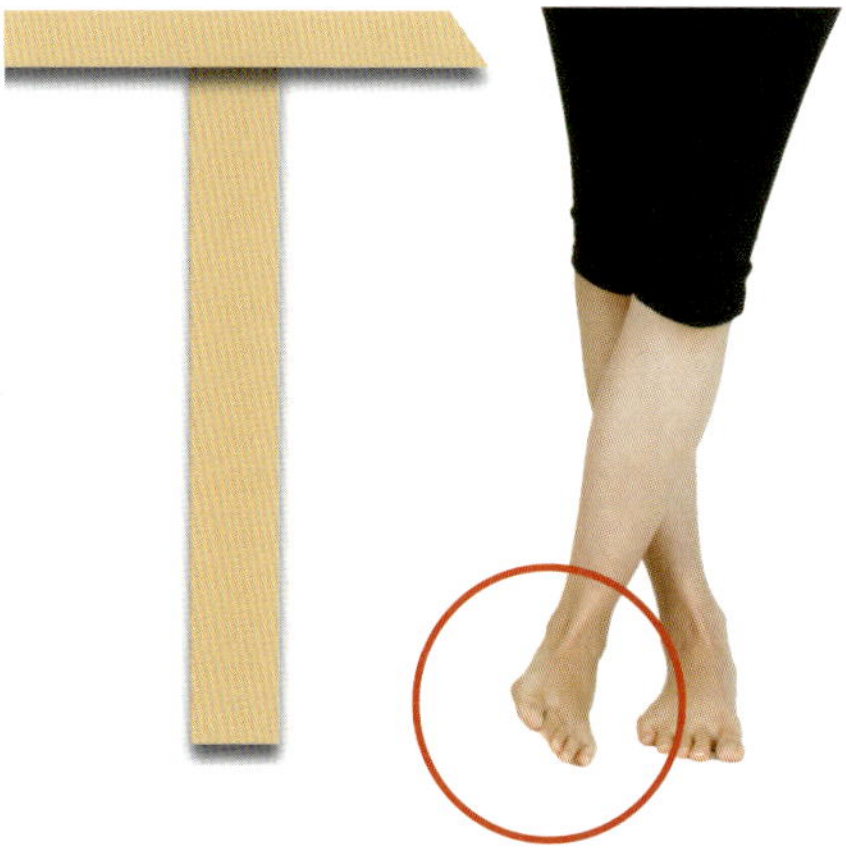

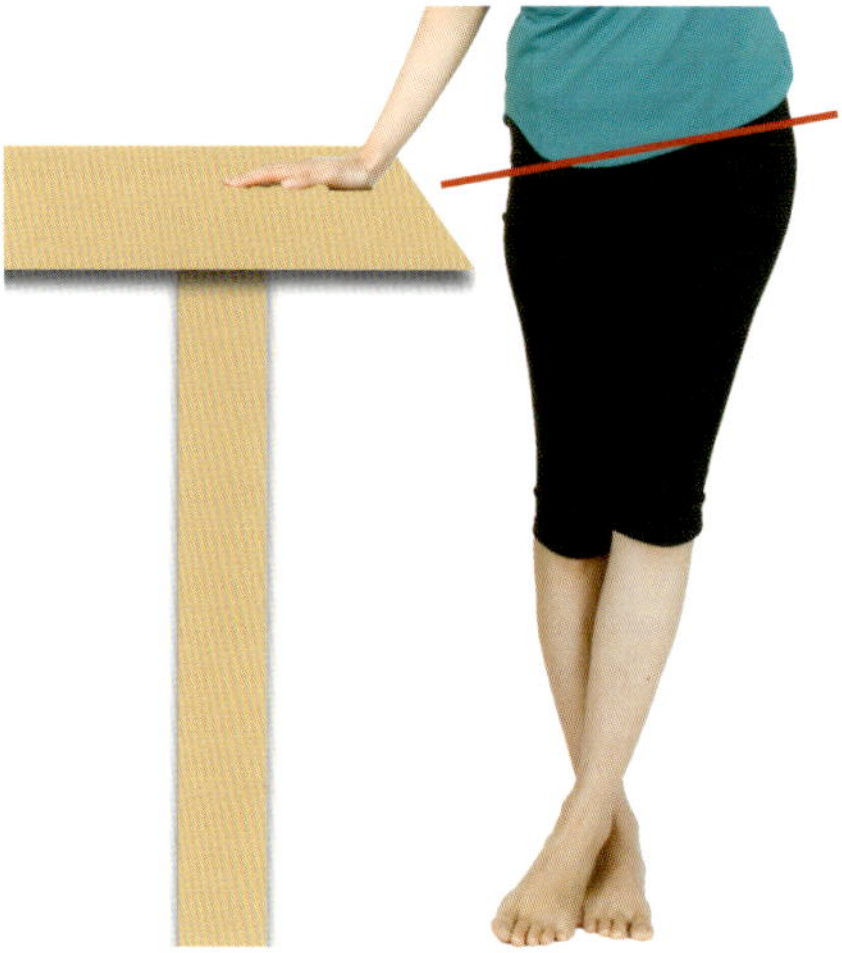

左右をそれぞれ3回繰り返してください。慣れてきたら時間も長くしてください。**左右でやりにくい方向を、時間をかけてほぐすようにしましょう。**やりにくい方をしっかり時間をかけてリリースすることで、腰の横側に痛みがある人は楽になっていきます。また、骨盤の左右の高さの違いも整ってきます。

基本 3

見返り筋膜リリース

60秒 3回ずつ

これは、からだの前方と後方の筋膜のつながり（22ページ～）、さらには螺旋のつながり（24ページ～）をリリースするのに効果的です。

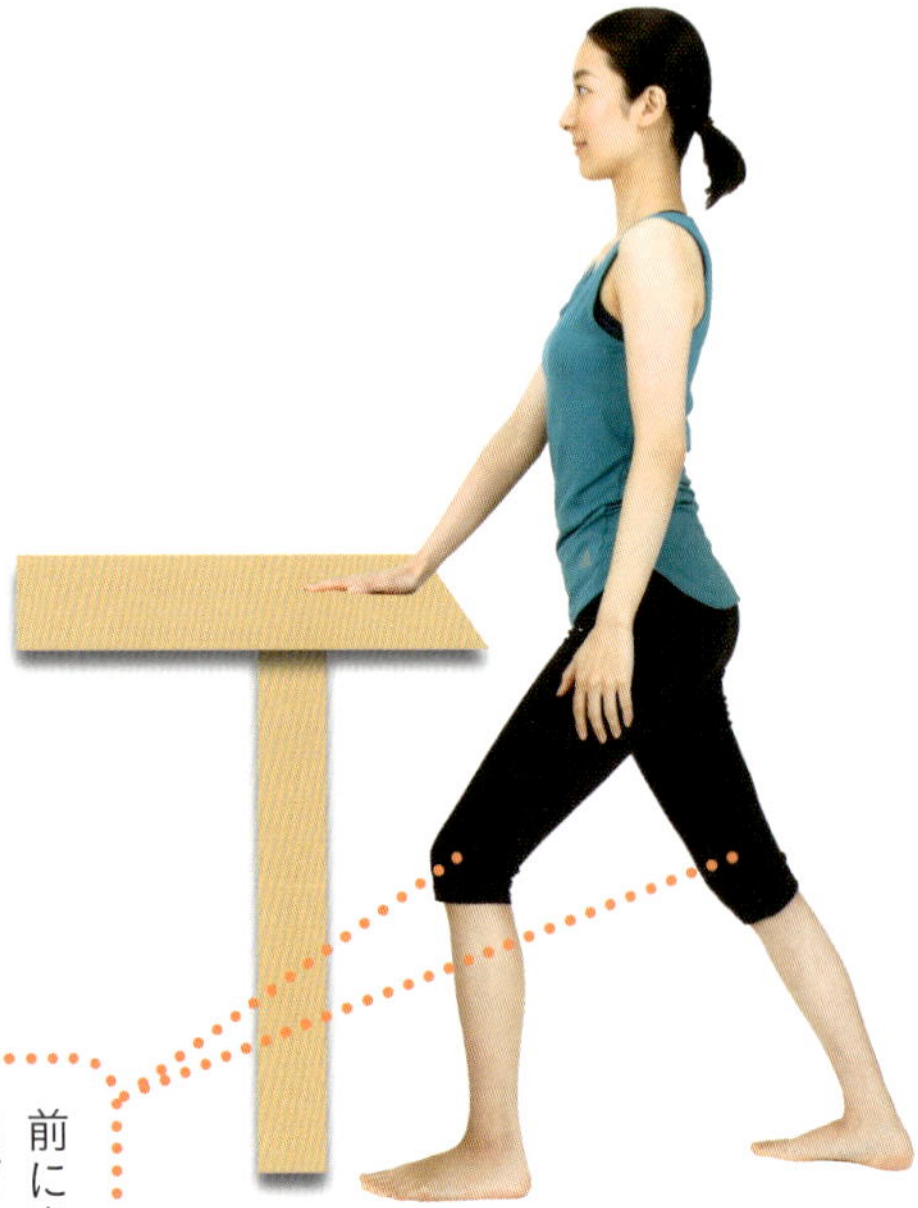

1

歩くときと同じ要領で、右手と左足を前に出します。右手はテーブルか椅子の背におきます。

前に出した膝は軽く曲げ、後ろの膝はまっすぐ伸ばして足全体が筒のように伸びて床の中に入り込んでいくように意識します。

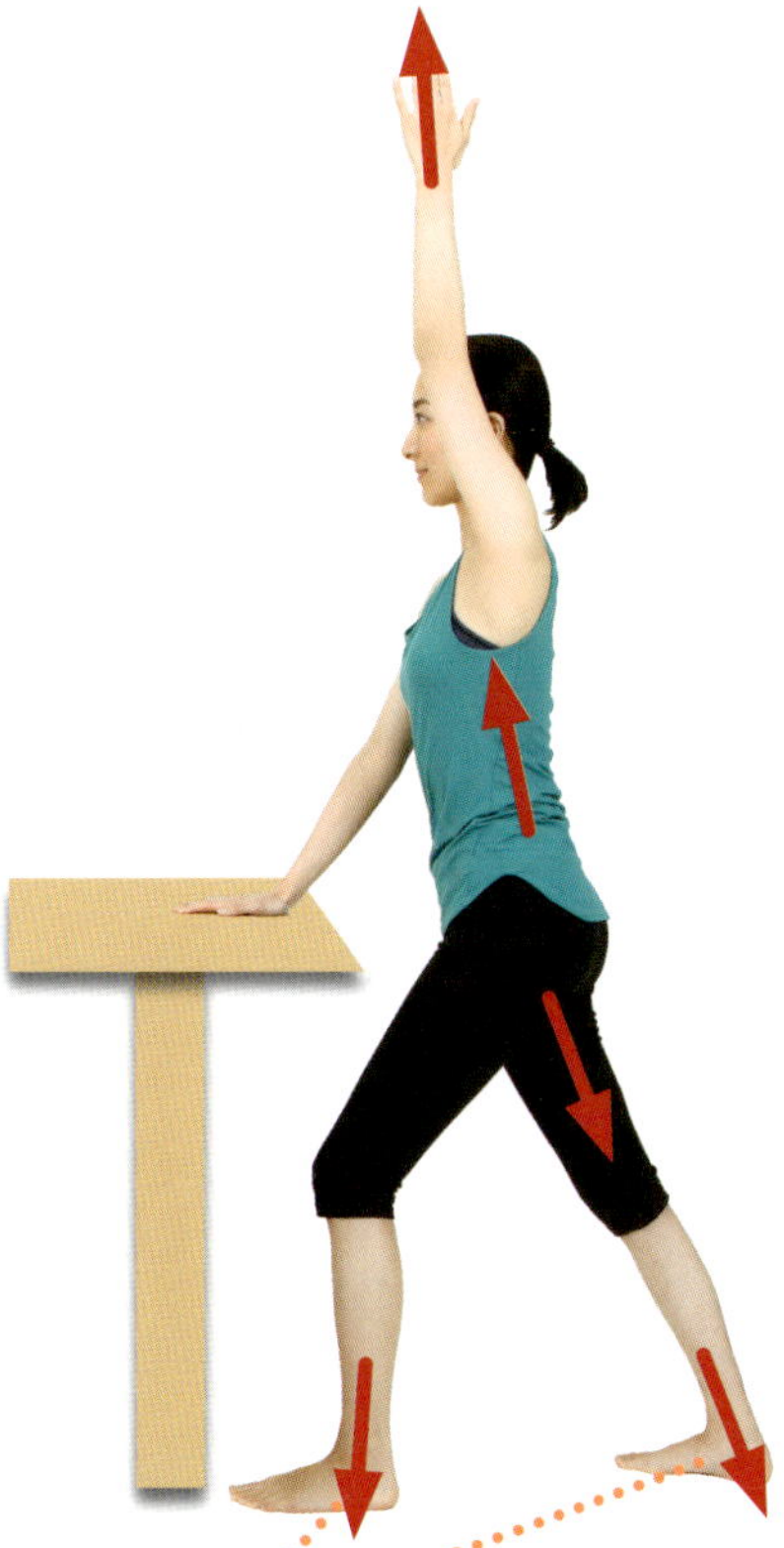
両足は床につけたままです。

2

左手を天井方向に伸ばして20秒リリースします。

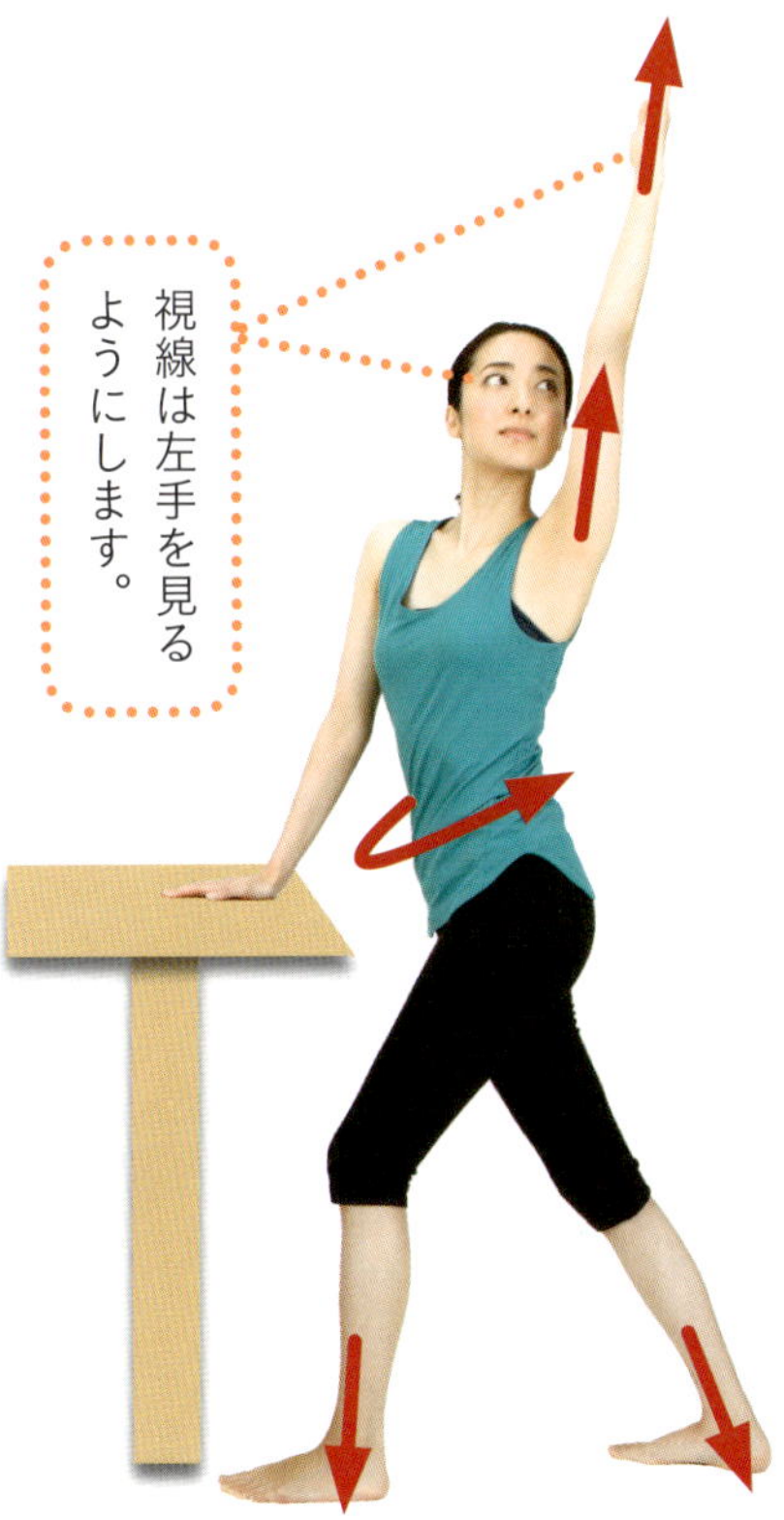
視線は左手を見るようにします。

3

左にからだを回して、左手を左斜め後方へと伸ばしていき20秒リリースします。

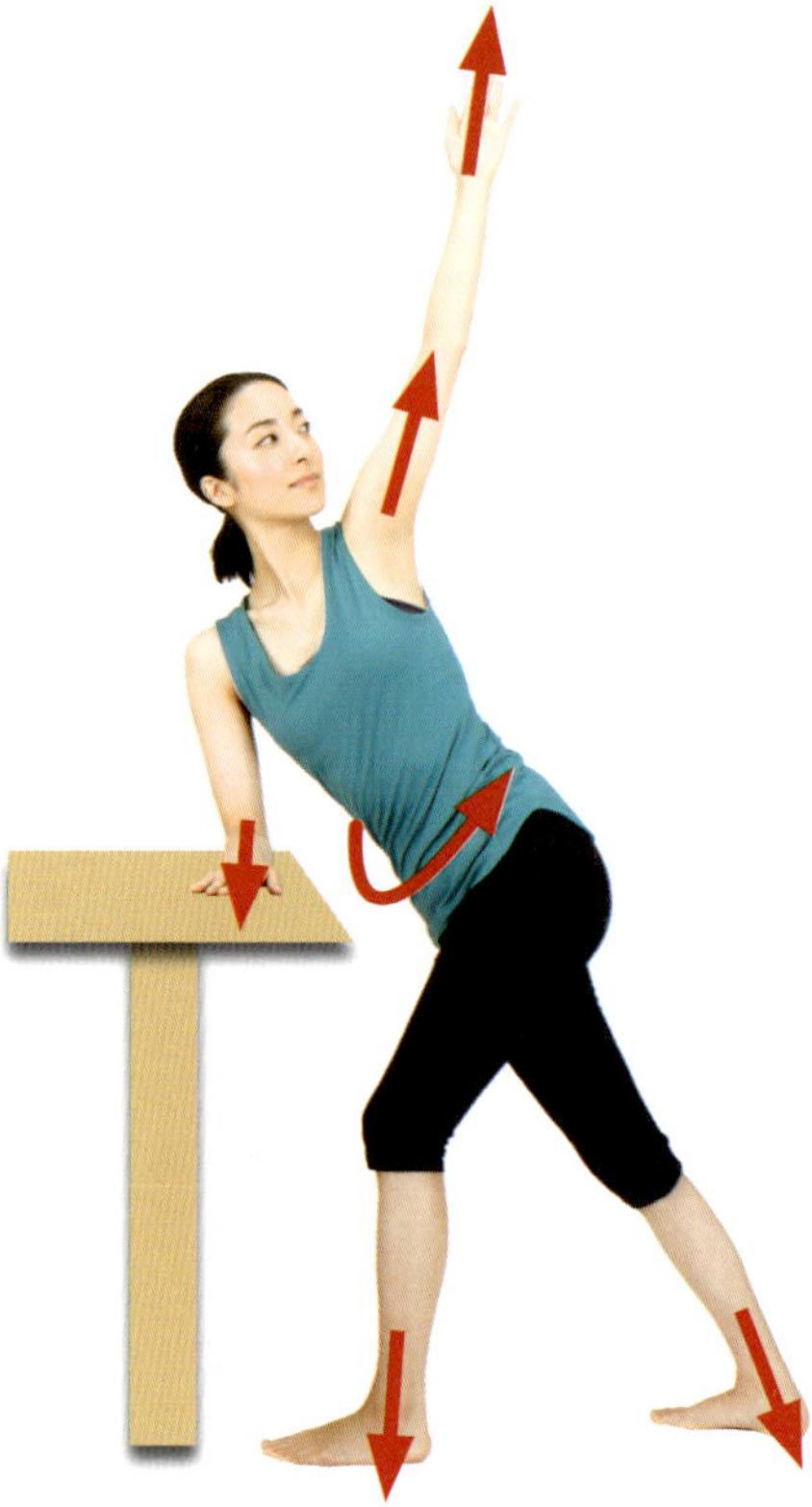

4

右肘を曲げてテーブルや椅子の背に前腕を付けたまま、さらにからだを捻って20秒リリースします。

前後の筋膜交差

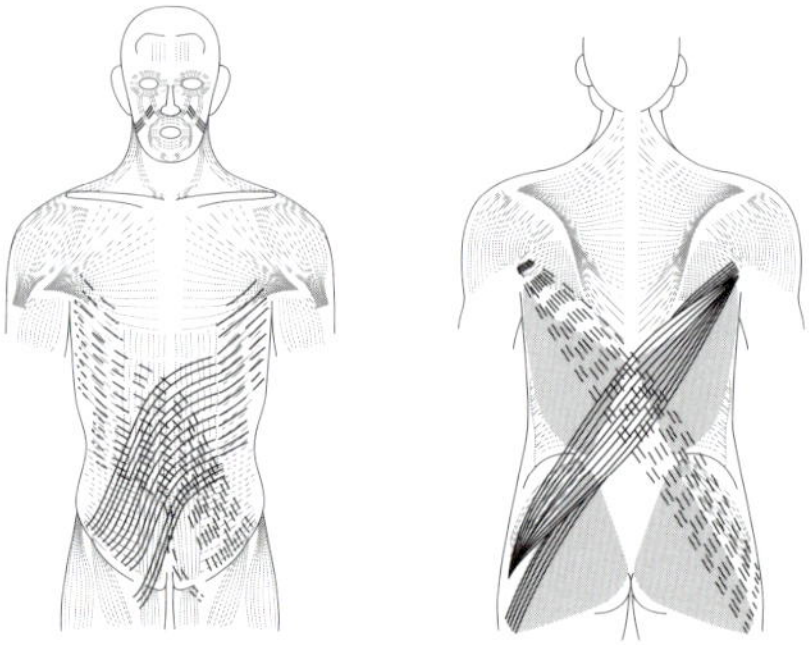

次に左右を逆にして同じように行ってください。左右をそれぞれ2～3回繰り返してください。慣れてきたら時間も長くしてください。左右でやりにくい方を、時間をかけてほぐすようにしましょう。

このリリースは歩き方をきれいに整えるのにも有効です。歩くときは右手と左足、左手と右足が一緒に前に出ますね。これは人間の筋膜の進化の証なのです。身体の前も後ろも、筋膜が左右で交差してつながっているのです（上図参照）。これによって、滑らかな歩行が可能になっているのです。

悪い例

後ろの膝が曲がってしまう、前の膝が伸びてしまう、後ろの踵が浮いてしまう、肘が肩よりも後ろについてしまうなどはNGです。

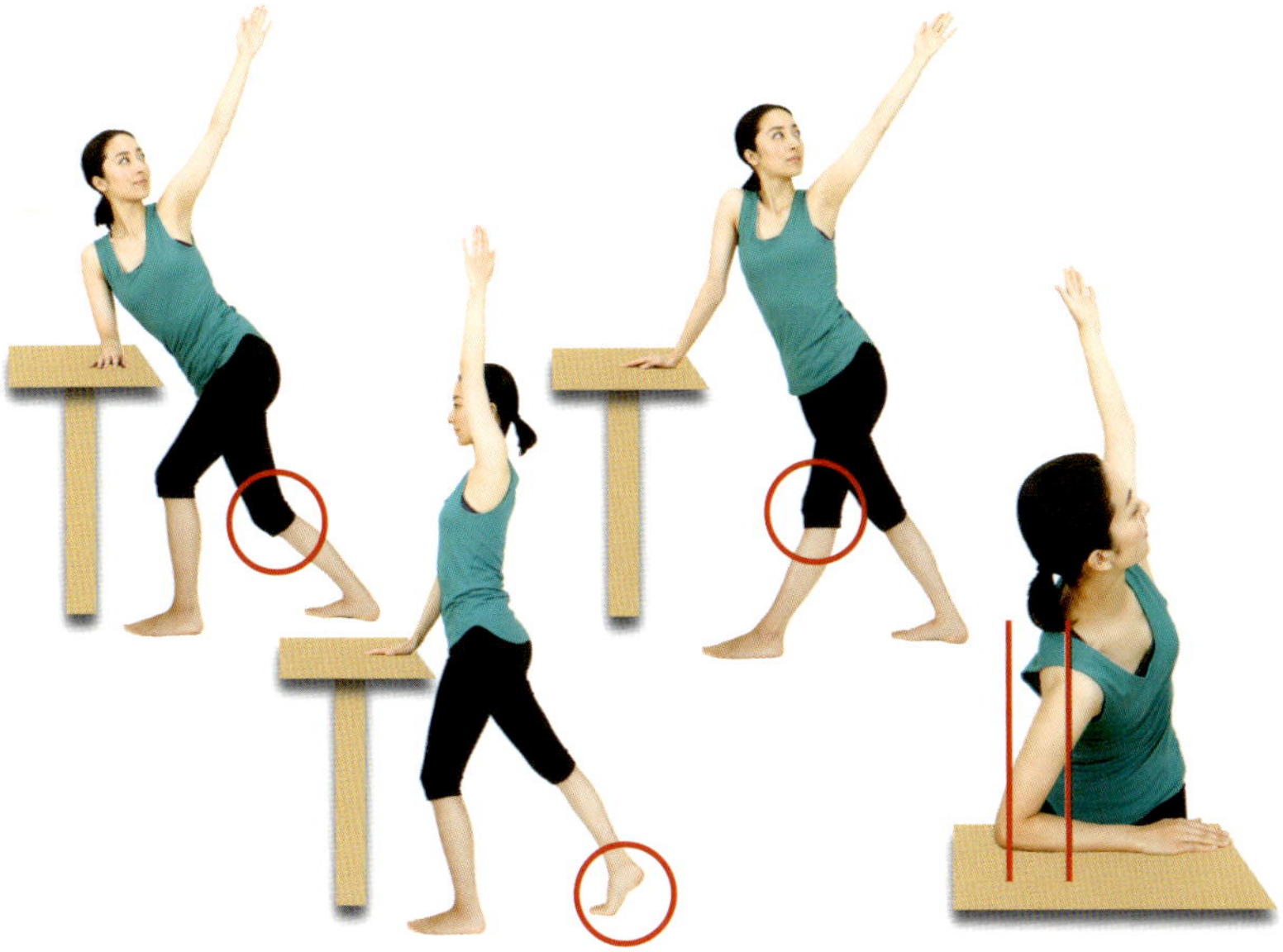

例えばキリンは筋膜が交差していないので、右手と右足、左手と左足が一緒に出ますが、人間は反対の手足が滑らかに動かせるのです。

でも、自分では意識していなくても、右手の方が前に振り出しやすい、逆に左手の方が後ろには振りやすい、といった非対称性がみられます。座って足を組むときに無意識で左足を組む人は、歩くときも左足を前に出しやすく、それに伴って右手を前に出しやすいということもあります。

左右の差がある人は見返り筋膜リリースをすると、左右でやりやすい方とやりにくい方が出てきます。右手の方が前に振り出しやすい例では、右手を上に挙げてから捻る方向がやりにくくなります。

応用 1

外開き内閉じ筋膜リリース

80秒3回ずつ

これは、からだの内方と外方の筋膜のつながり（22ページ〜）をリリースするのに効果的です。

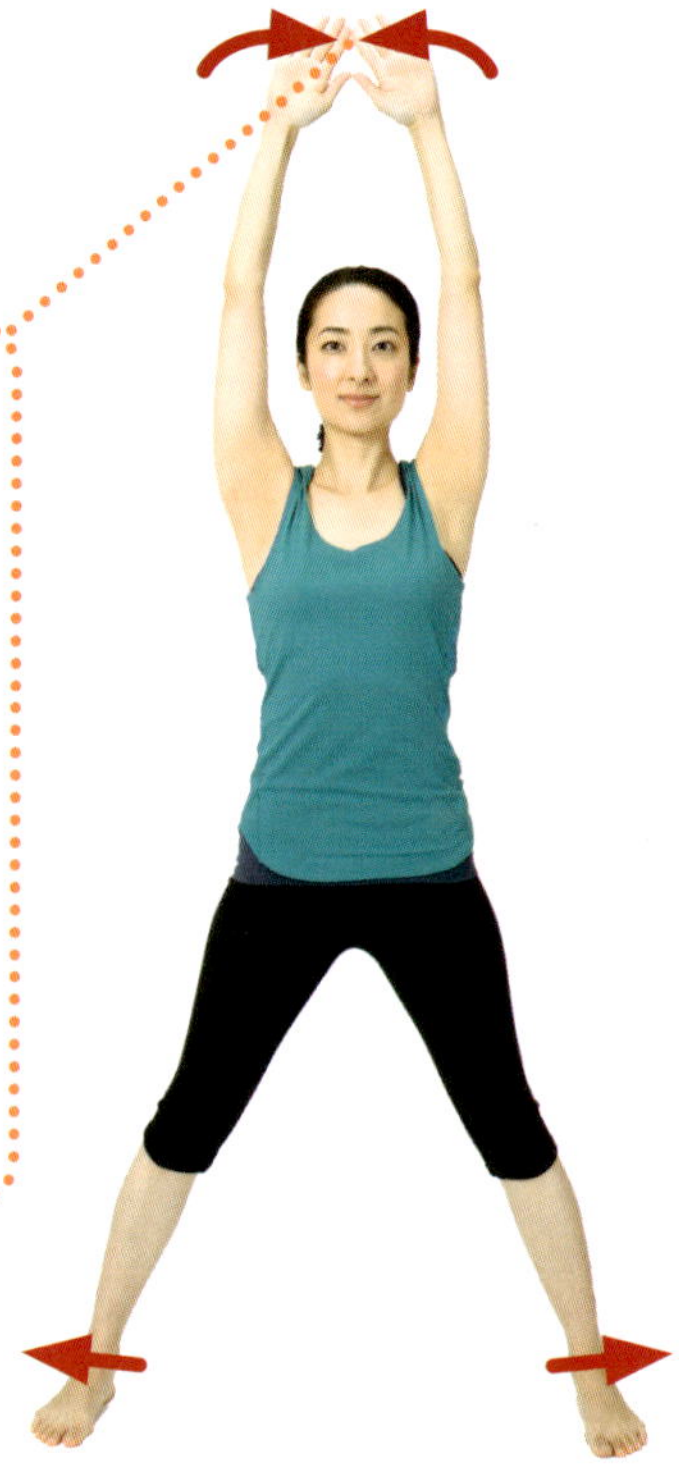

両方の手のひらは前を向け、人差し指同士がくっつくようにします。

1

両足を大きく開いて、両手を頭の上に上げて20秒リリース。

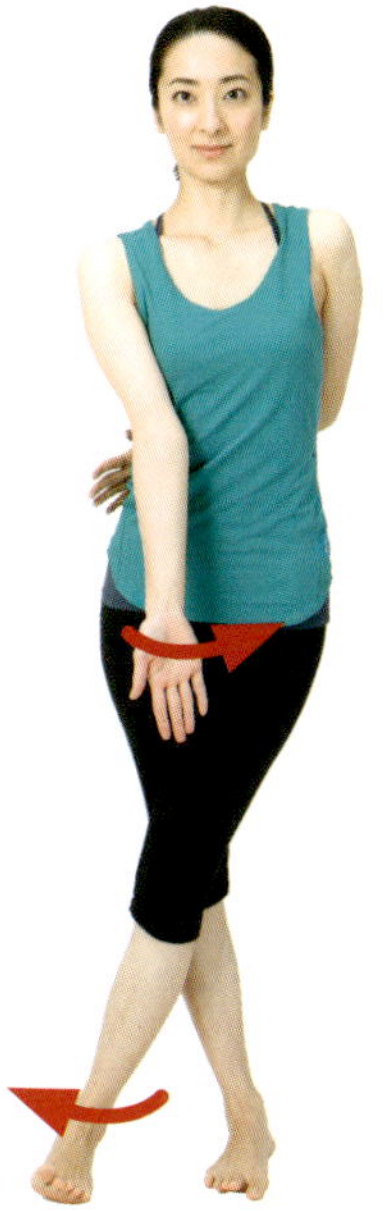

2

右手を、
肘を伸ばしたままで、
手のひらは前を向け、
小指の方から、
からだの前を交差します。
左足は右足の前を
交差します。
左手は同様な形で、
からだの後ろを
交差します。
そこで20秒リリース。

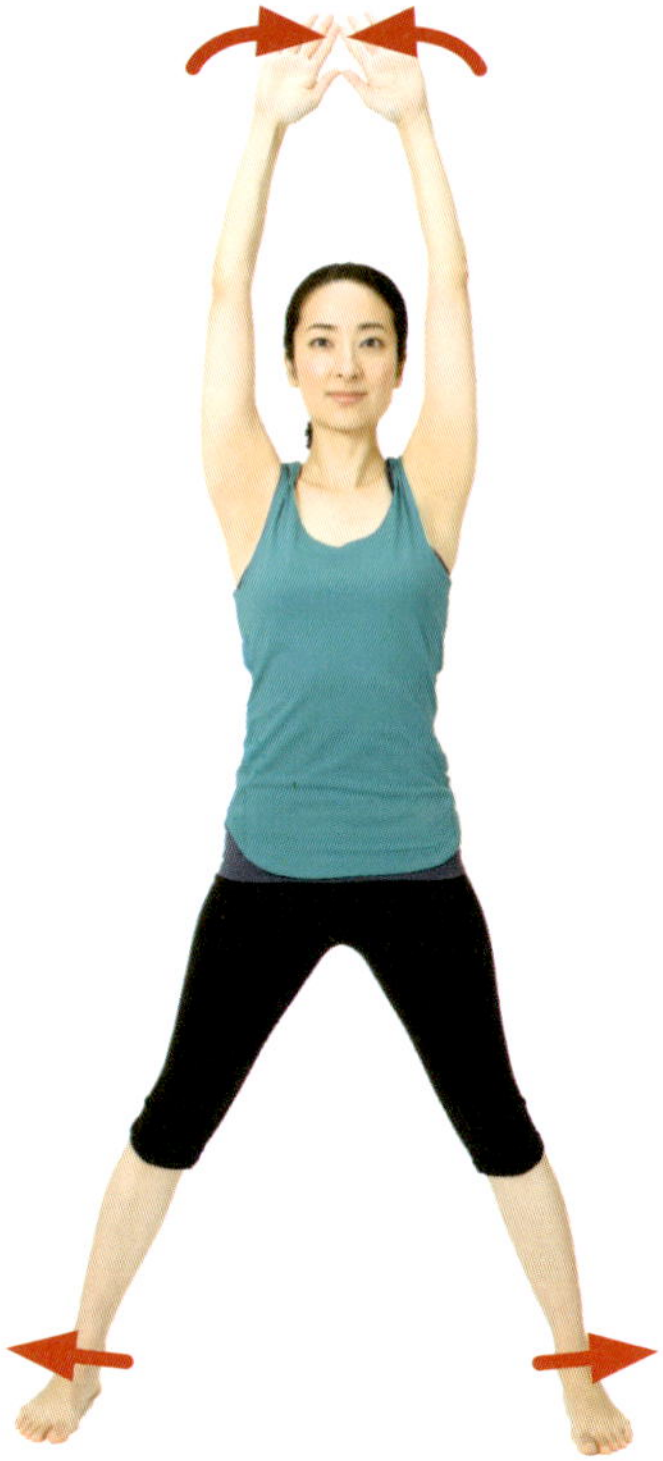

3

両足を大きく開いて、
両手を頭の上に上げて
20秒リリース。

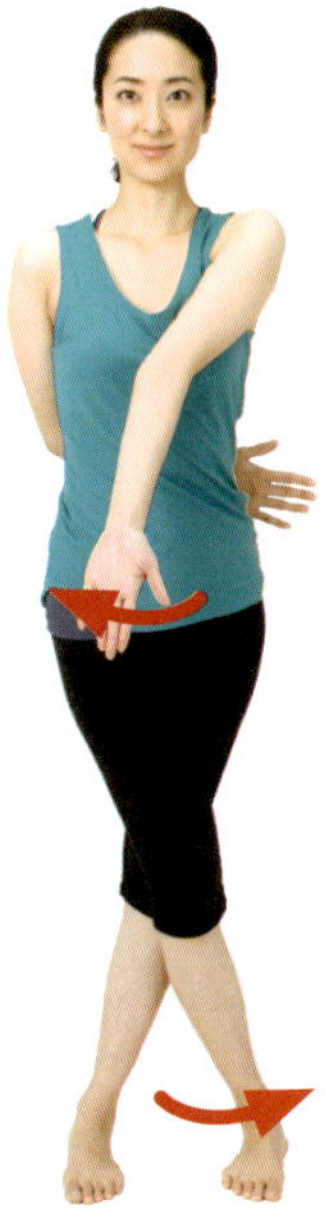

4

左手をからだの前に
交差し、右足を左足の前に
交差します。
右手はからだの後ろを
交差して
20秒リリースします。

全
身

悪い例

手のひらが前を向いていない、からだを捻ってしまう
というのはNGです。

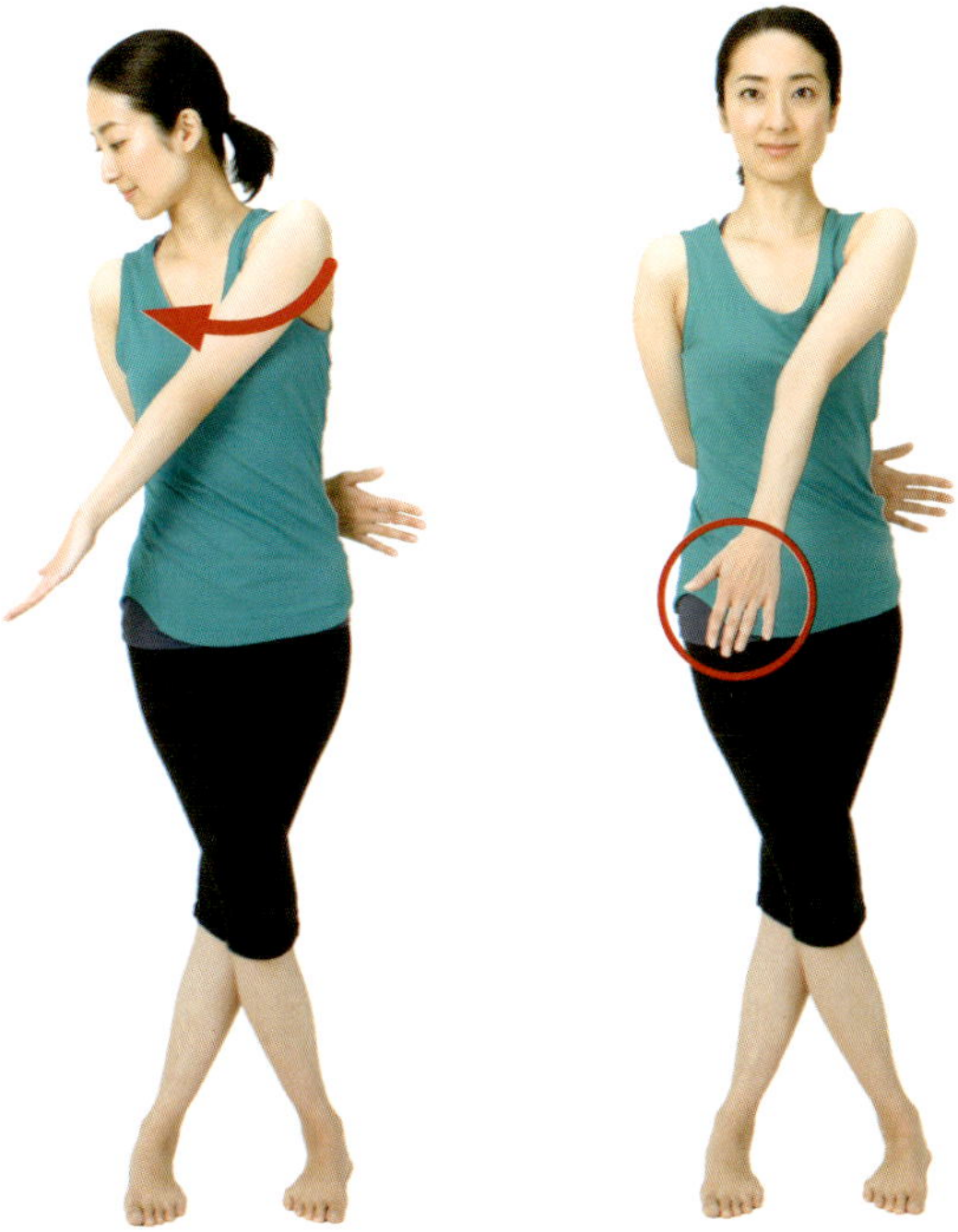

これを2～3回繰り返してください。慣れてきたら時間も長くしてください。

応用 2

外回し内回し筋膜リリース

40秒3回ずつ

これは、からだの内旋と外旋の筋膜のつながり（22ページ〜）をリリースするのに効果的です。1〜2を3回繰り返してください。慣れてきたら時間も長くしてください。

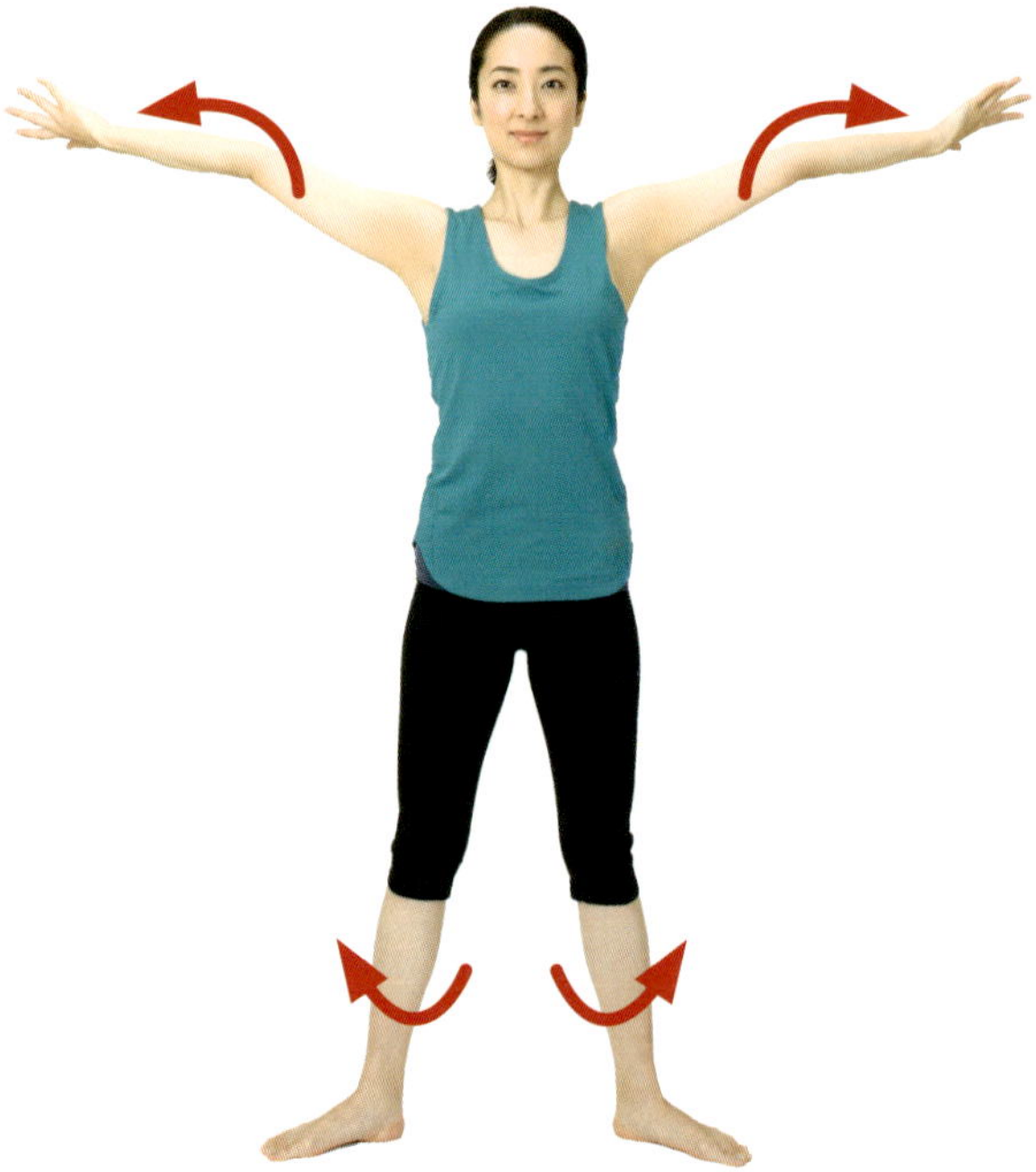

1

肩幅よりも広めに立ち、踵を支点にして左右のつま先を外側に回していきます。からだも起こして、肘は伸ばしたままで両手を外に回すように開いていき20秒リリース。

悪い例

外回しで腰が反ってしまう、内回しで腰が丸まってしまうというのはNGです。

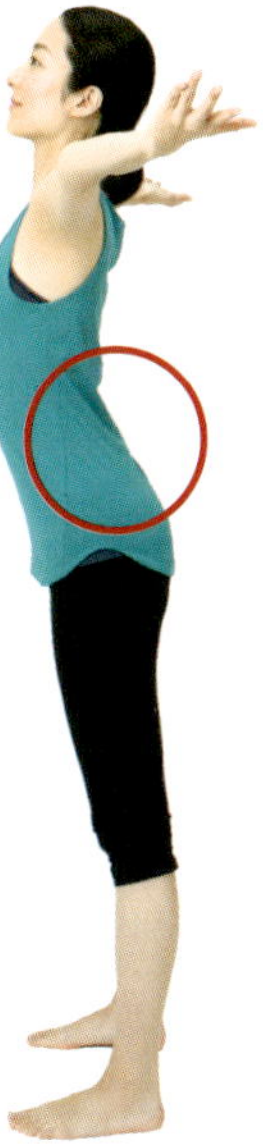

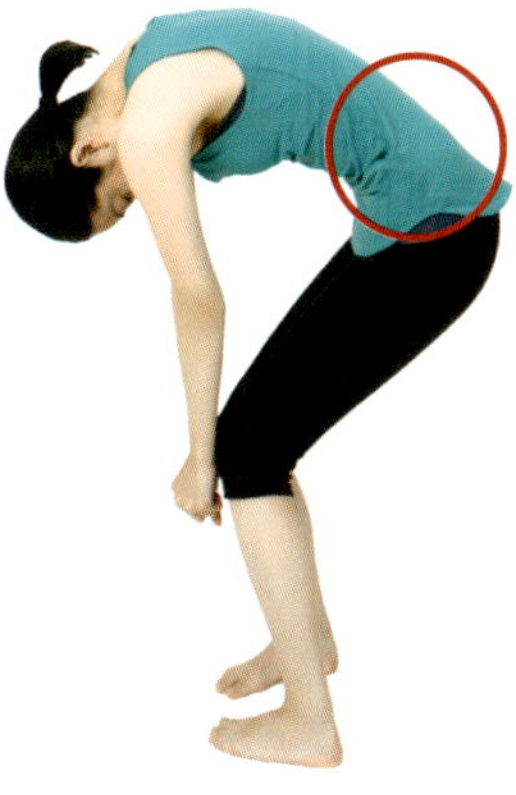

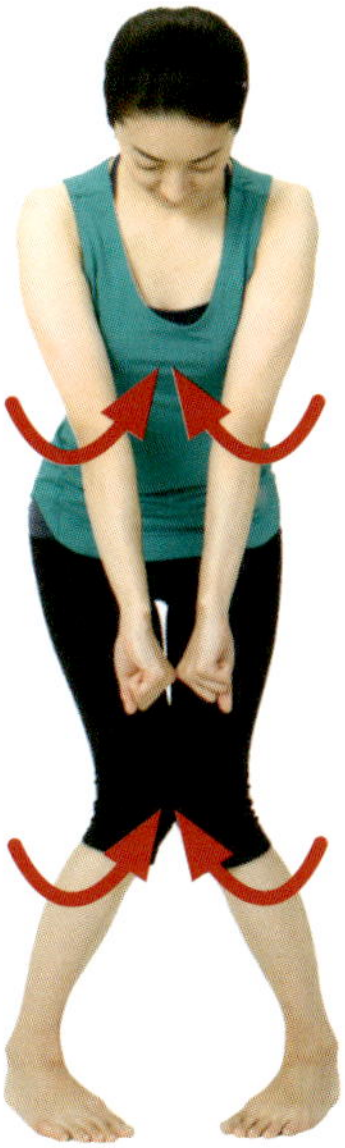

2

踵を支点にして左右のつま先がくっついていくように内側に回していきます。肘は伸ばしたままで、両手の甲がからだの前でくっつくように内側に回して20秒リリース。

応用3

なんちゃってバレリーナ筋膜リリース

60秒3回ずつ

これは、対角線のつながりと螺旋のつながり（24ページ〜）をリリースするのに効果的です。

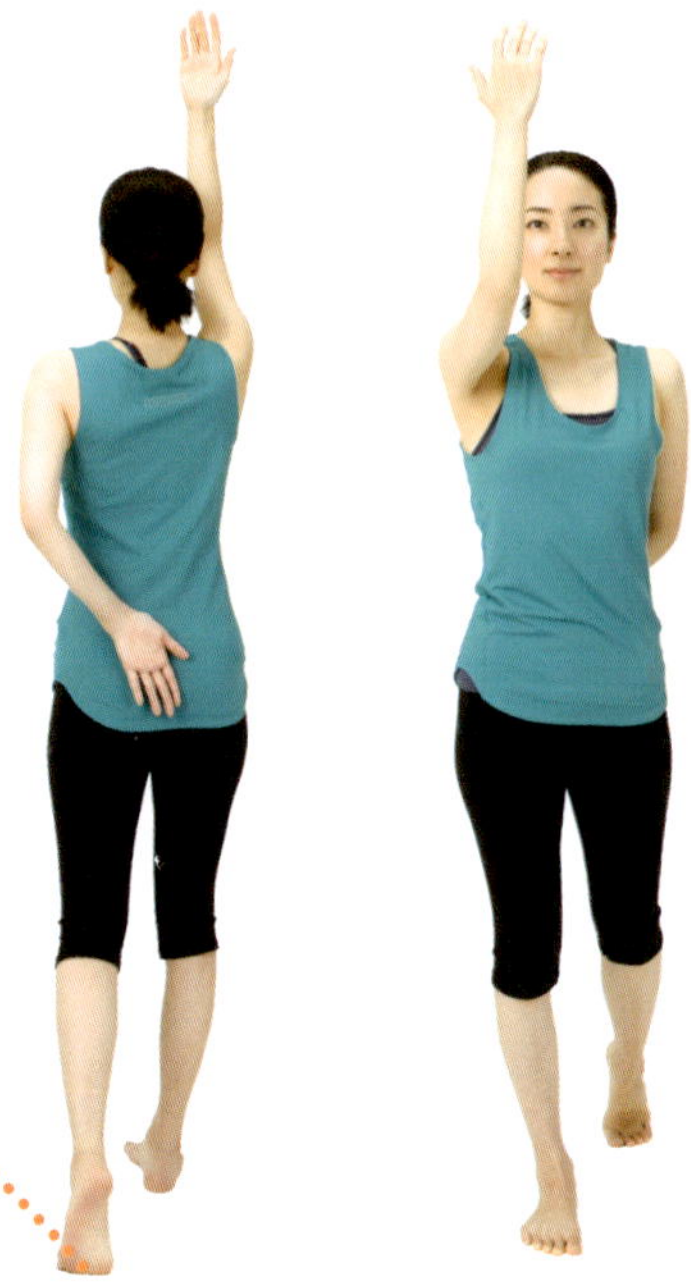

慣れてきたら左足のつま先も浮かせます。

1

右足に体重を掛けて、左膝は軽く曲げてつま先だけ床につけます。右足は床にもぐり込ませたままで、右の手のひらを後ろ側に向けるように肩を外側にひねり、天井へと伸ばします。

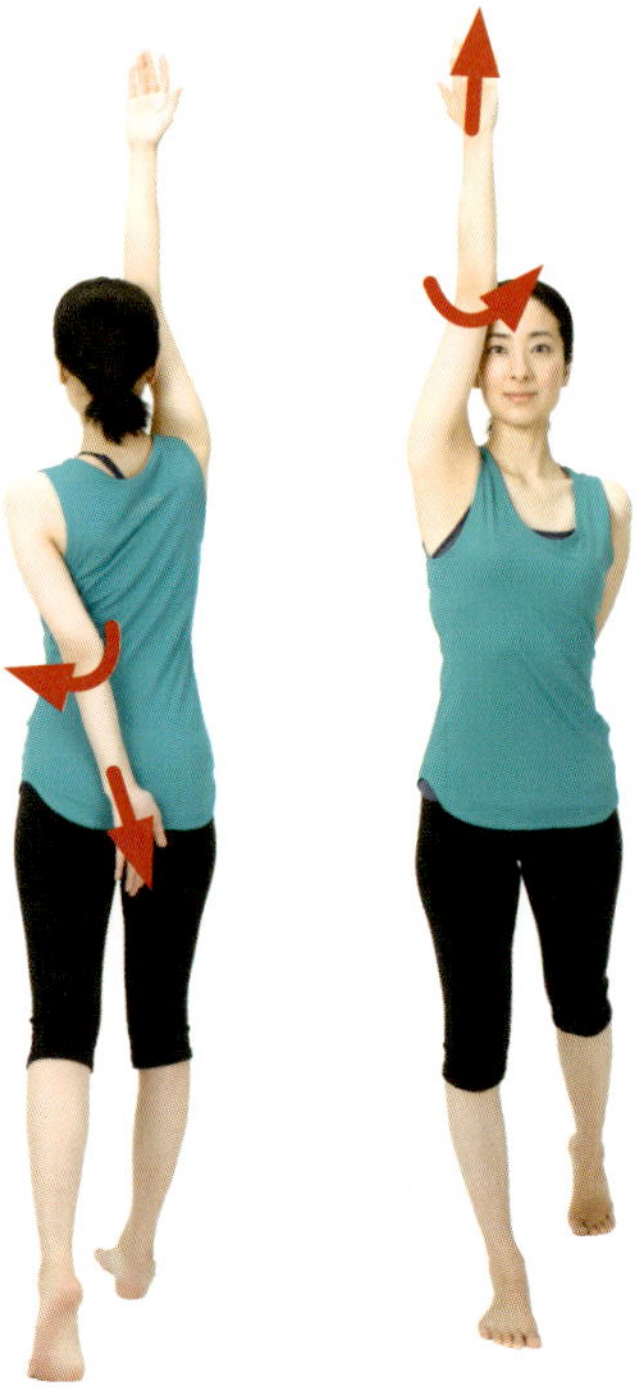

2

左の手のひらも後ろを向けるように肩を内側にひねり、床へと伸ばします。この状態で30秒リリースします。

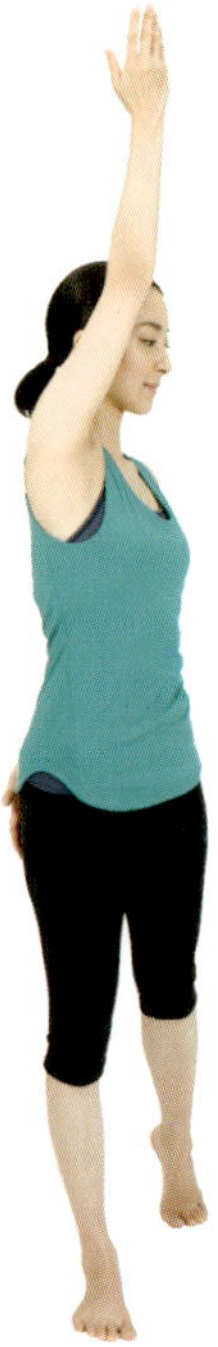

3

さらにからだを左に捻って30秒リリースします。

反対側も同様に行います。左右をそれぞれ3回繰り返してください。

慣れてきたらそれぞれ時間を延ばしていってください。左右でやりにくい方向を、時間をかけてほぐすようにしましょう。

このリリースは、ねこ背の方や、バンザイすると腰が反ってしまう方などに効果的です。からだ全体が上下に正しく伸びていきますので、からだの芯が整い、姿勢も若返っていきます。

悪い例

伸ばした肘が曲がってしまう、手のひらの向きが逆になるというのはNGです。

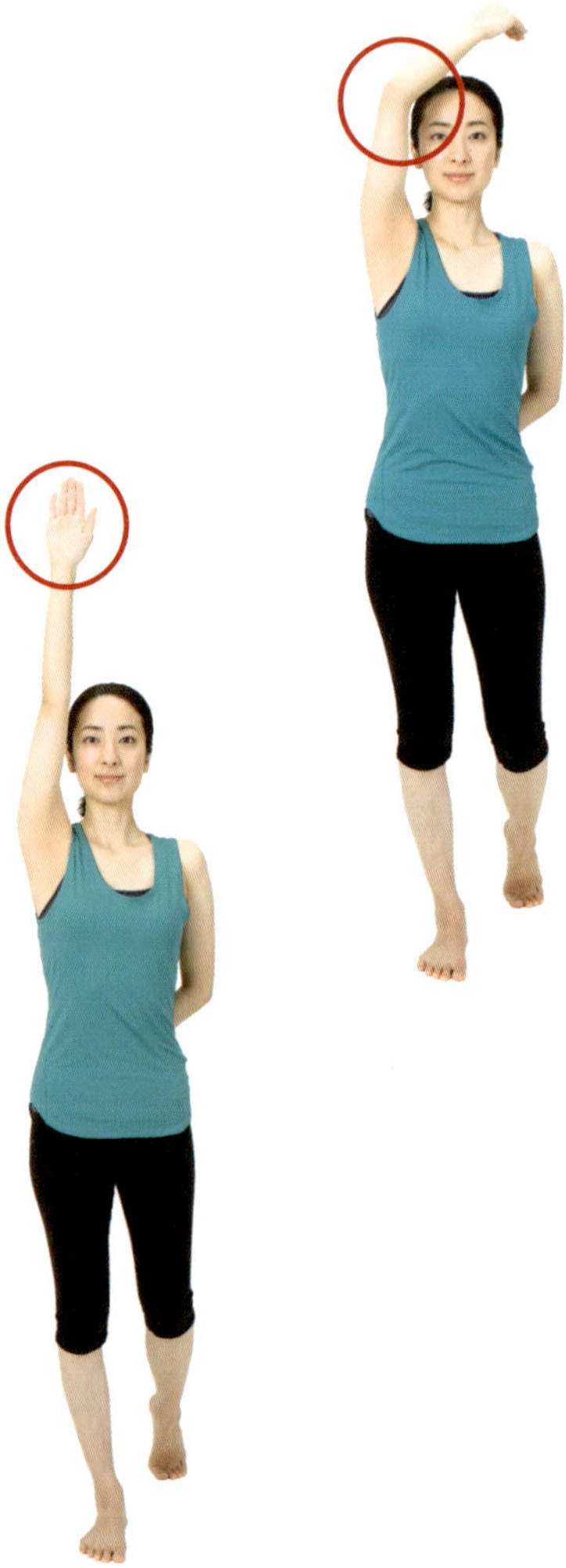

Chapter

4

ねこ背治し
筋膜リリース

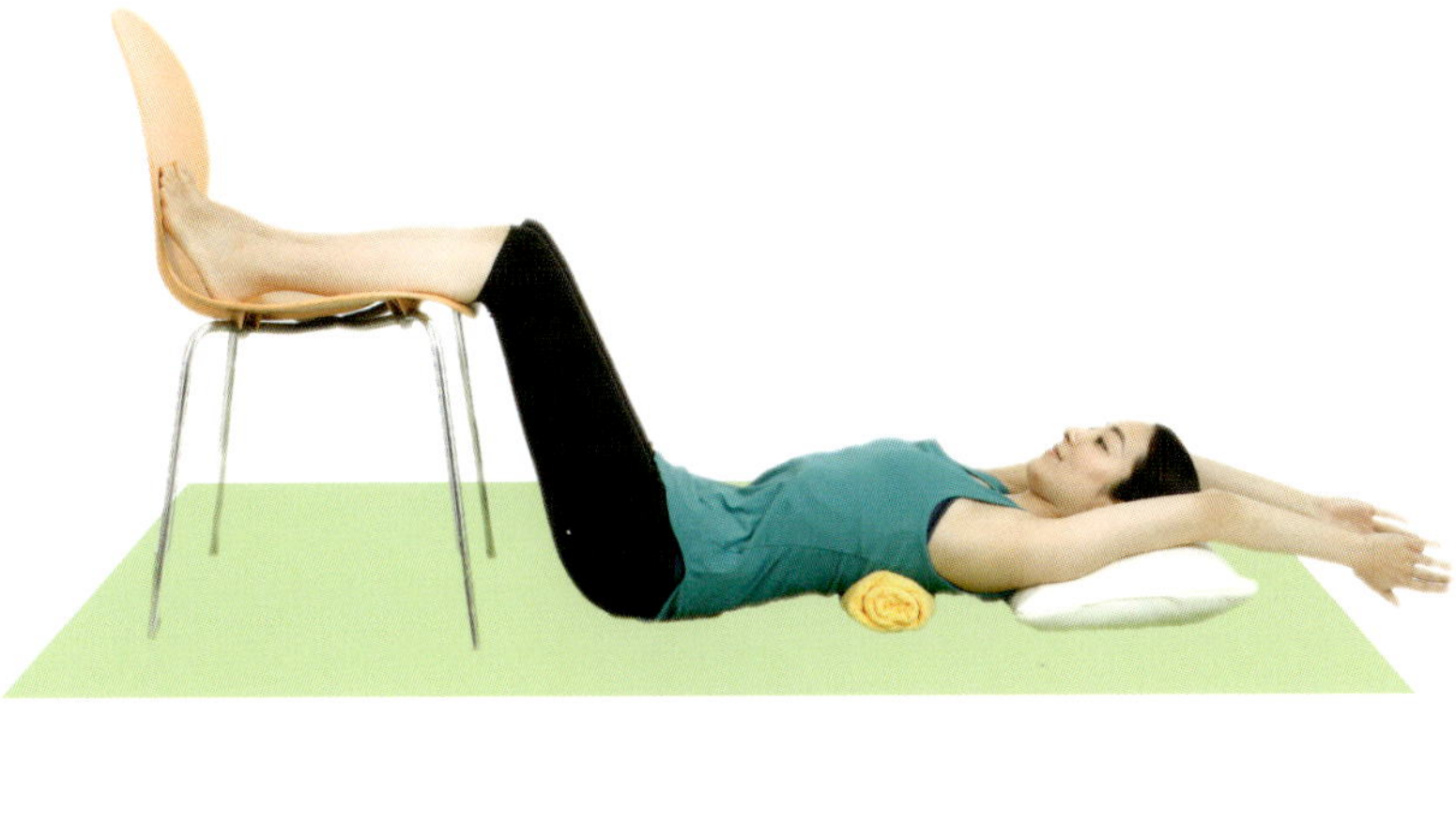

ねこ背は悪い姿勢の代表例です。

こんな姿勢に心当たりがありませんか？

ほおづえをつく、近目で物を書く、食べ物に口から近づけていく、テレビやパソコンを見るときの姿勢、携帯を操作しているときの姿勢、など（左図参照）。

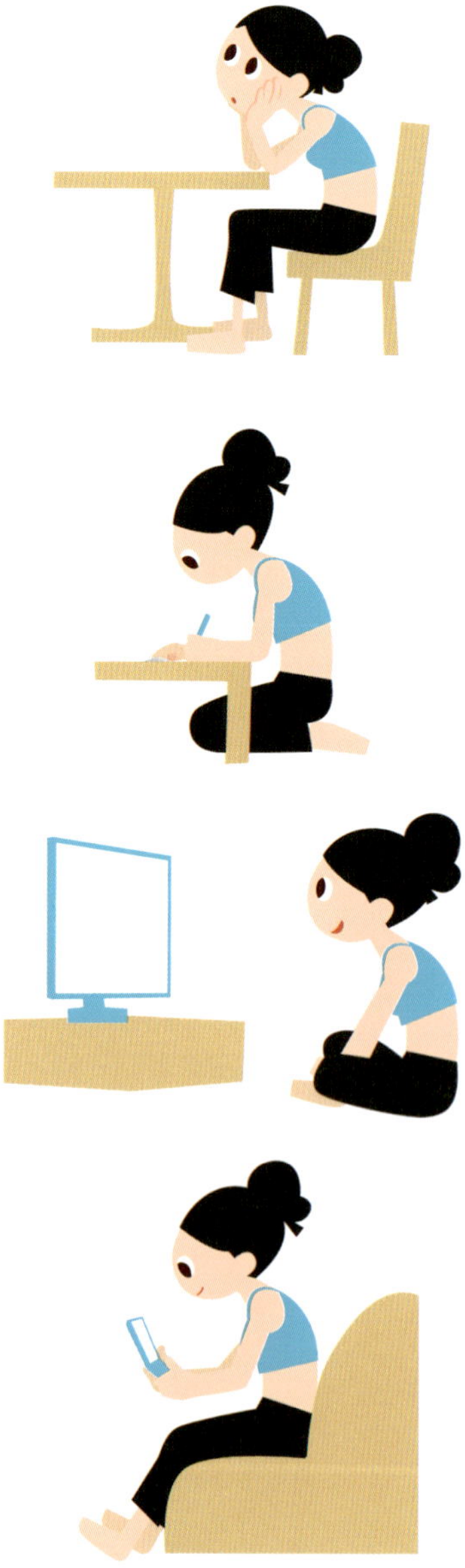

本来は正しい姿勢で座ることが大切なのですが、人は楽をしようとするとついつい筋肉に頼らなくてもすむような「ねこ背」になっていきます。その姿勢で前を見ようとするとあごが上がり、頭が体の真上から前に出てしまいます。
さらに、背中を後ろにもたれてお尻を前に滑らせて、仙骨という骨の上に座る「仙骨

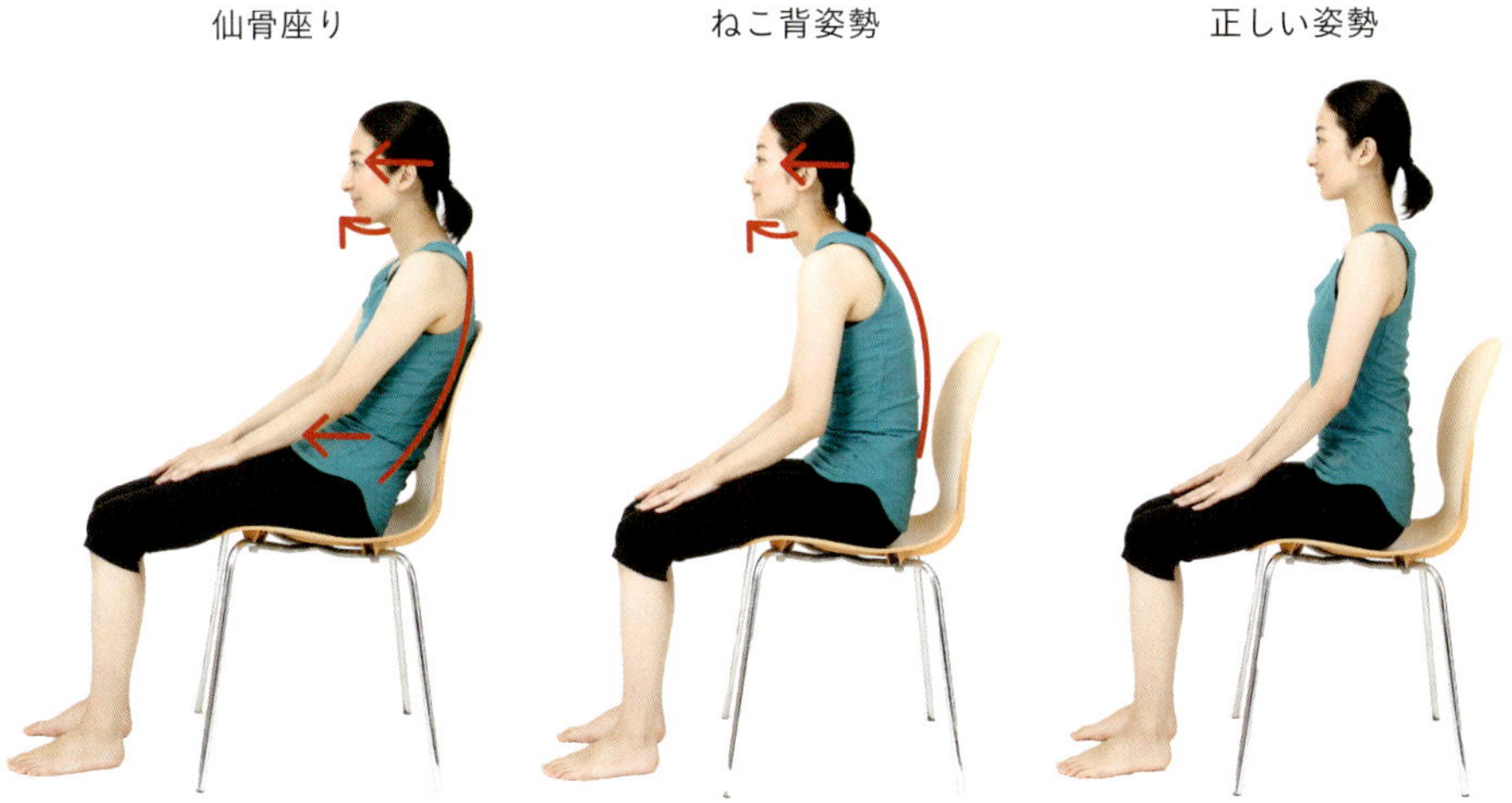

座り」もねこ背を助長してしまいます（写真参照）。
　これらの姿勢は楽かもしれませんが、とても悪い姿勢なのです。

　このような姿勢を続けていくと、全身の姿勢が悪くなり、肩こり、首こり、腰痛、便秘、肺活量の低下、お腹や二の腕に脂肪が付く、女性に多いストレートネック、などさまざまな不調を来してしまいます。さらに実年齢よりも老けて見られてしまい、損ばかりです。

　ちなみに、理想的な椅子の高さは、身長×0・25－（0〜2）cmで、机で作業する場合の理想的な机の高さは、身長×0・25－（0〜2）＋身長×0・183－（0〜2）cmです。また、理想的な流し台の高さは、身長÷2＋5〜10cmです。自分の椅子や机、流し台の高さをチェックして、それらの高さ合わせも試してくださいね。

　ねこ背は万病の元。ねこ背を治して正しい姿勢に近づけていくための筋膜リリースを紹介します。

1 バンザイ筋膜リリース

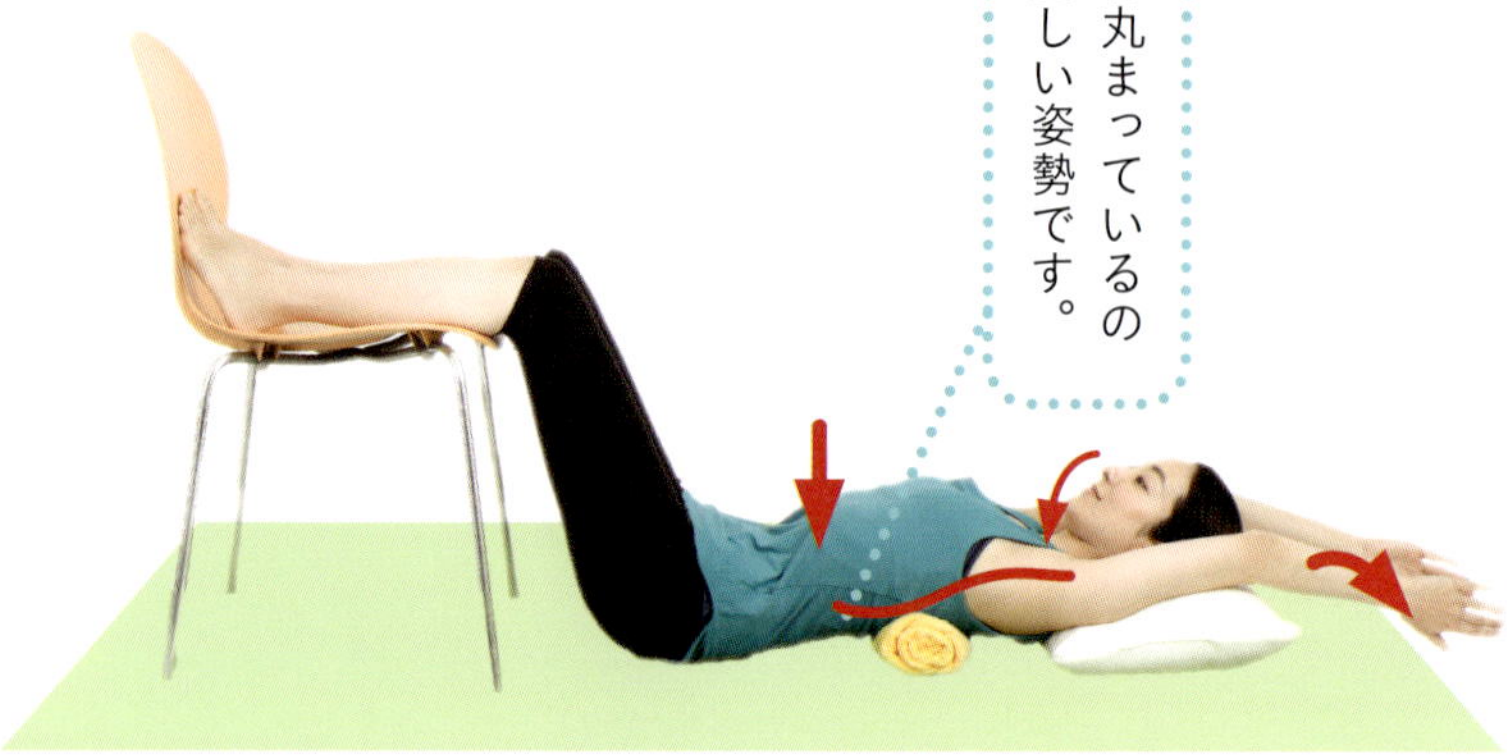

1

肩甲骨の下端が中心になるように、丸めたバスタオルを下に敷き、足を椅子やソファーの上に乗せます。低めの枕を敷いてあごを軽くのど元に引きつけたまま、バンザイします。その状態で胸の前を30秒リリースします。

これを3回繰り返してください。

慣れてきたら時間を延ばしていってください。

30秒
3回

2

足を床に着けて膝を曲げた状態でもできるようにしましょう。

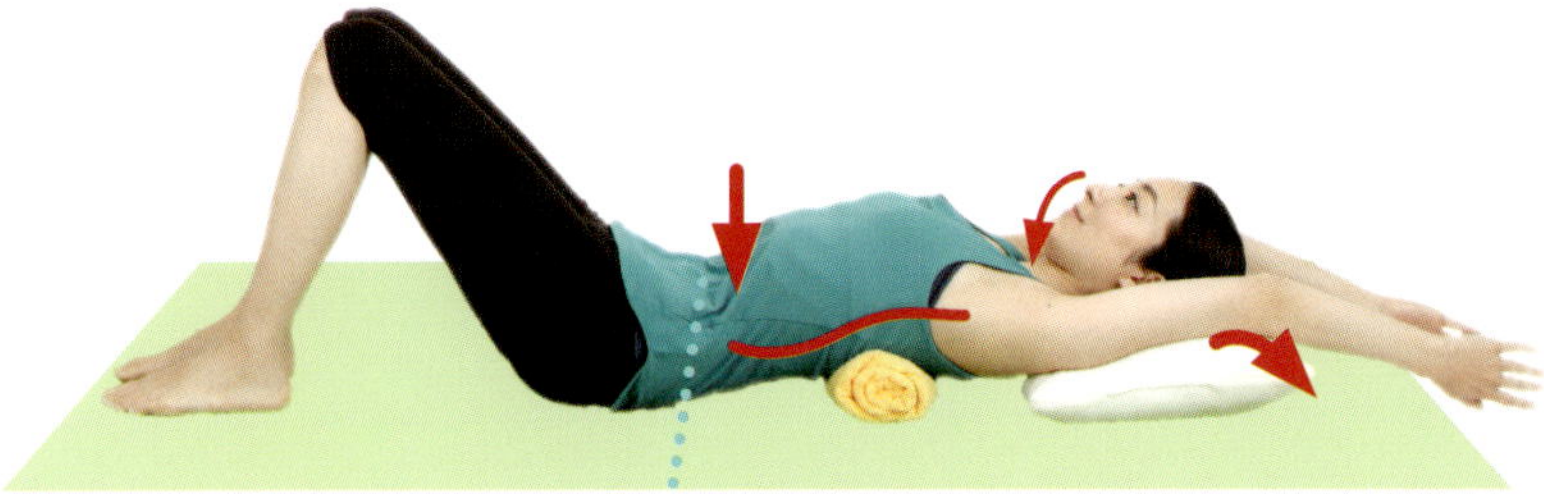

この時のコツは、お腹に軽く力を入れて、腰を床に押しつけておくことです。

悪い例

あごが上がってしまう、腰が反ってしまうなどは NG です。

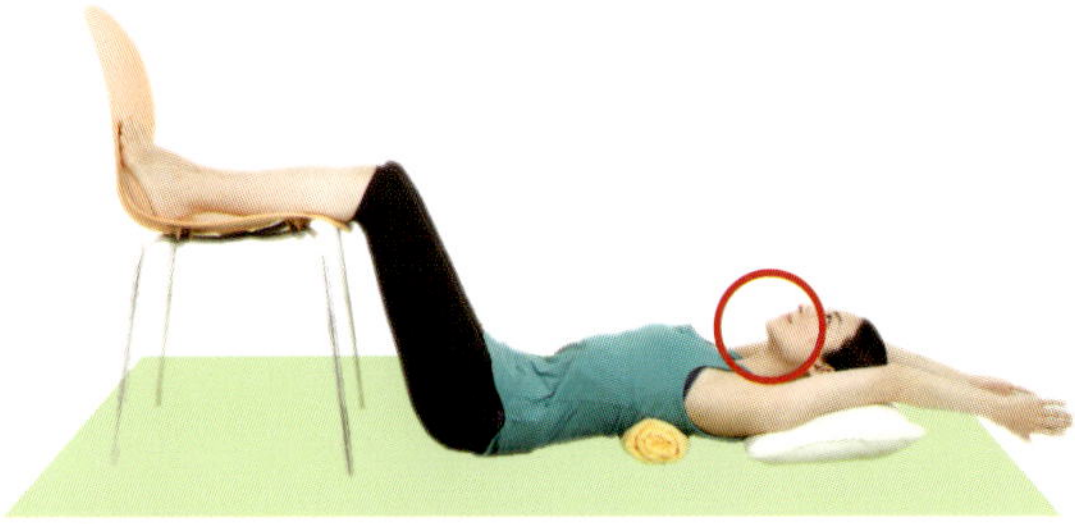

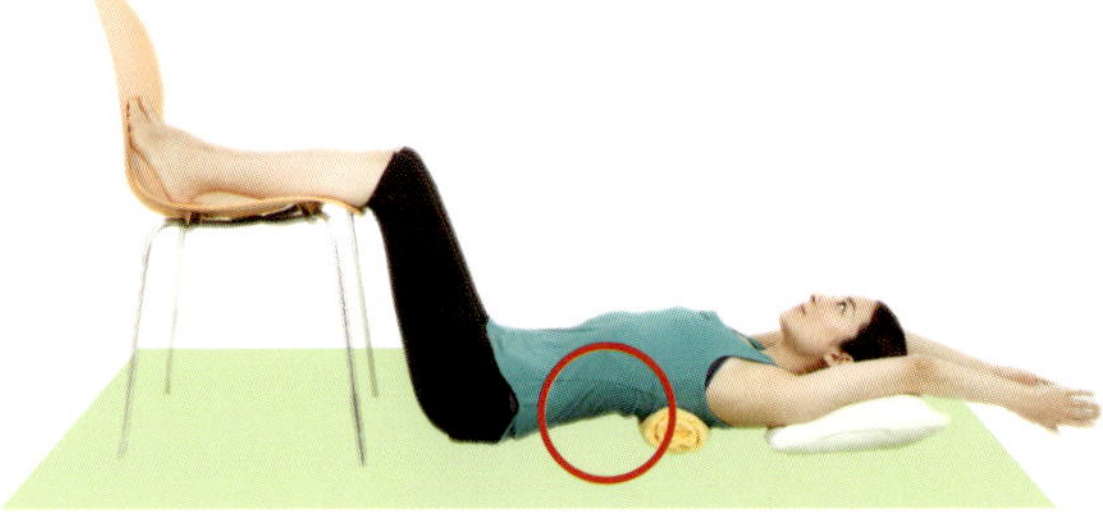

2

うつ伏せからだ伸ばし筋膜リリース

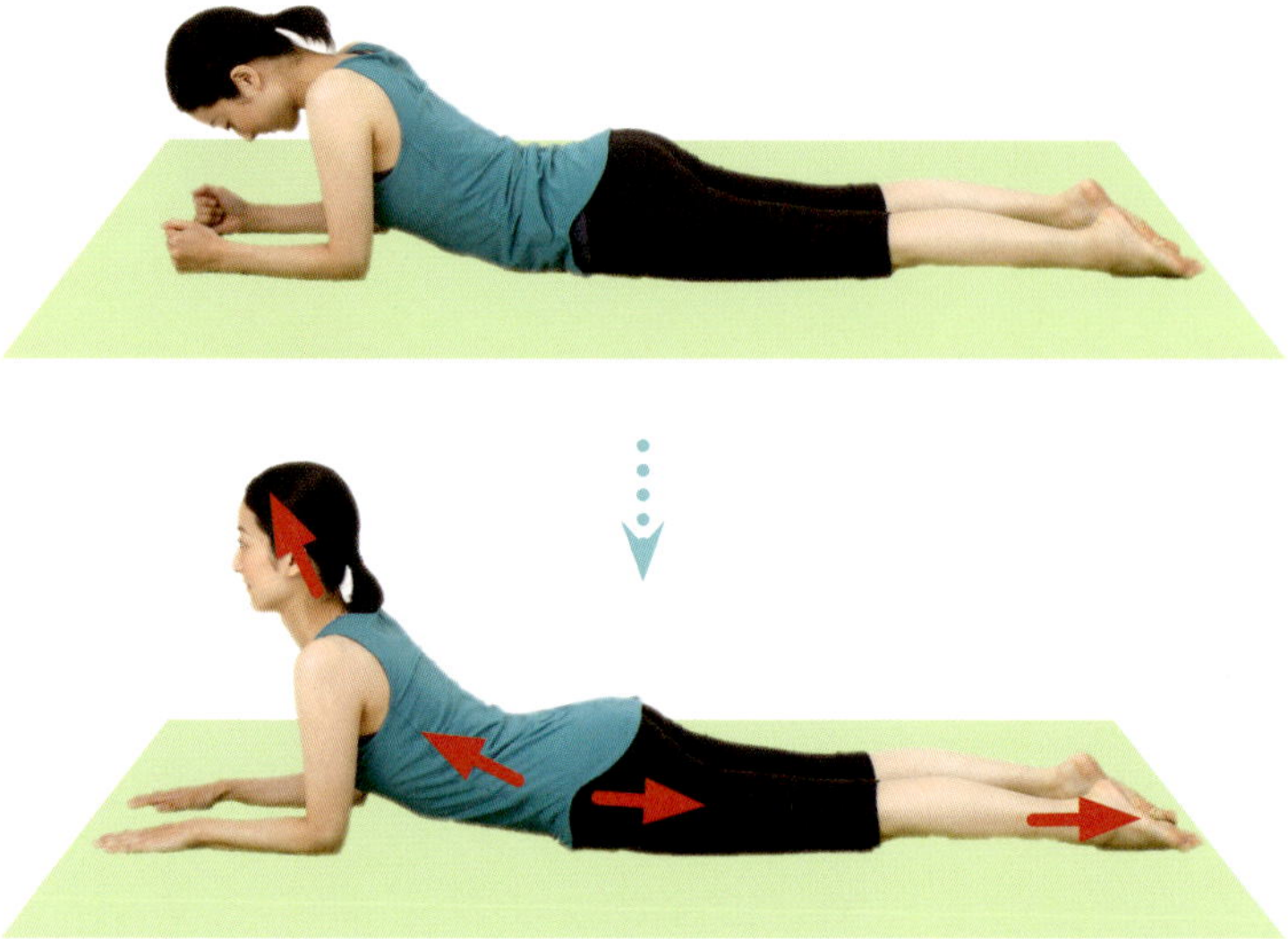

1

うつ伏せになり、両肘を支点にして肘から手のひらまで床に着けます。両足を足先の方にゆっくり伸ばし、両肘を支点にからだを斜め上にゆっくり伸ばして20秒リリース。

40秒ずつ
3回

2

両手を支点にして、両足を足先の方にゆっくり伸ばし、両手を支点にからだを筒状にしたまま斜め上にゆっくり伸ばして20秒リリース。

これを3回繰り返してください。

また、慣れてきたら時間も延ばしていってください。

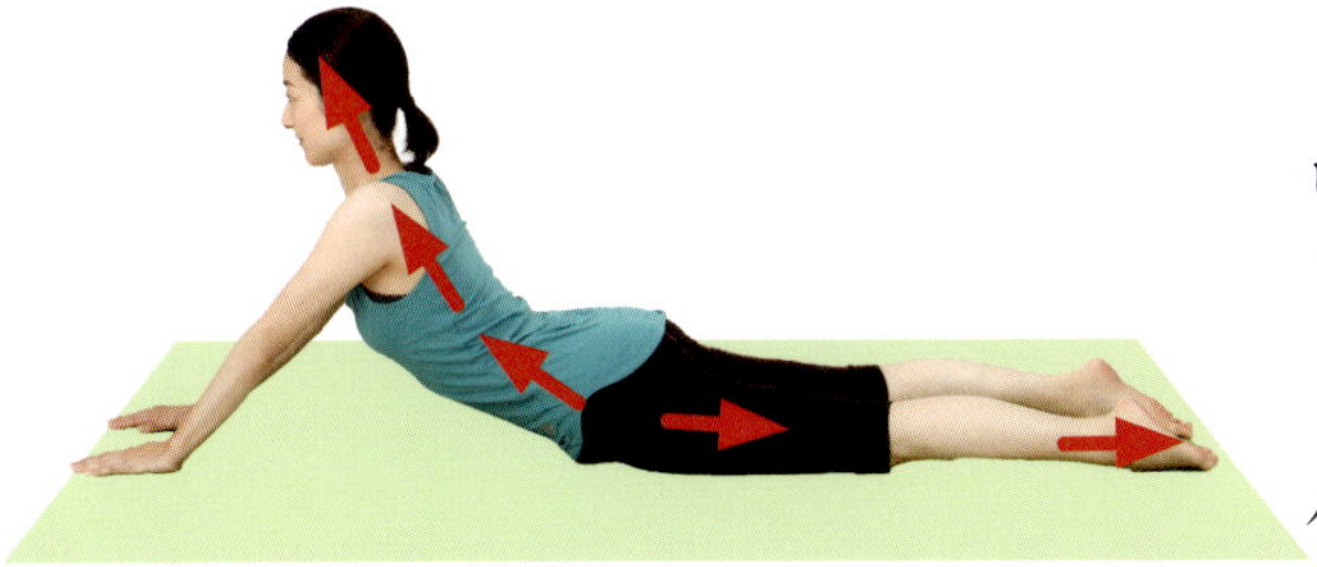

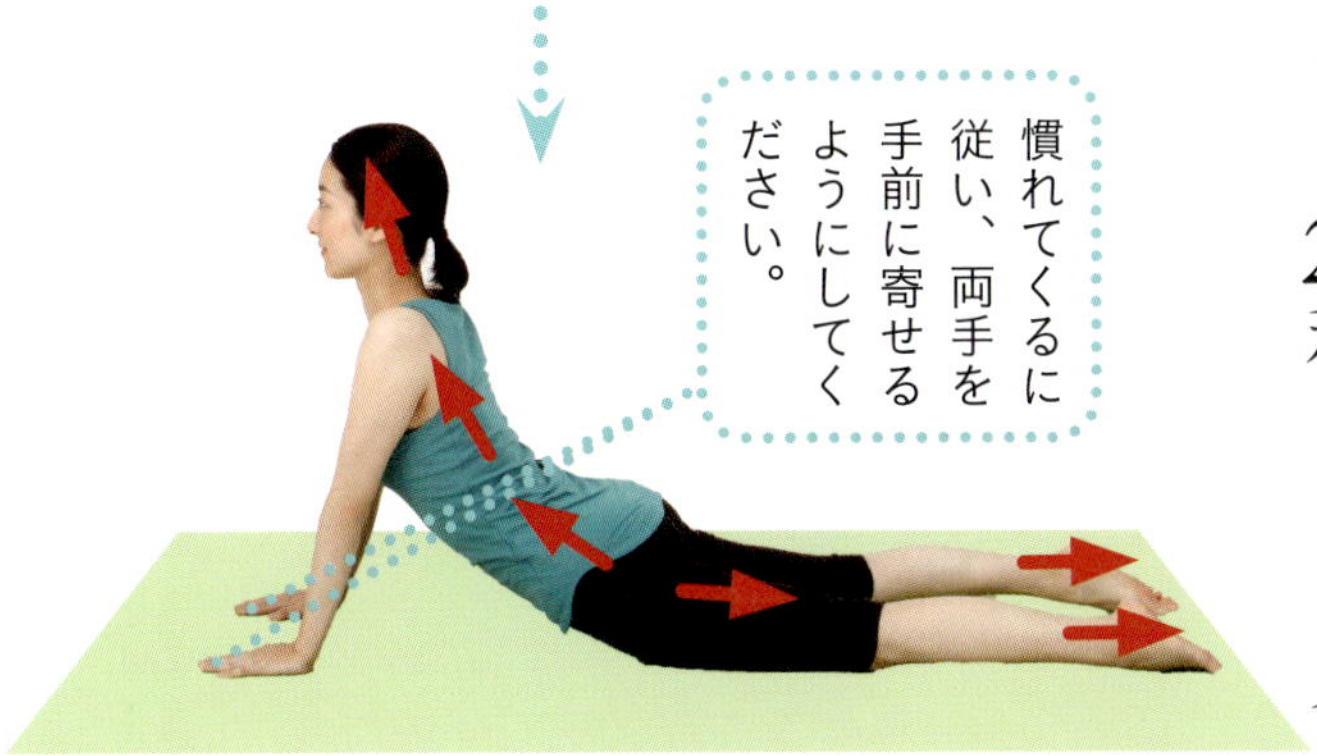

慣れてくるに従い、両手を手前に寄せるようにしてください。

悪い例

あごが上がってしまう、腰だけを反らしてしまうというのはNGです。

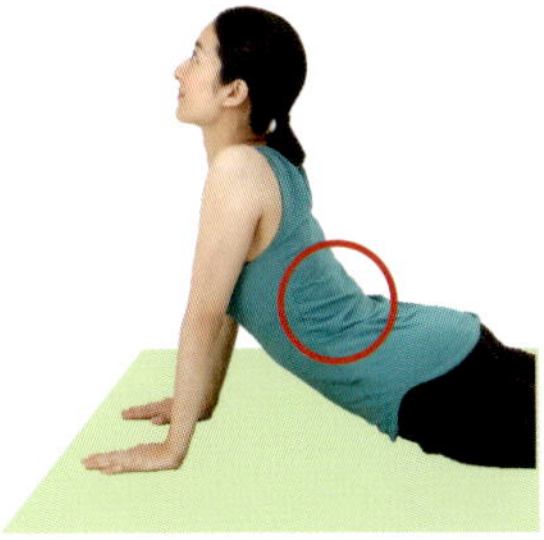

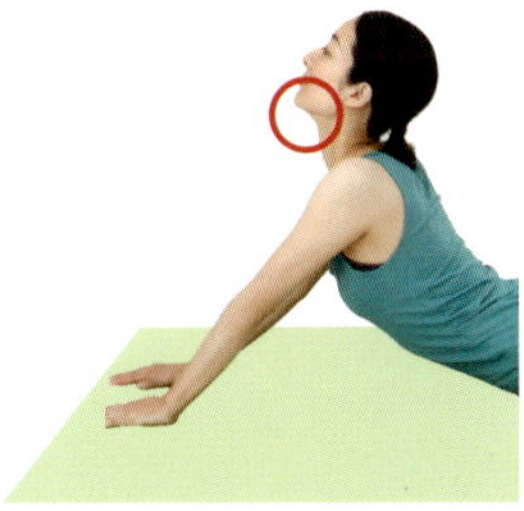

3

四つ這いお尻引き筋膜リリース

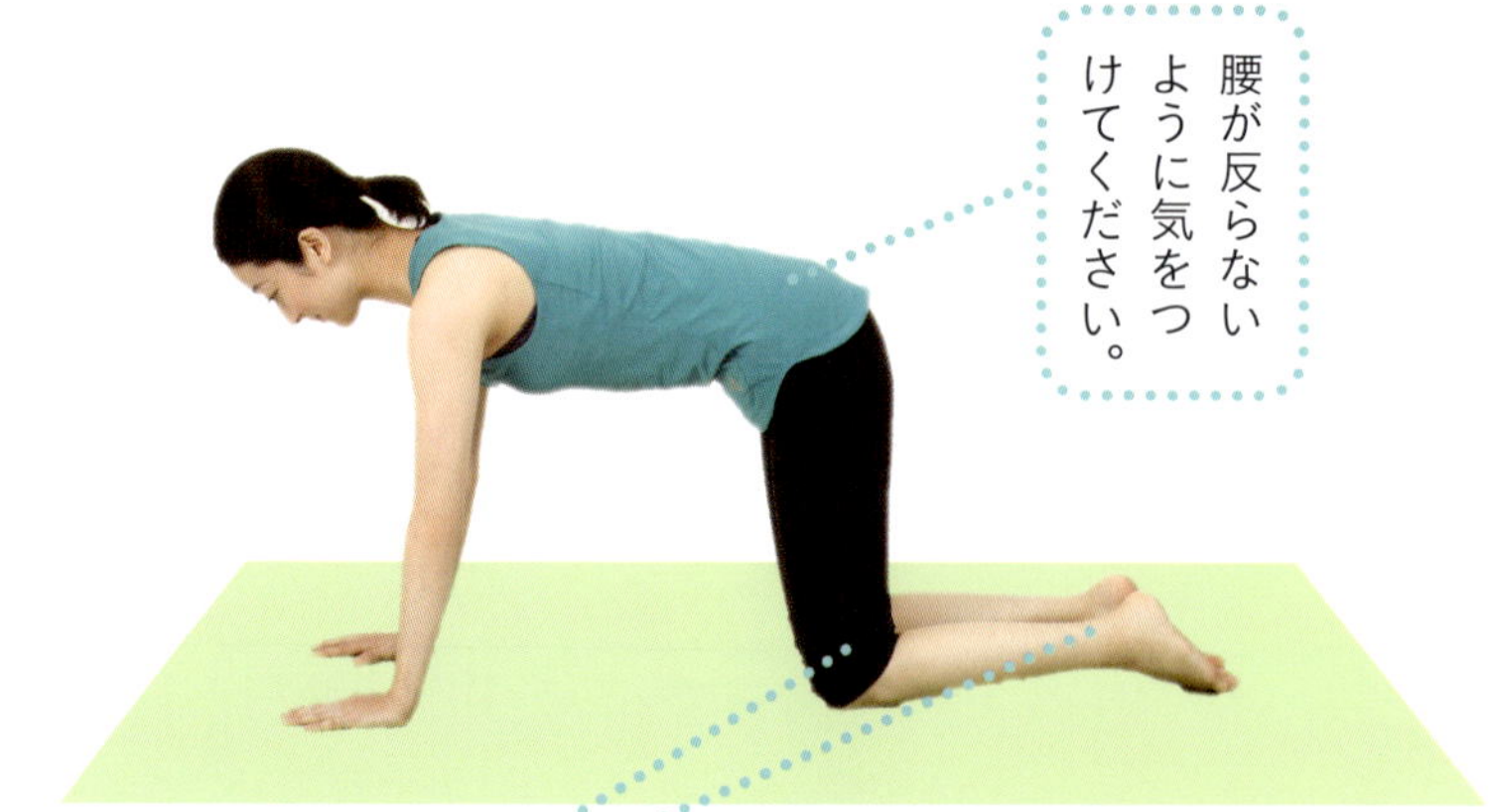
腰が反らないように気をつけてください。
両膝と両足の間は拳一つくらい離してください。

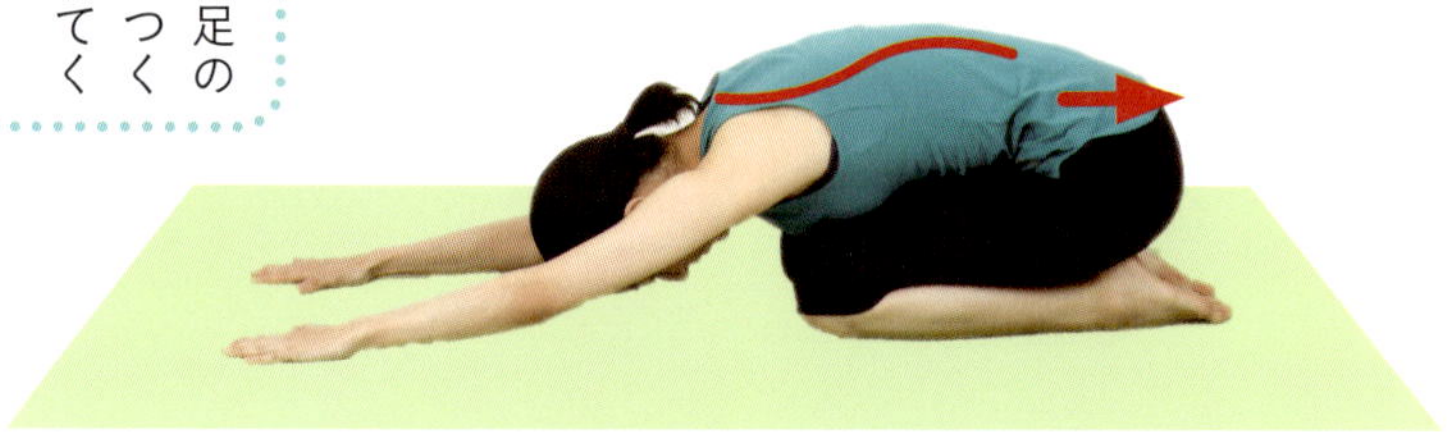

1

四つ這い姿勢になります。この姿勢から、両手で床を押してお尻を後ろに移動させます。このときに腰は丸まった状態で、胸の前を30秒リリースします。

30秒
3回

悪い例

あごが上がってしまう、腰が反ってしまうというのはNGです。

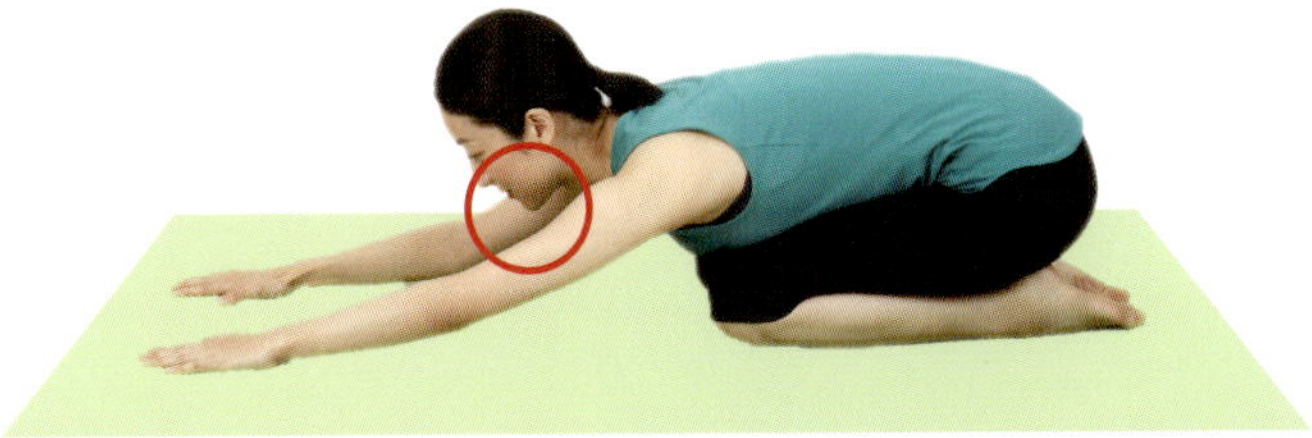

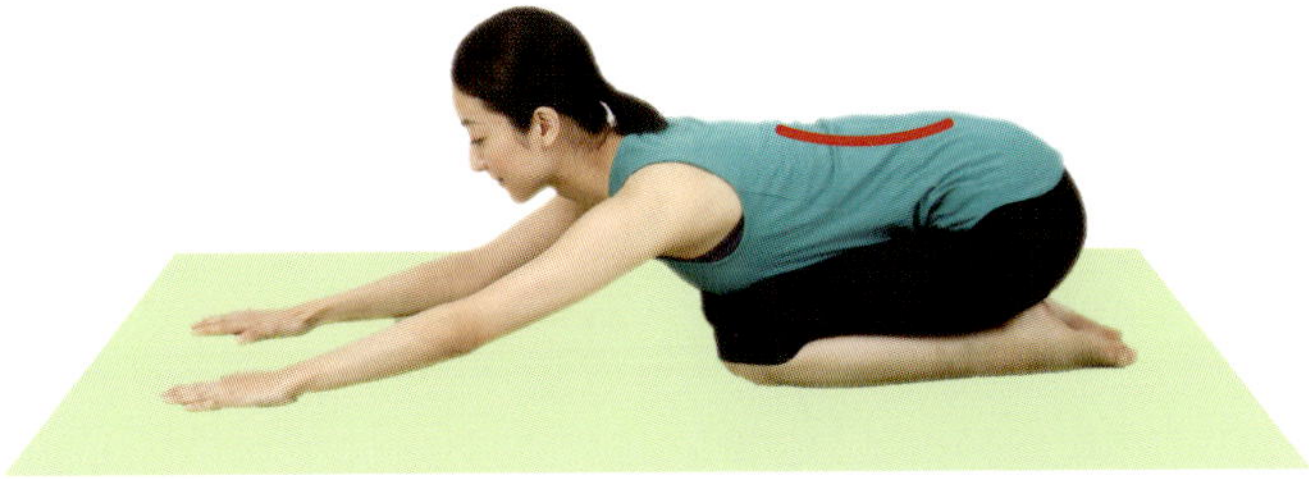

腰が反る方は、両手と両膝の距離を縮め、両膝が股関節よりも少し前に出るようにしてください。

これを3回繰り返してください。慣れてきたら時間を延ばしていってください。

4 肘付け四つ這いお尻引き筋膜リリース

このリリースでは、広背筋《こうはいきん》という長い筋肉もしっかりリリースできます。

30秒
3回

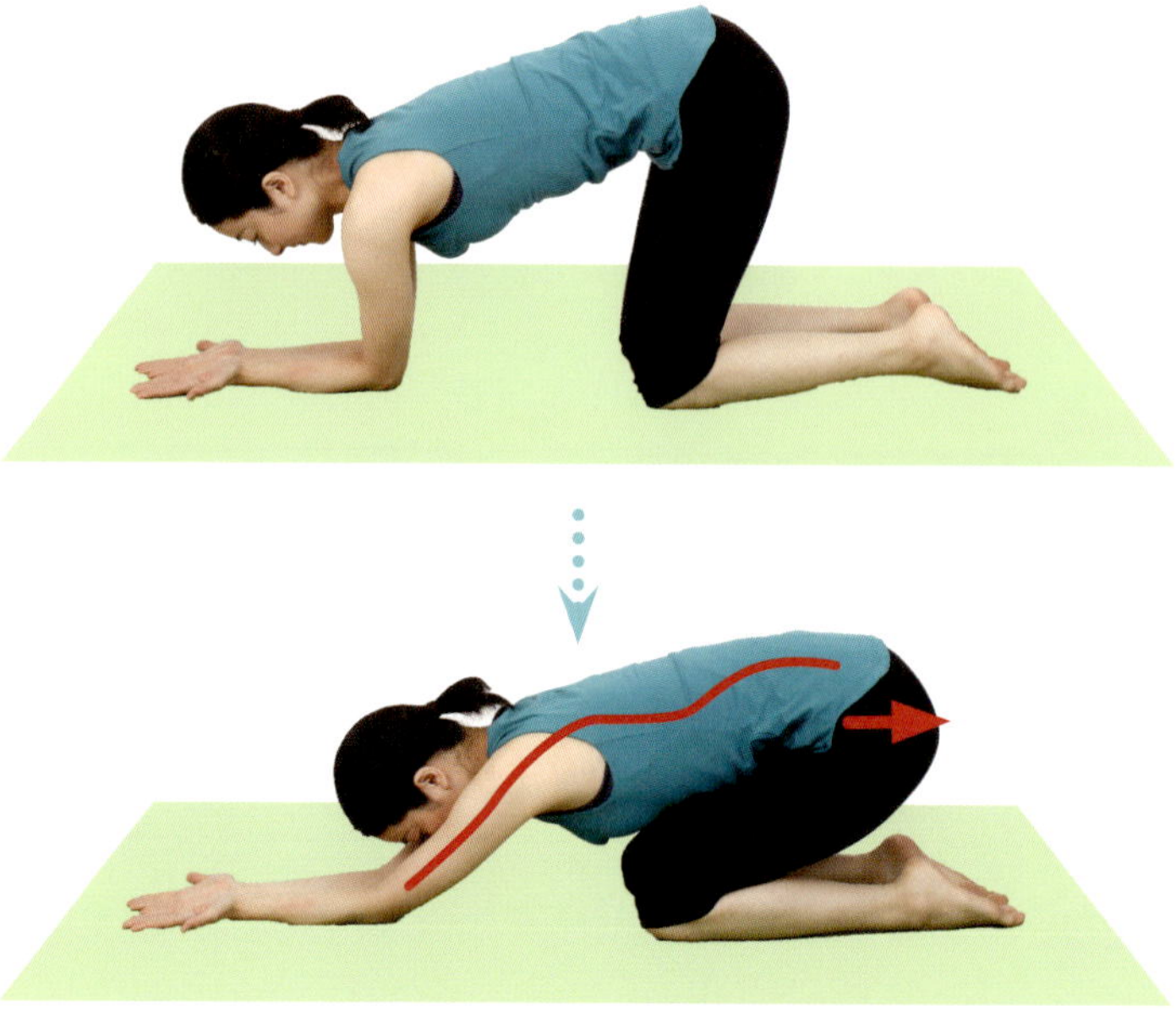

1

両方の前腕と小指をくっつけて、両手を上に向けて手の甲をしっかりと床につけた四つ這いになります。ここからお尻を後ろに移動させます。
このときに腰は丸まった状態で、胸の前から肩、そして骨盤までも30秒リリースします。

両肘が離れそうになったり、手の甲が床から離れそうになったら、そこでじっと我慢してリリースを続けます。この時のコツは、お腹に軽く力を入れて、腰を床に押しつけておくことです。

これを3回繰り返してください。慣れてきたら時間を延ばしていってください。

悪い例

あごが上がってしまう、腰が反ってしまうのはもちろんNGですが、両肘が離れてしまう、手の甲が床から離れてしまうというのもNGです。

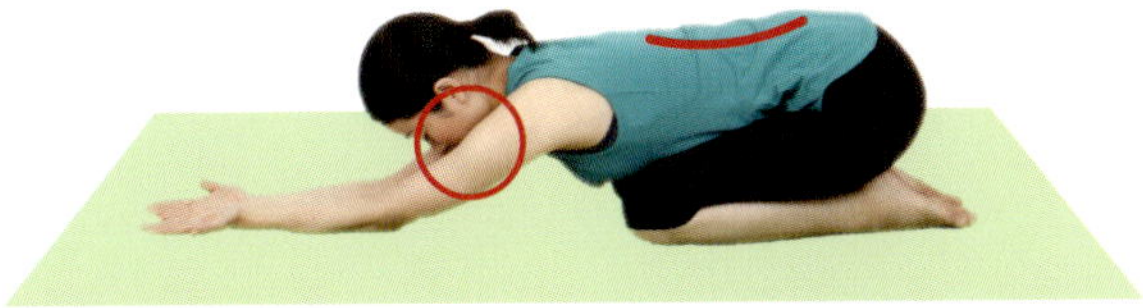

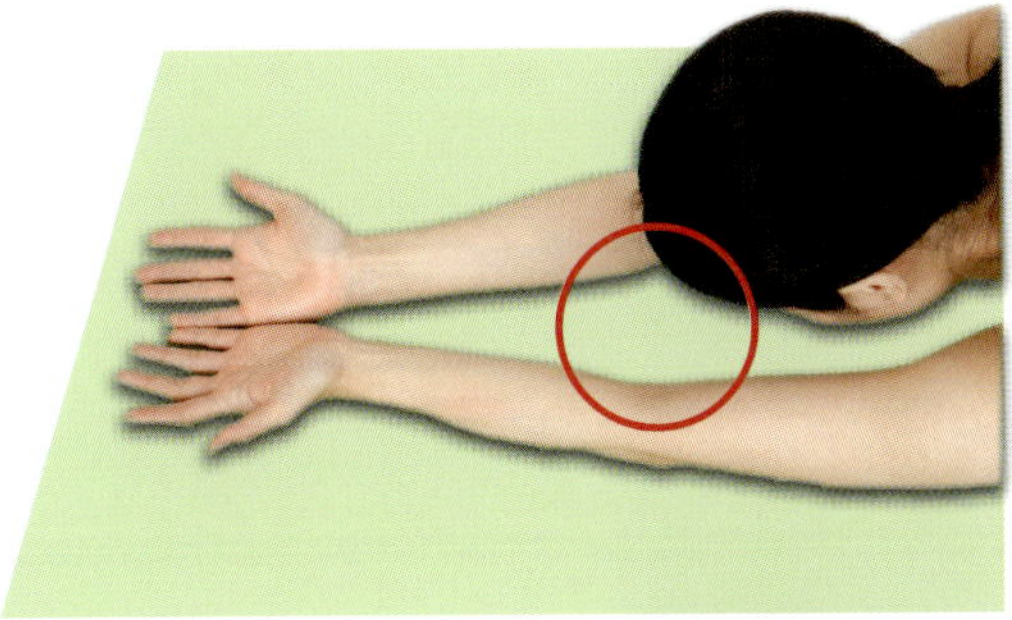

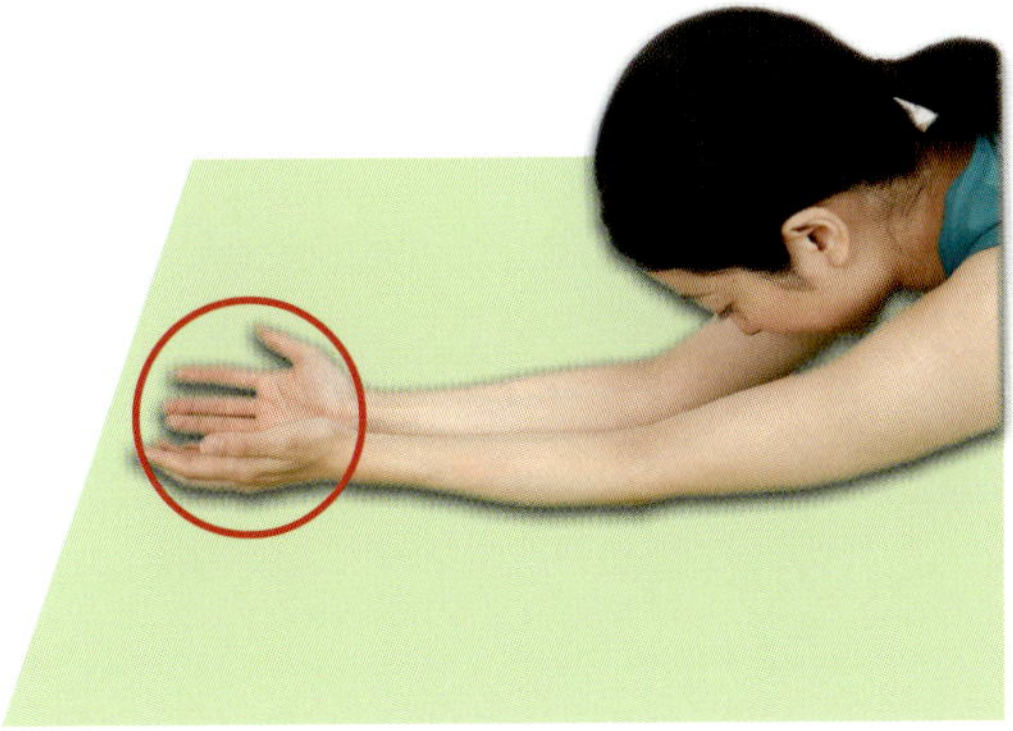

ねこ背治し

5

平泳ぎ肘引き肩回し筋膜リリース

60秒
3回

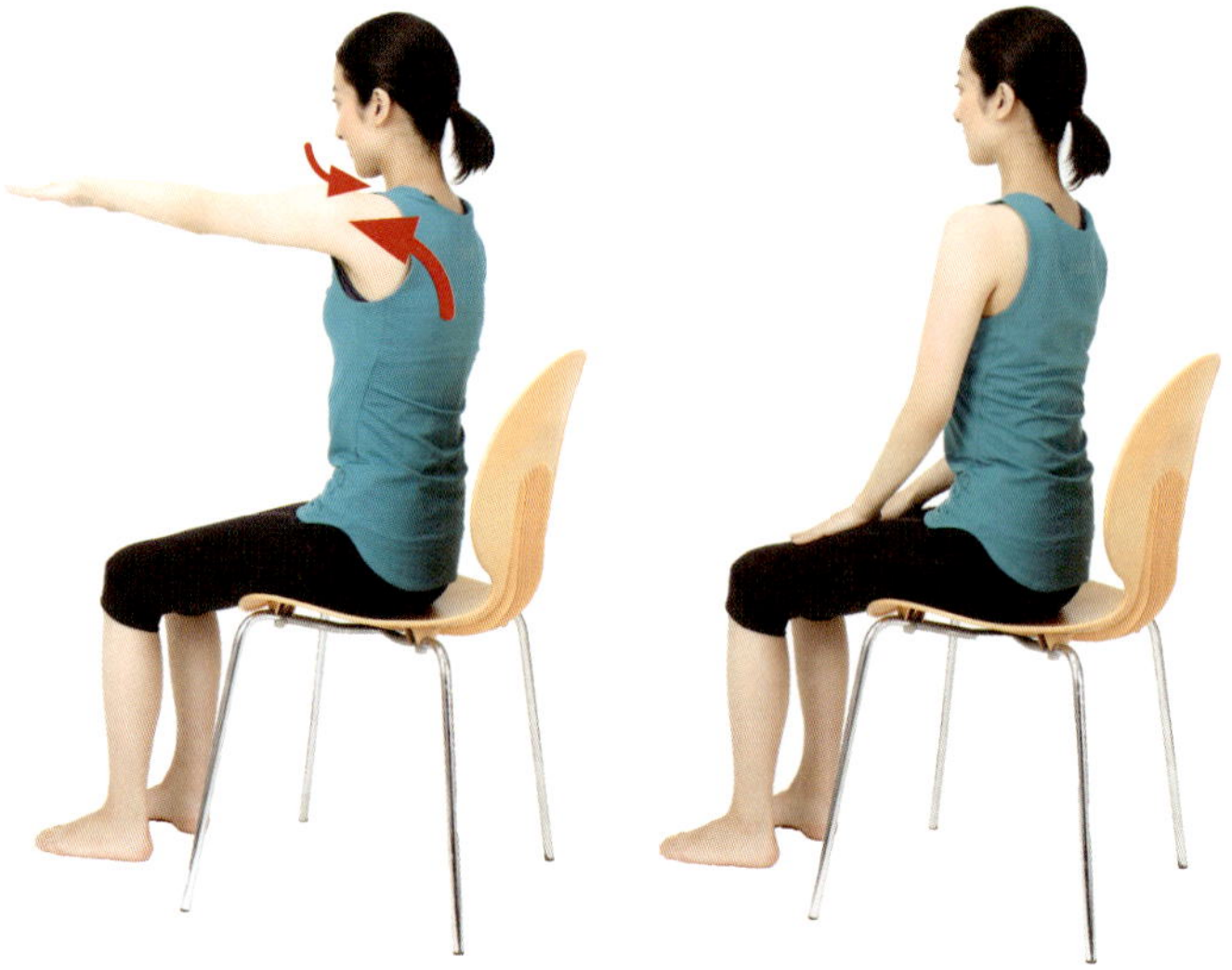

1

椅子に座り、背中を丸めすぎないようにしながら、平泳ぎの要領で両手を前に突き出します。両方の肩甲骨ごと前に出し、左右の肩甲骨の間を20秒リリース。

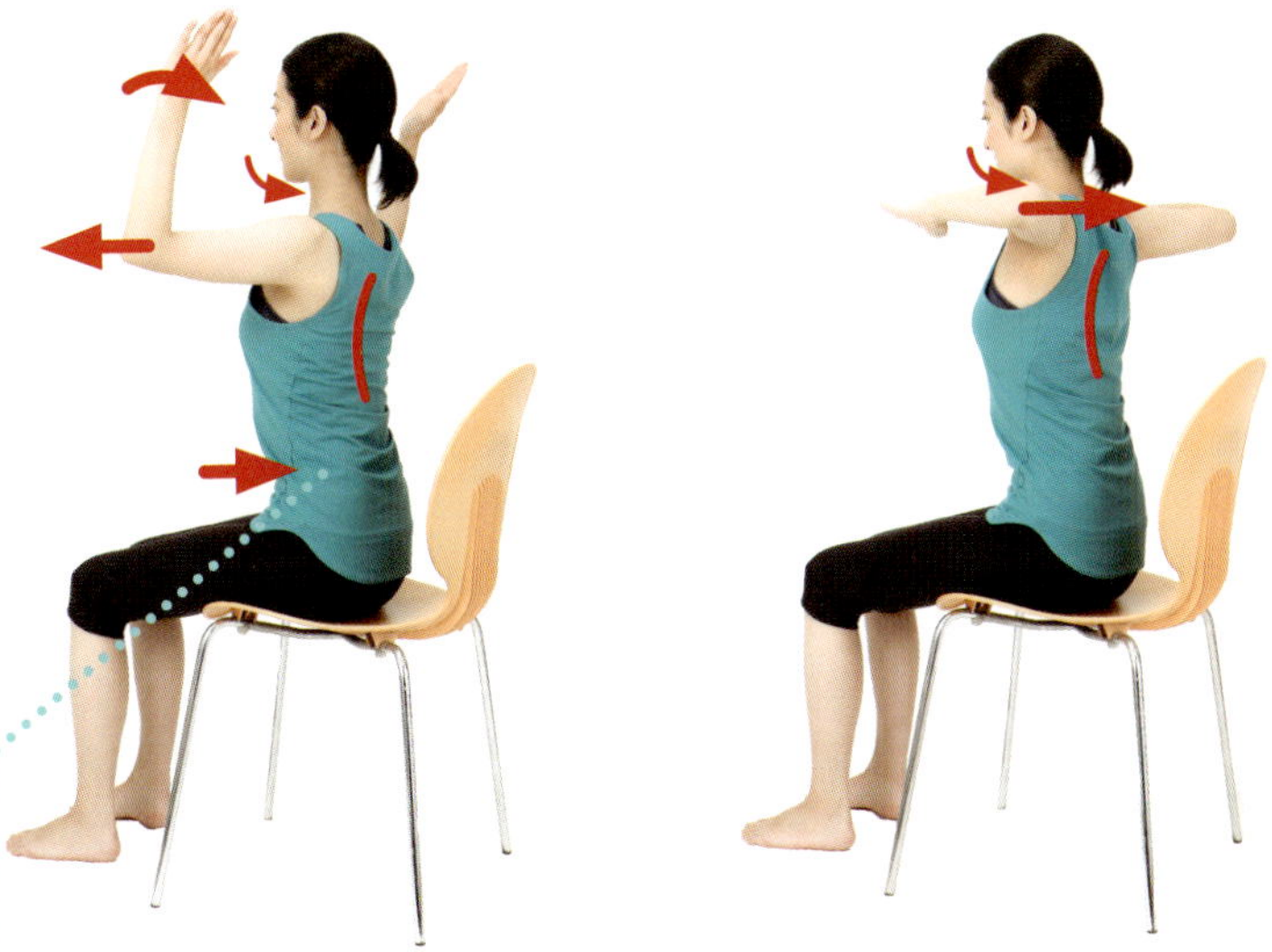

2

次に、両肘を肩の高さのままで後ろに引きます。あごをしっかりのど元に引きつけますが、うつむくのではなく、正面を見ていてください。ここで胸の前を20秒リリース。

3

さらに、あごはのど元に引きつけたまま、両肘を肩より前に戻しながら、同時に両手を前に向けるように両方の肩甲骨を引き起こして20秒リリース。

このとき、お腹に軽く力を入れることで腰が反らないようにしてください。

合計60秒から始めます。できてきたら、それぞれを30秒できるようにして合計90秒を目指しましょう。これを3回繰り返してください。

肩まわりもリリースされますので、肩こりや首こりにもいい効果が出ますよ。さらに嬉しいことに、二重あごの改善にも効果的です。枕が柔らかすぎると、あお向けで寝ているときに、頭は沈み込みますが、あごは突き上がってしまい、首の前の筋膜が伸びきることで、二重あごの原因になってしまいます。柔らかすぎる枕は避けましょう。

悪い例

両肘が下がってしまう、腰が反ってしまうというのはNGです。腰がそらないように低めの椅子に座るか、お腹に軽く力を入れて行ってください。

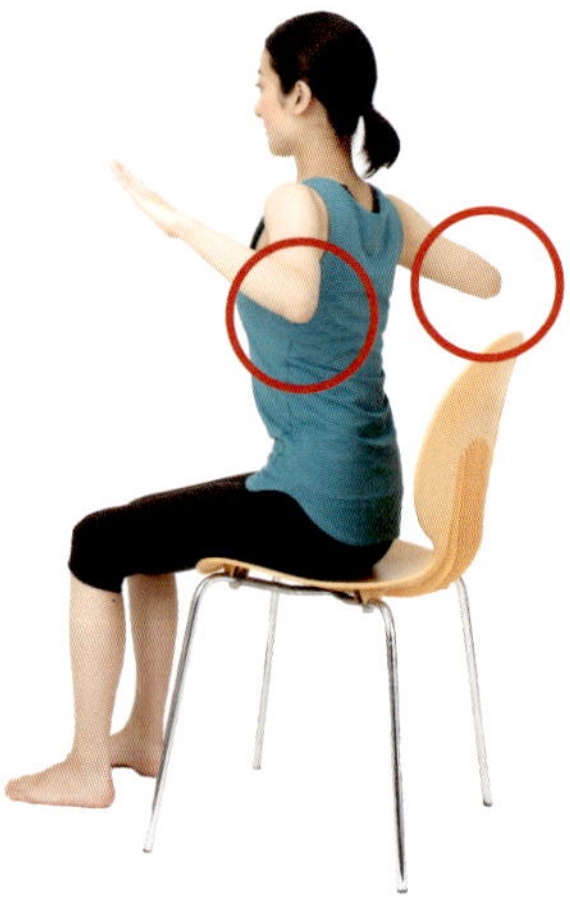

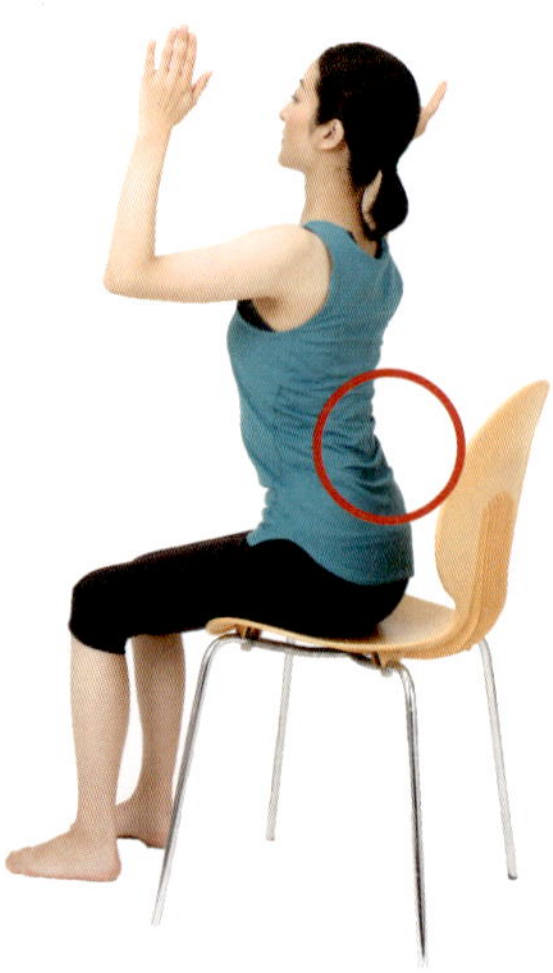

6 肩甲骨押しながら骨盤倒し筋膜リリース

30秒3回ずつ

⑤「平泳ぎ肘引き肩回し筋膜リリース」で「肩甲骨を引き起こすのがなかなか難しいな」という方は、事前にこのリリースをやっておくと効果的です。

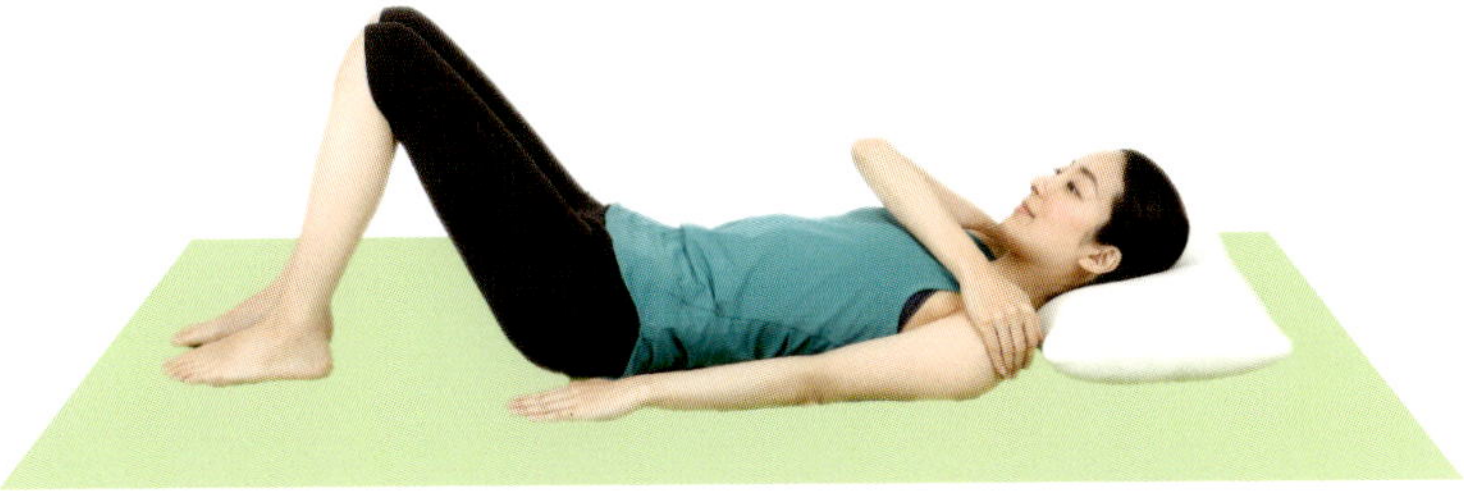

1

あお向けで寝て、両膝を曲げて膝を立てます。片手で、反対側の肩を床につけるように押して10秒リリース。

2

そこから、両膝と骨盤を、押さえた肩と反対側に回して、押さえていた肩が浮き始めたらそこで止めて20秒リリースします。

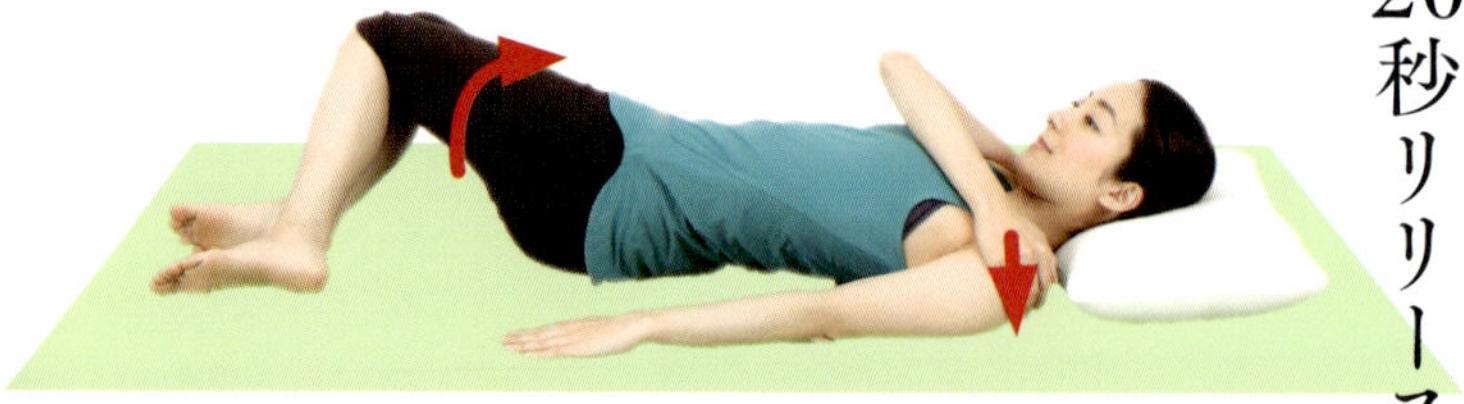

左右をそれぞれ3回繰り返してください。慣れてきたら時間を延ばしていってください。左右でやりにくい方向を、時間をかけてほぐすようにしましょう。

悪い例

両膝と骨盤を倒すときに肩が浮いてしまう、腰を大きくひねってしまうというのはNGです。
また、あごが上がってしまう方は、頭の下に枕を敷いてから行ってください。

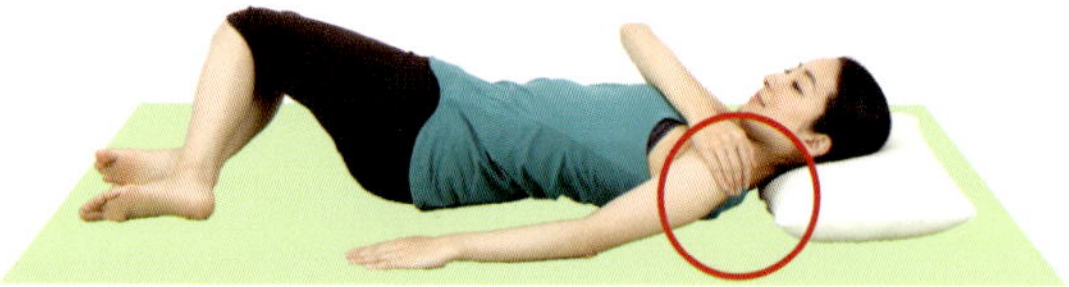

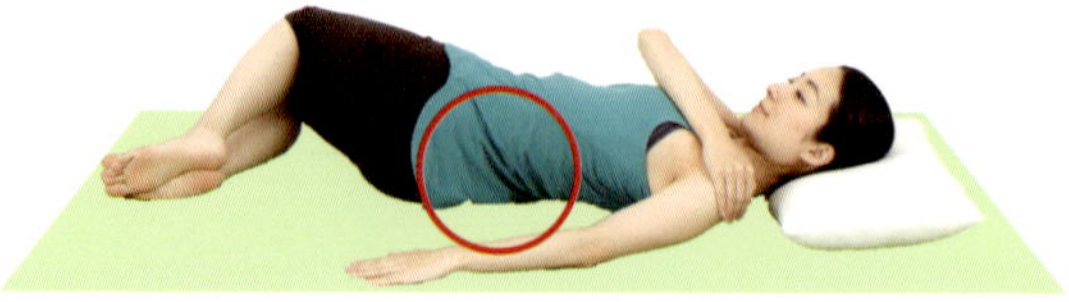

7 マトリックス筋膜リリース

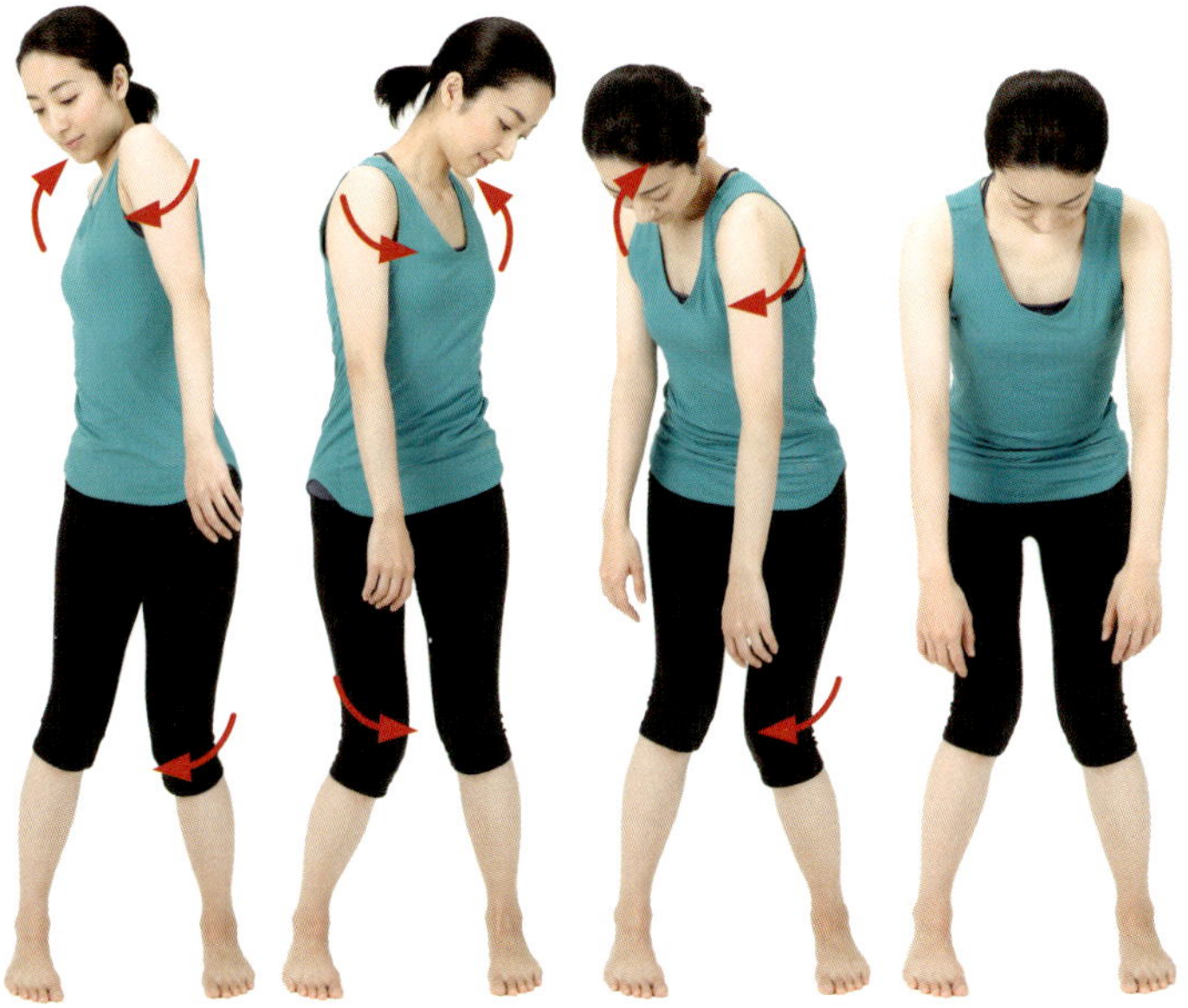

30秒
3回

1

前かがみの姿勢で
膝を軽く曲げ、
あごは少し前に出します。

2

肩を交互にゆっくり後ろに
回しながら状態を起こして
いきます。そのとき、
腰は反対側にひねるように
ゆっくり回します。
お腹には軽く力を入れて
おくのがコツです。

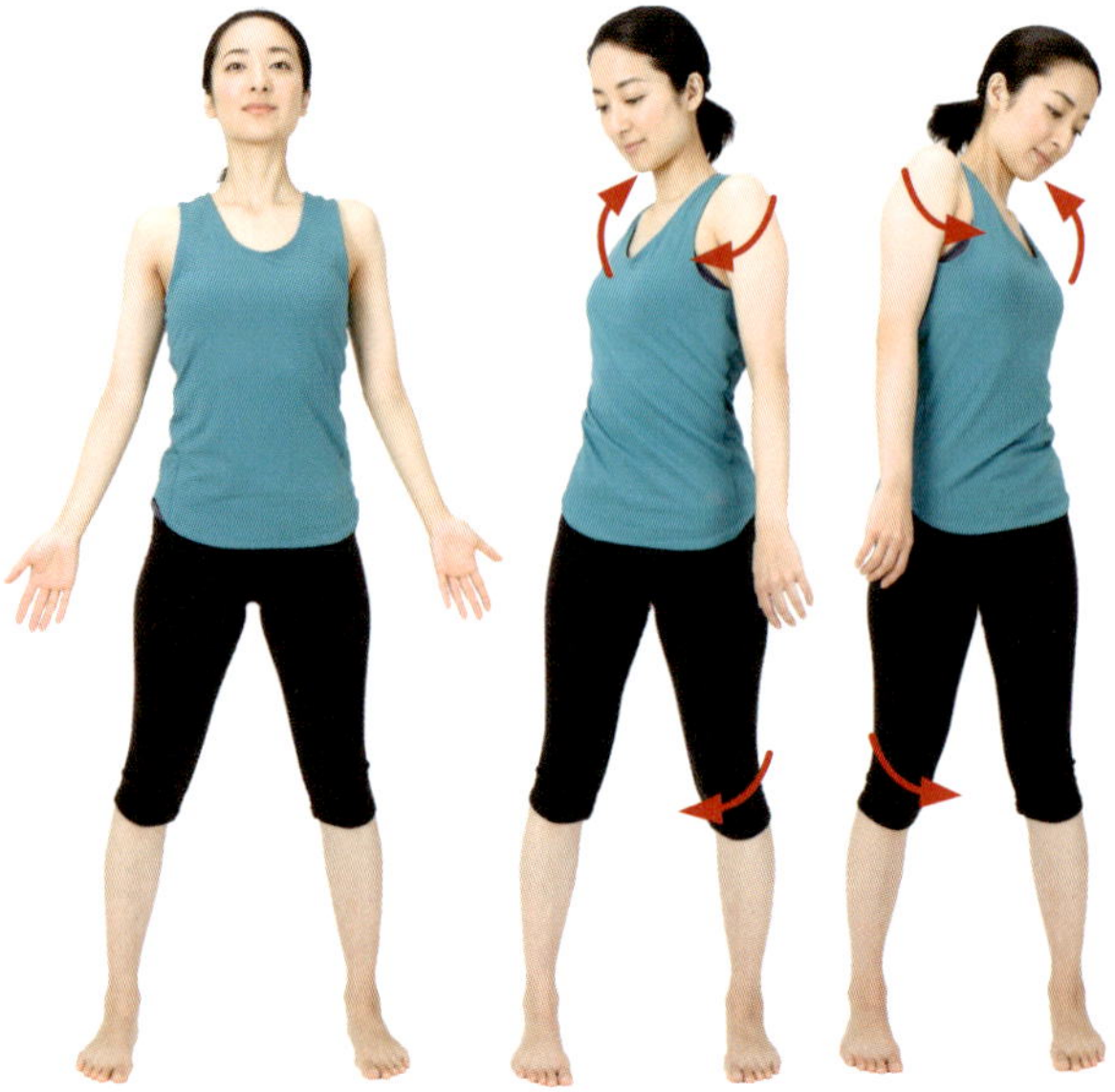

3

腰を反らしすぎないように注意しながら、さらに肩と腰を回しながら身体をまっすぐに起こしていきます。あごも引きながら身体を起こし、頭が身体の真上に乗るようにして、最後に良い姿勢になって前を見ます。

この過程を20～30秒かけてゆっくり行います。
これを3回繰り返してください。

悪い例

最初から膝が伸びている、腰を反らしすぎるというのはNGです。

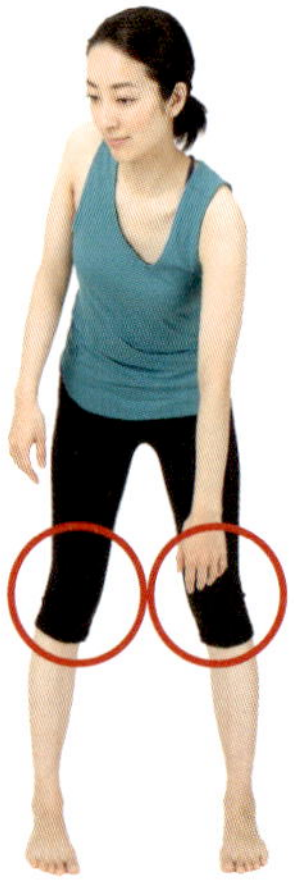

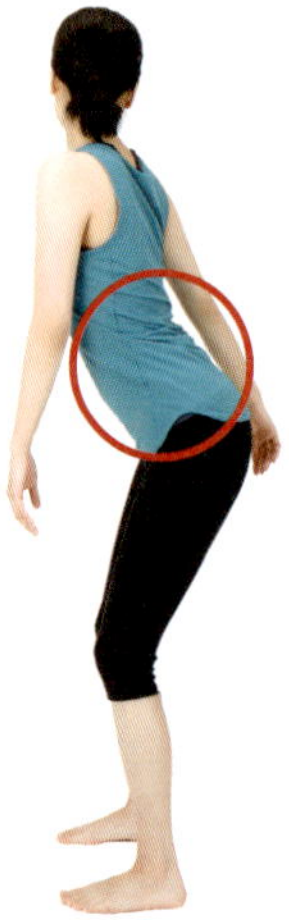

Chapter

5

バストアップ 筋膜リリース

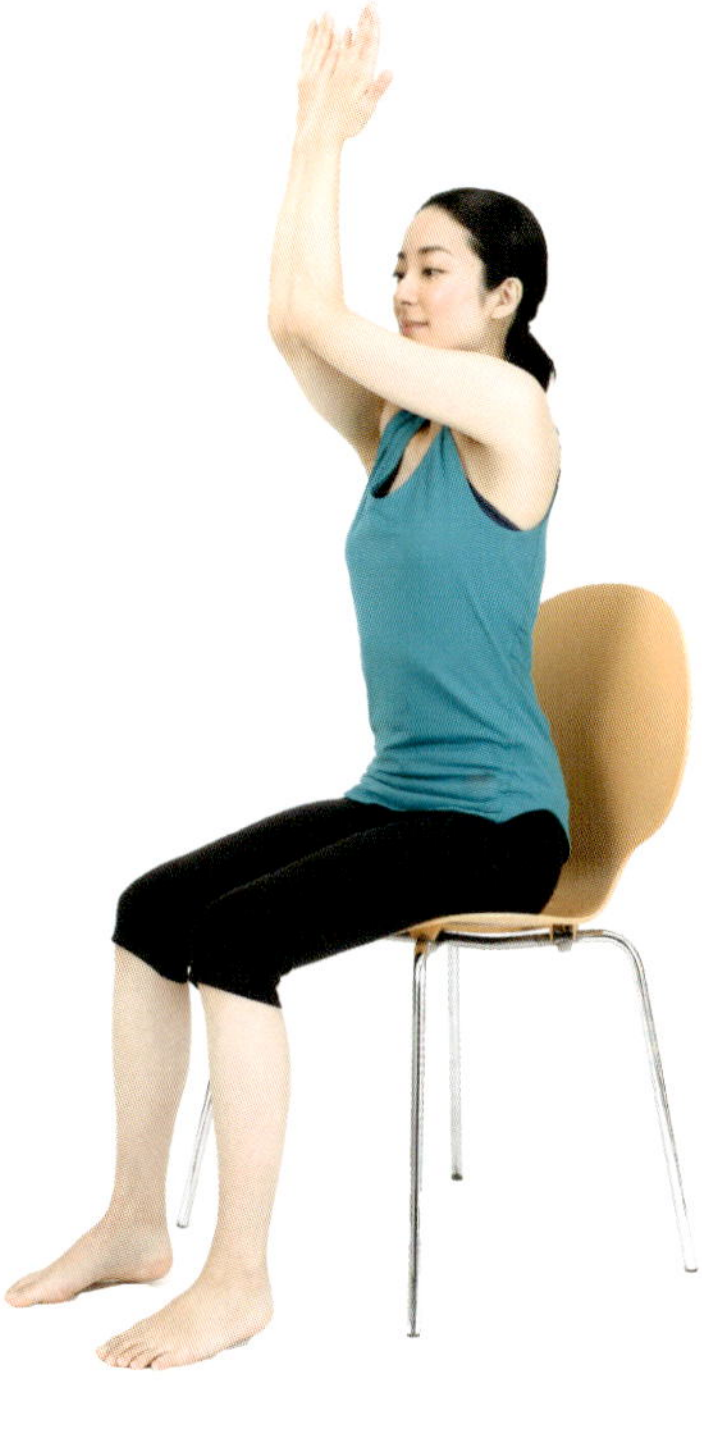

ねこ背があると、バストダウンもきたします。

ねこ背を治して、デコルテもすっきりさせて、バストアップも実現させましょう。


バストが下がる原因は、ねこ背姿勢に加えて、腕から背骨を介して骨盤へとつながっている大きい三角形の筋肉「広背筋《こうはいきん》」が硬く短くなっていることも影響しています。

ねこ背で肩が前側に入ることによって、この筋肉が硬くなるのです。


なお、バストアップしたいときには、ブラジャーのつけ方にも一工夫が必要です。


ねこ背の人は、アンダーバストのフックの位置がどうしても下がりぎみになり、ベルトの位置が支点となってますますねこ背になりやすくなってきます。

ブラジャーのアンダーバストのベルトの位置が、肩甲骨の下にくるようにしましょう。

正しい位置でブラジャーをつけることによって、背骨の胸部分の胸椎を前に押し出す力が加わり、胸を張ることに意識がおよぶことになります。

1

胸締め上げ筋膜リリース

30秒
3回

バストアップ

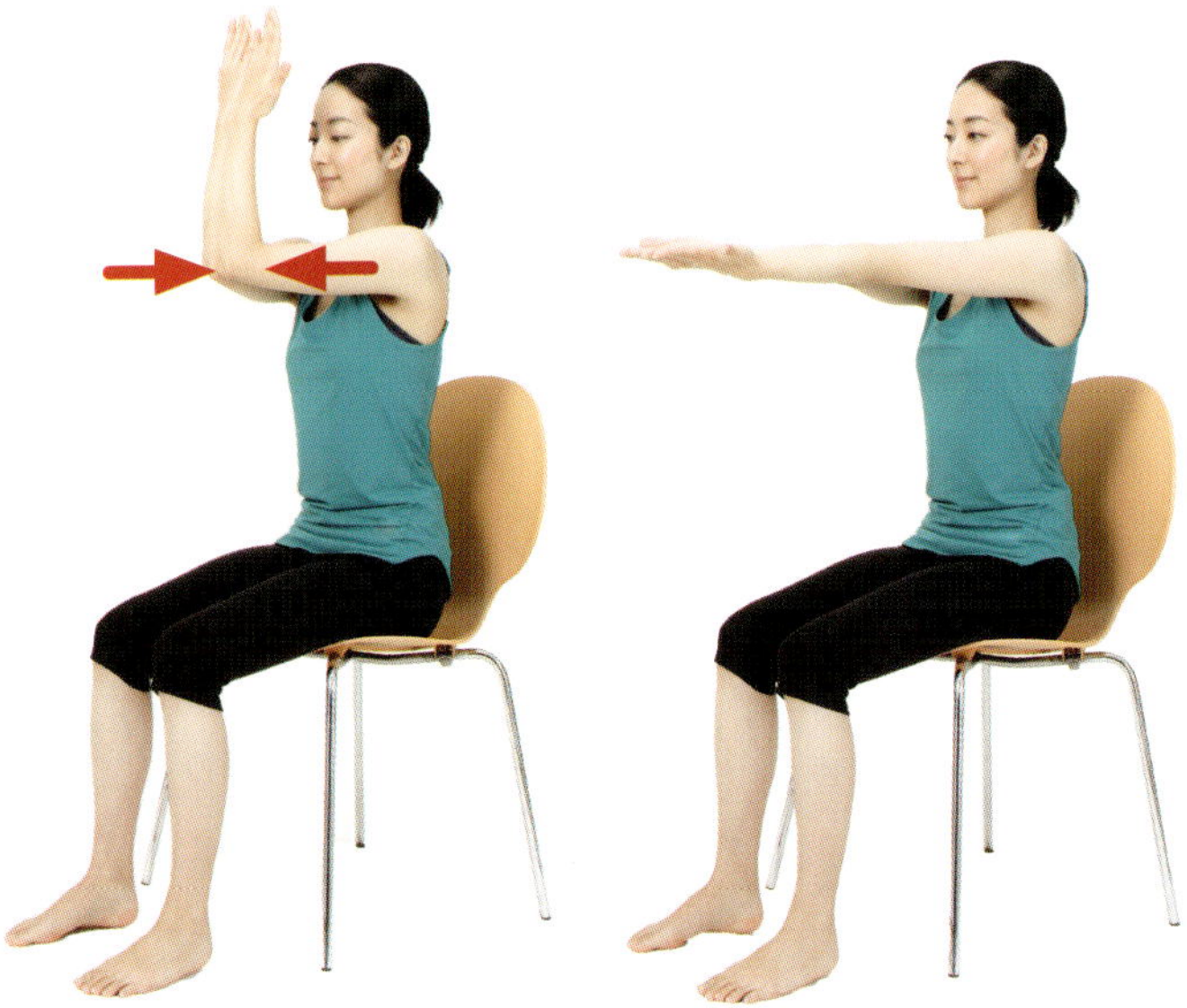

1

両方の手のひらを上にして腕を前に伸ばします。両手の小指をくっつけます。

2

肘を90度に曲げて、肘から手首、小指までぴったりくっつけて10秒リリース。

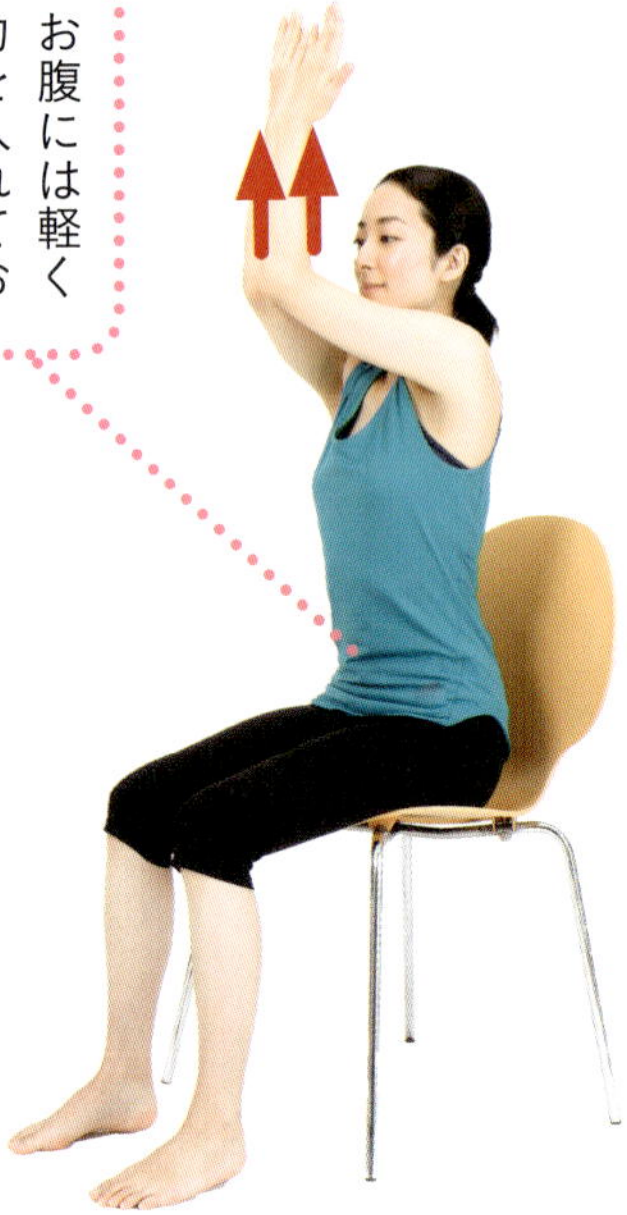

お腹には軽く力を入れておいてください。

3 そのまま両手を上に上げていき、両肘が離れそうになったところで20秒リリース。

これを3回繰り返してください。慣れるに従い、時間も延ばしていってください。続けることで、バストもアップし、背中の脂肪もつきにくくなります。

悪い例

上げたときに両肘が離れてしまう、腰が反ってしまうというのはNGです。

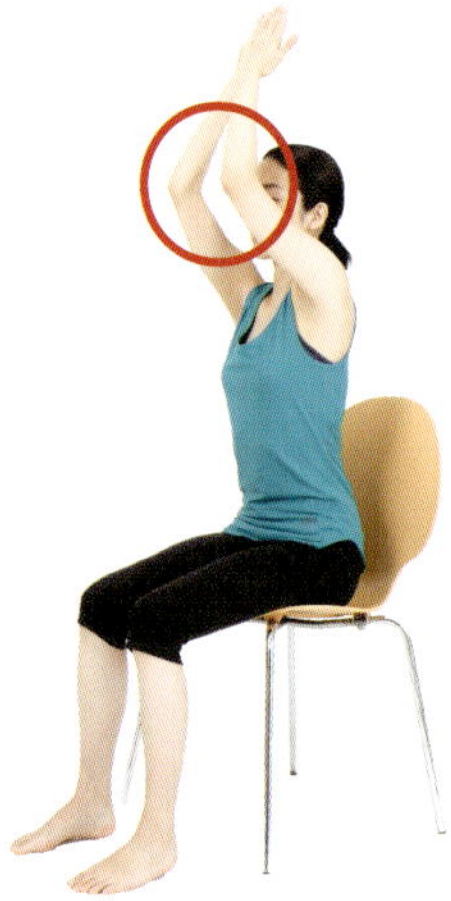

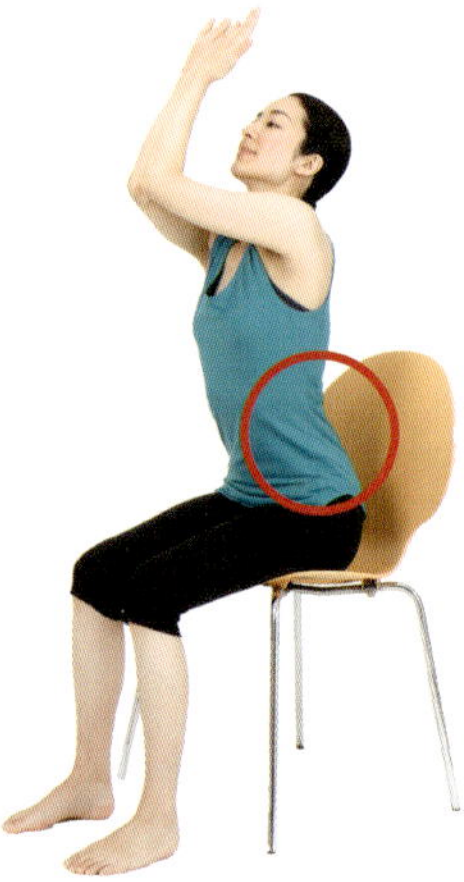

2 肩回し胸張りお尻滑らせ筋膜リリース

40秒
3回

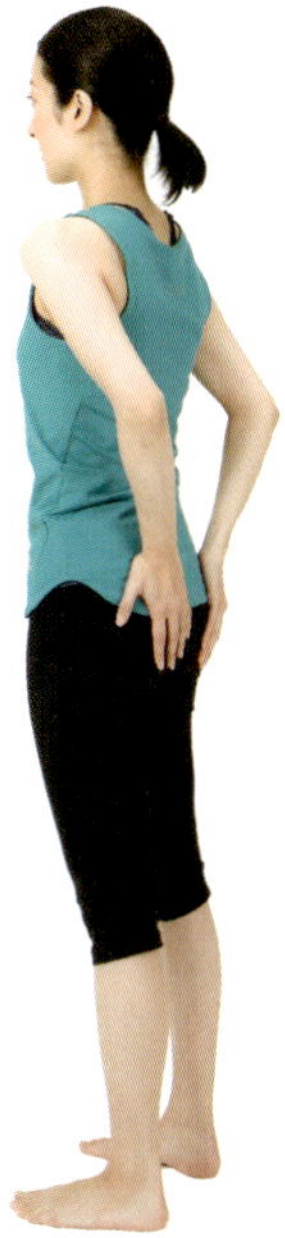

1

両手を両方の
お尻につけます。

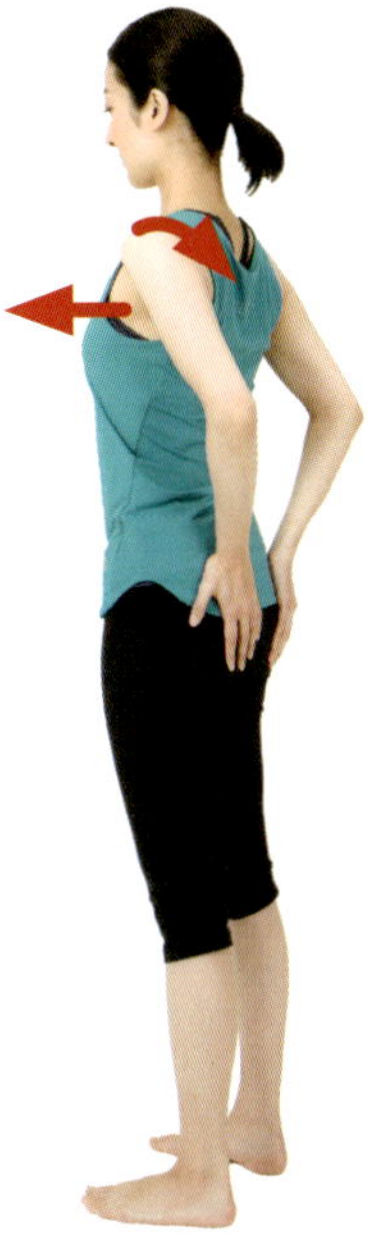

2

両肩を後ろに回しながら
胸を前に突き出して
20秒リリース。

3

そのまま両手をお尻に沿って下に滑らせ、両方の肩甲骨を引き下げて20秒リリース。

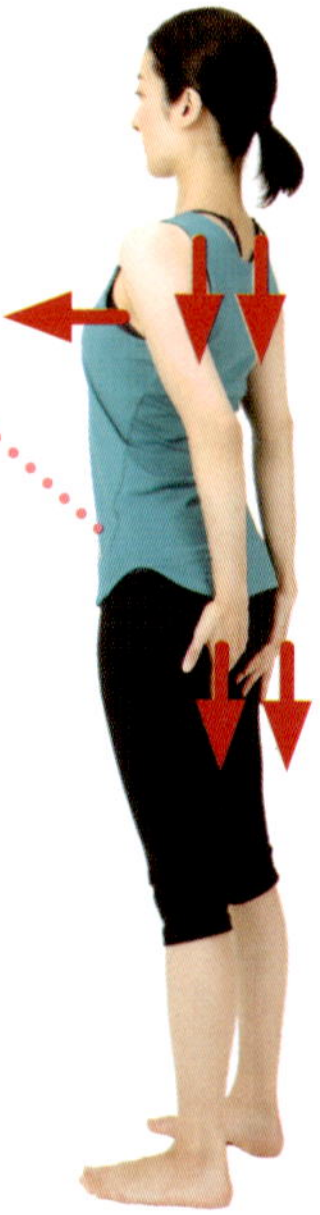

お腹には軽く力を入れておいてください。

これを3回繰り返してください。慣れるに従い、時間も延ばしていってください。続けることで、姿勢も改善し、バストもアップしてきます。

悪い例

腰を反らしたり、あごが上がってしまうというのはNGです。

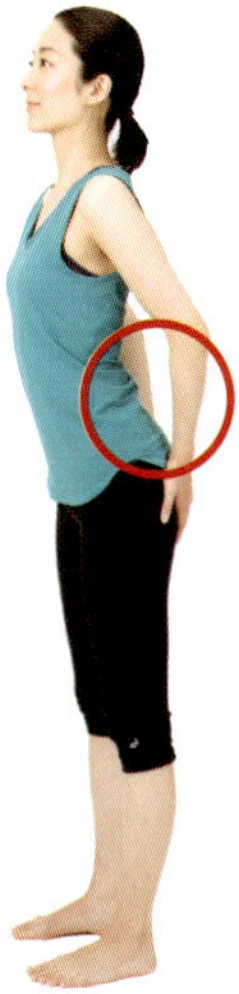

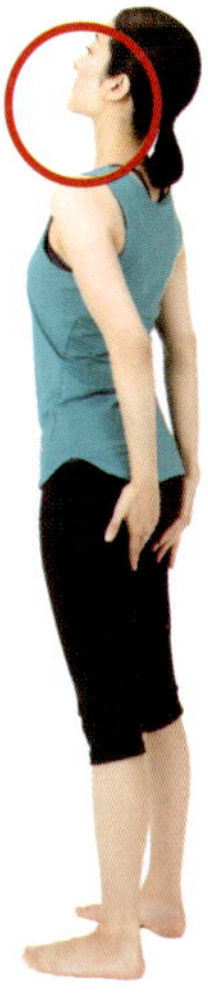

Chapter

6

ストレートネック治し
筋膜リリース

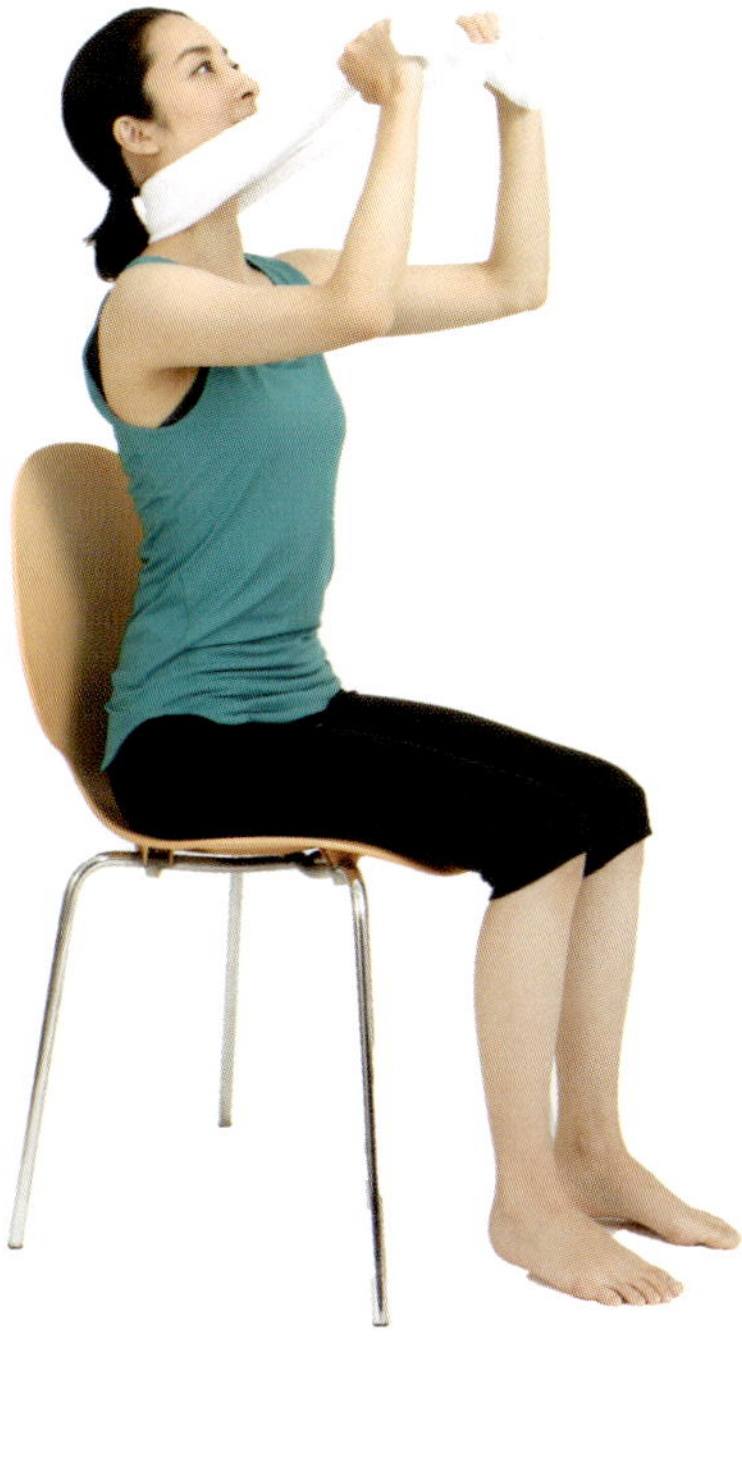

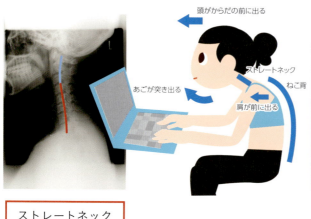

ストレートネック

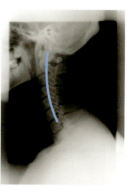

正常な首の弯曲

普通の首は、首の真ん中が前に出た弯曲（前弯）を持っています。

それが、ねこ背で頭が前に出て、あごが上に突き上がると、首の後ろの筋肉が硬くなってしまいます。

その状態であごを引いて前を見ようとしても、あごが引けないので、首の真ん中あたりを前に曲げて前を見ることになります。そのことで、ねこ背にストレートネックが加わった悪い姿勢へと移行してしまうのです（上図参照）。

そうなると、頭の重さを支えるために、肩だけでなく、首の後ろの筋群にも負担がかかり、首もこることになります。なで肩の女性に多い姿勢でもあります。

そこで、このストレートネックを治していく筋膜リリースを紹介します。前に紹介した「ねこ背治し筋膜リリース」と合わせて行っていただくと、さらに効果的です。

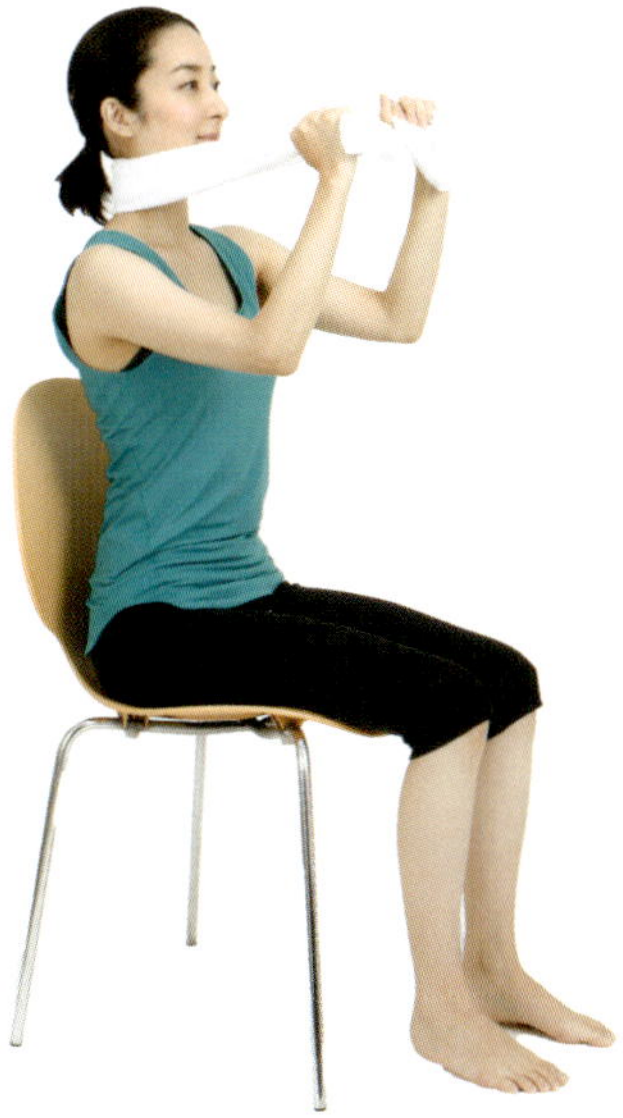

1

正しく椅子に座ります。
両手でタオルを持って、
首の後ろにあてます。

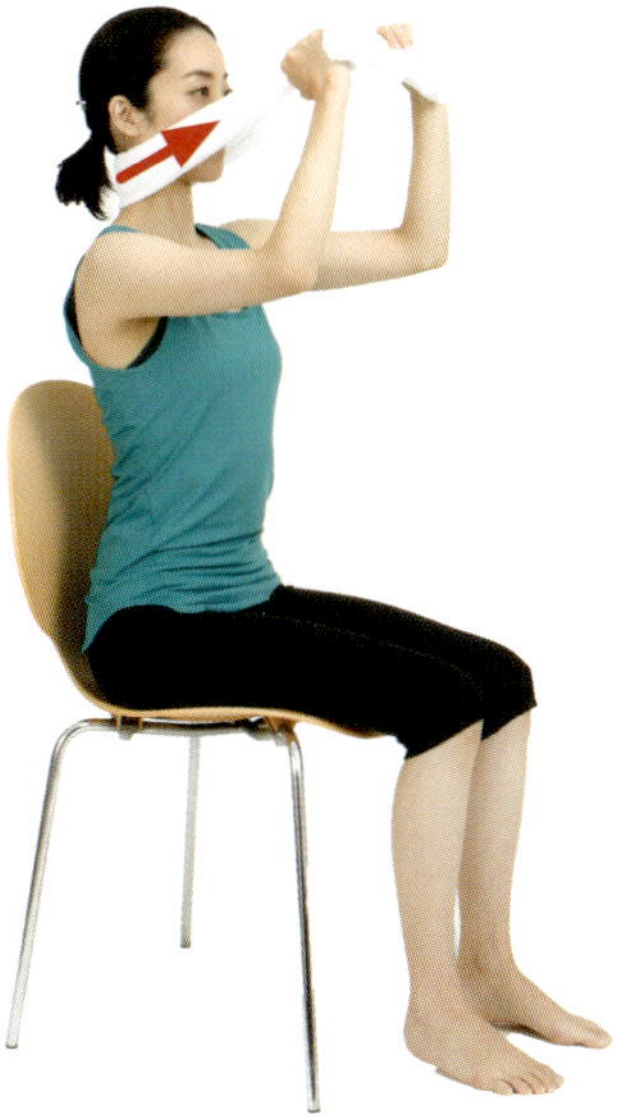

2

首全体を後ろに倒すのに
合わせて、タオルを前上方
に引きます。
これによって、首の前頸椎
中央の前弯カーブを作り
10秒リリースします。

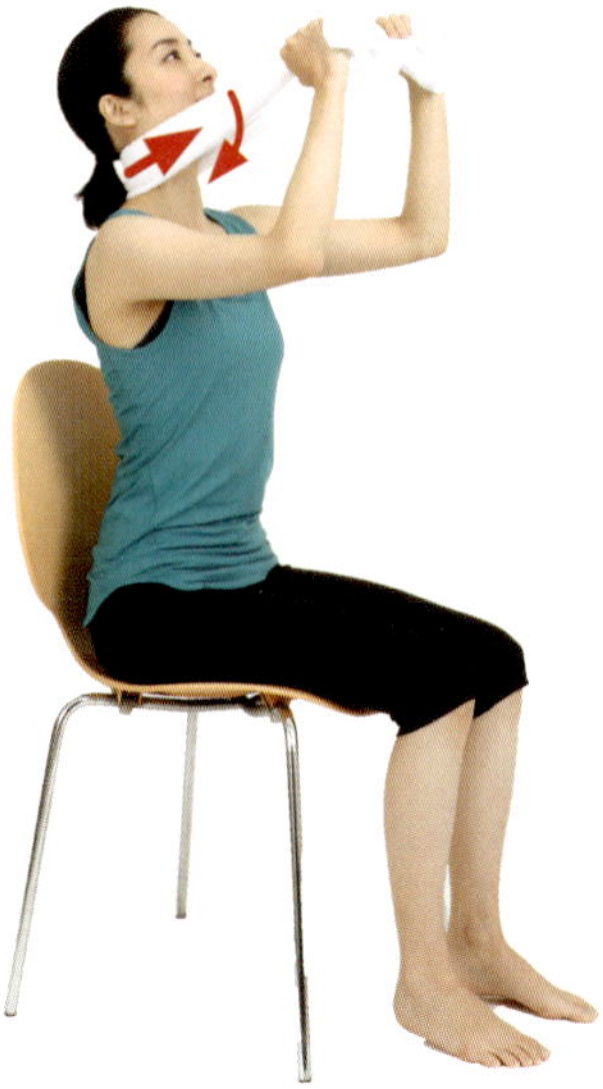

3

タオルは軽く前上方に引いたままで、胸を張ると同時に、あごをのど仏に向かって近づけるようにあごを引きます。タオルが後ろに引かれそうになったら、その位置で止めて20秒リリースします。

これを3回繰り返してください。

あごを引くのが難しかったり、痛みが出るようなときは、タオルに加えた力を弱めてください。

悪い例

タオルを前に引っ張る力が強すぎてあごが引けない、逆にタオルが後ろに引かれて首の真ん中が前に曲がってしまうというのはNGです。

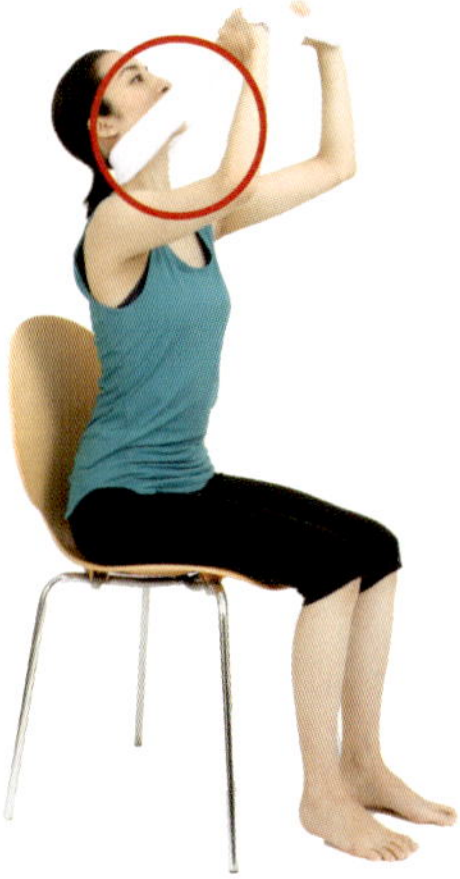

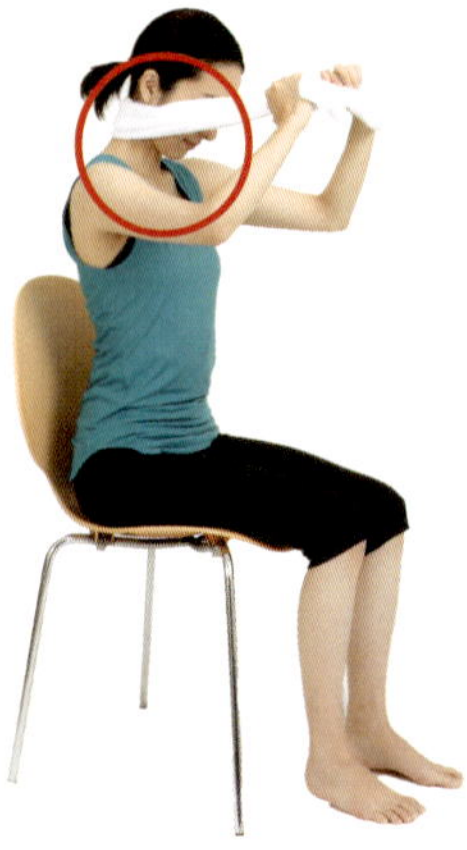

Chapter

7

首と肩まわりの筋膜リリース

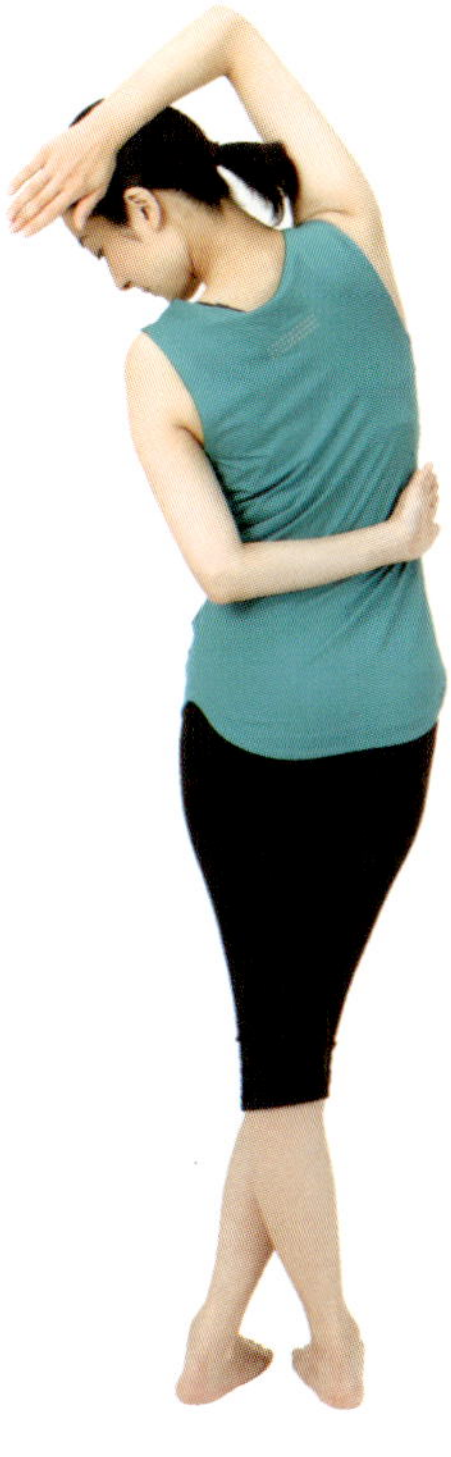

肩こりや首こりのある人に有効な筋膜リリースを紹介します。

肩こりは、いかり肩の人、なで肩の人、そしてどちらでもないけれどもこる人の3タイプがあります。

いかり肩の人は、常に頭と肩全体をつなぐ筋肉がミルフィーユのように浅い筋肉から深い筋肉まで、こっています。

なで肩の人は、首と肩甲骨をつなぐ深い所の筋肉が特にこっています。深いところの筋肉までこっているミルフィーユ肩こりの人ほど、叩いたり揉んだりしてもなかなか改善しないのです。

また、どちらの形でもないけれどもこる人も多くいます。書き物、編み物、パソコンや携帯など長く同じ姿勢で肩まわりの筋肉を酷使することで肩こりや首こりが起きてきます。

どのタイプの人も、肩こりや首こりがひどくなると、偏頭痛やめまい、耳鳴りまで起きてきて、ひどくなると自律神経失調症も加わり、普通に生活するのさえ辛くなってしまいます。

自分が、いかり肩か、なで肩かを知るには、からだの後ろから見て、第1胸椎下縁を

いかり肩となで肩

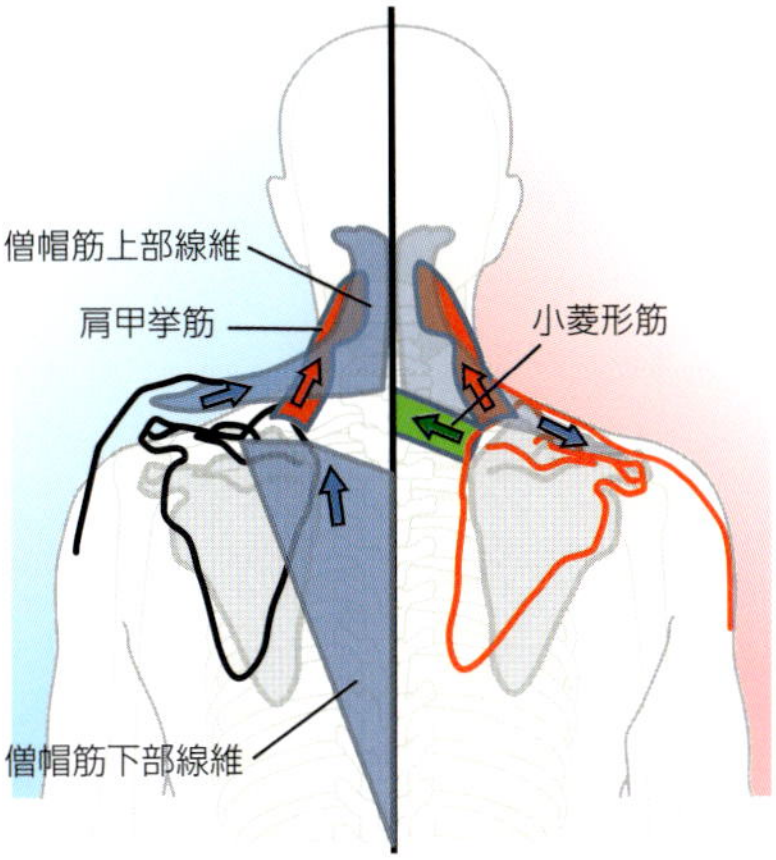

鎖骨の傾き

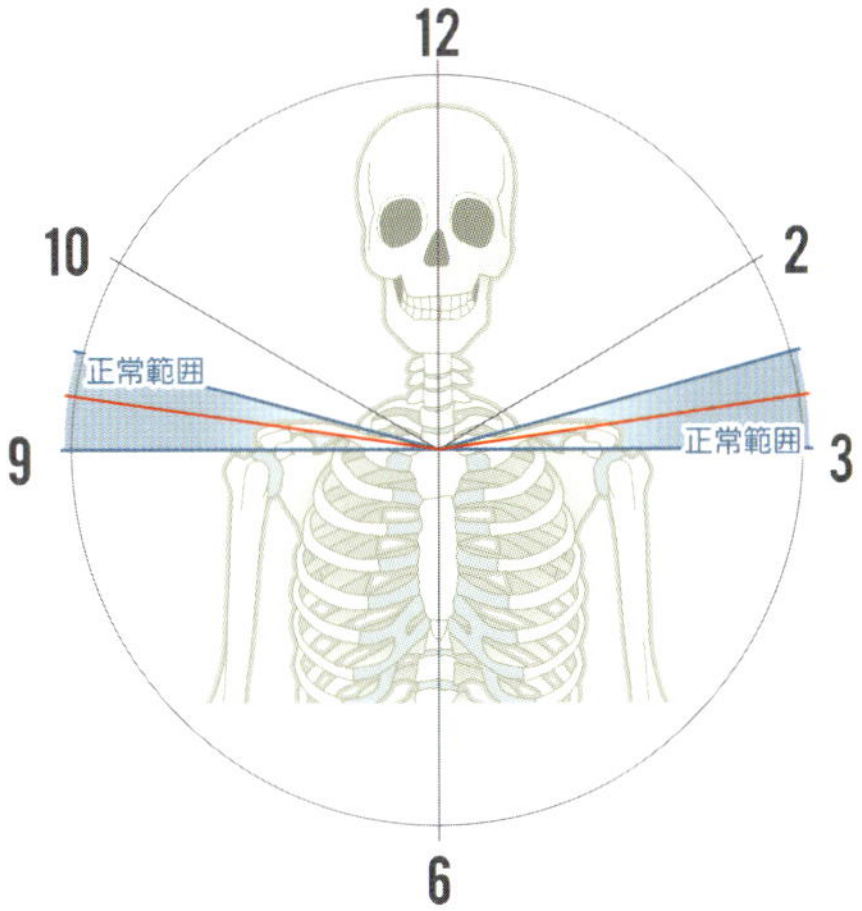

結ぶ水平線よりも両方の肩峰が上か下かという見方が専門的な見方ですが、これは自分では難しい見方です。

なので、鏡の前に立って、鎖骨の傾きをチェックしてみましょう。

左右の鎖骨のなす角度を時計に例えると、2時と3時の中間よりも3時寄り、9時と10時の中間よりも9時寄りにあれば、鎖骨の角度はほぼ正常です（上右図）。

鎖骨の角度が、その位置よりも上にあれば典型的な、いかり肩、下にあれば典型的な、なで肩になります。

いかり肩では、僧帽筋上部線維と肩甲挙筋が硬く短くなり、僧帽筋下部線維は伸ばされて筋力が低下します。

なで肩では、肩甲挙筋と小菱形筋が硬く短くなり、僧帽筋上部線維は伸ばされて筋力が低下します（上左図）。

いかり肩となで肩では、リリースの方法も違ってきます。

ここでは肩まわりの筋膜をリリースして、肩こりや首こりを改善する方法を紹介します。

1 肩甲骨抱きかかえ筋膜リリース

60秒 3回

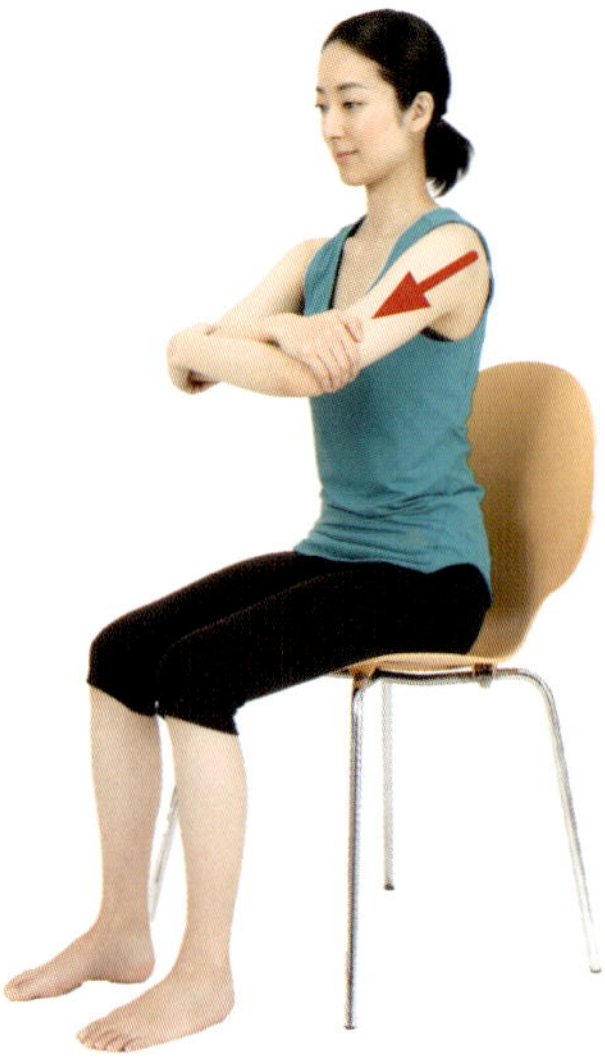

1

椅子に座り、両手を前面で交差して、それぞれ反対側の肘をつかみます。そのまま両肘を前下方に突き出して背面を伸ばして10秒リリース。

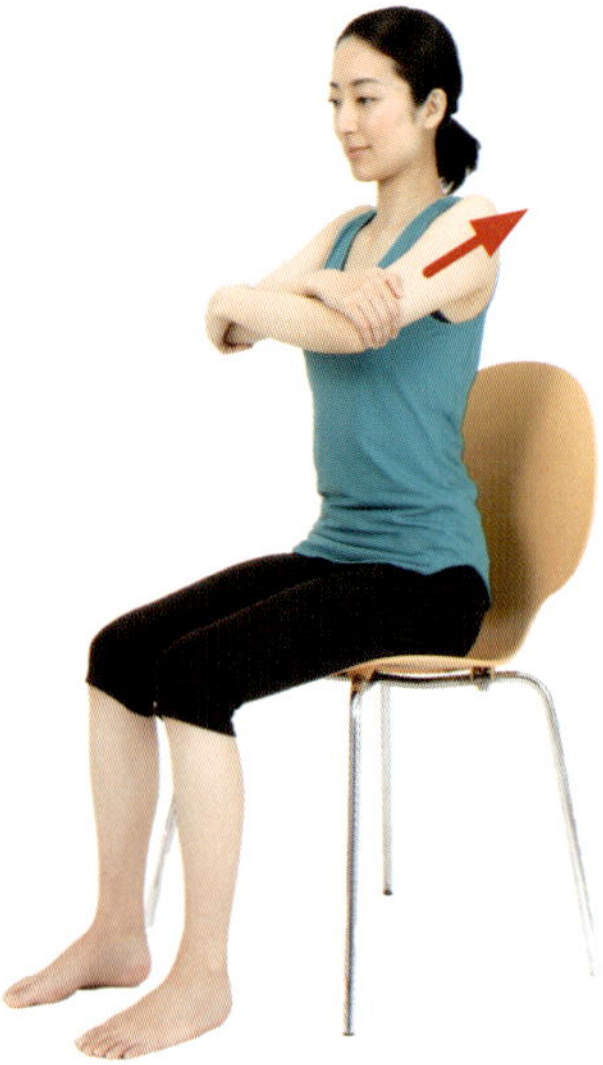

2

次に後ろ上方に引いて前面を伸ばして10秒リリース。

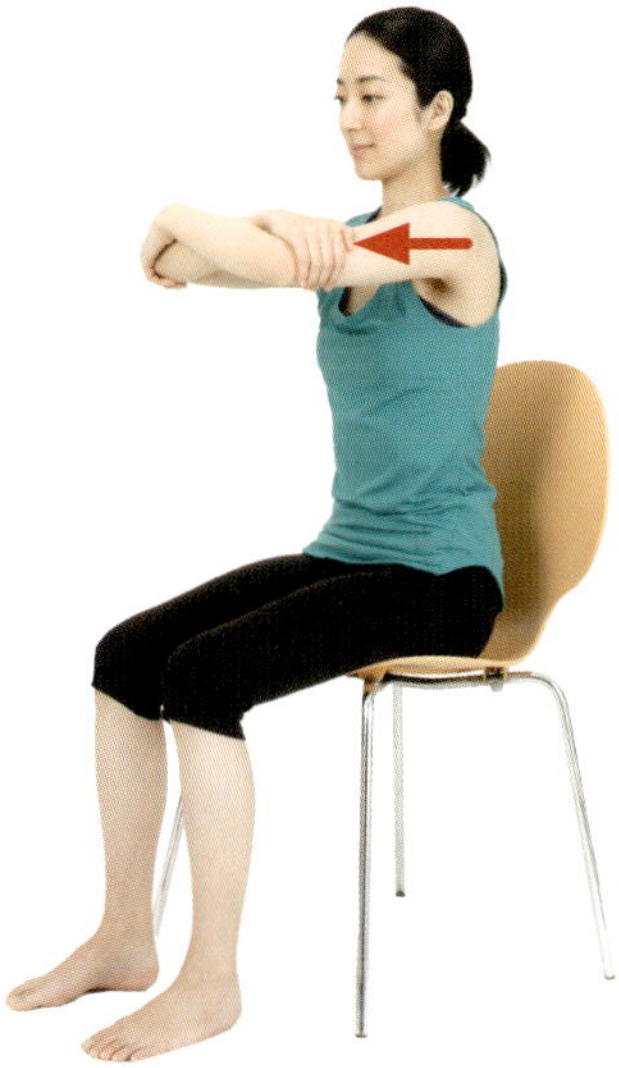

3

両肘をまっすぐ前方に突き出して背面を伸ばして10秒リリース。

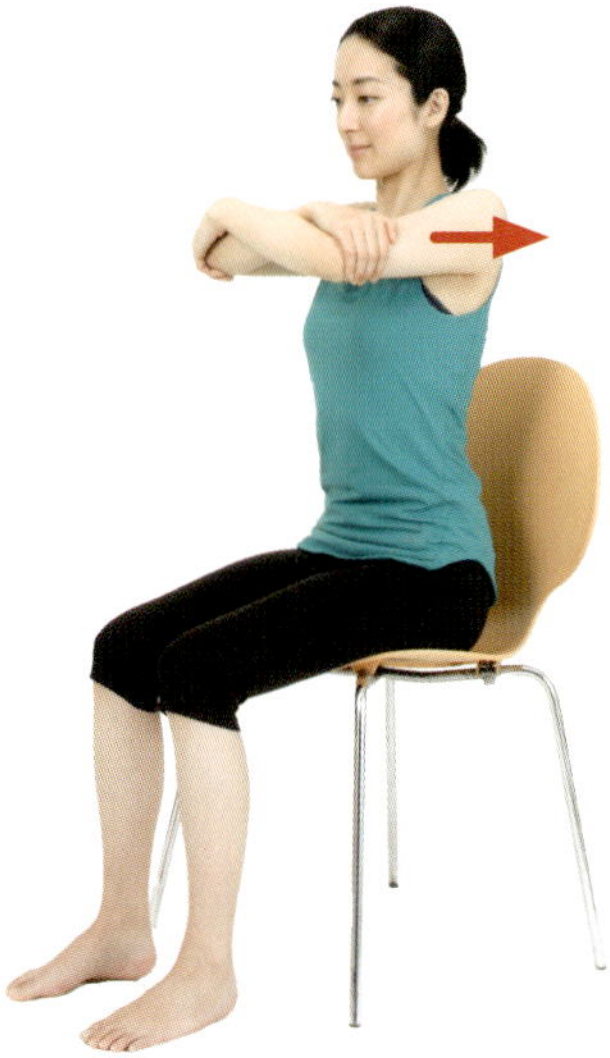

4

次にまっすぐ後ろに引いて前面を伸ばして10秒リリース。

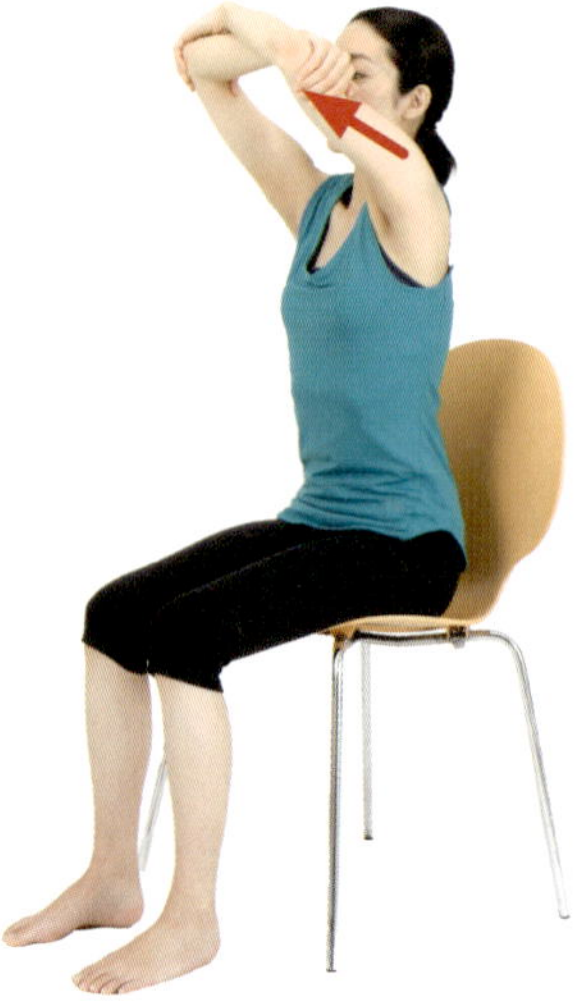

5

両肘を前上方に突き出して
背面を伸ばして10秒リリース。

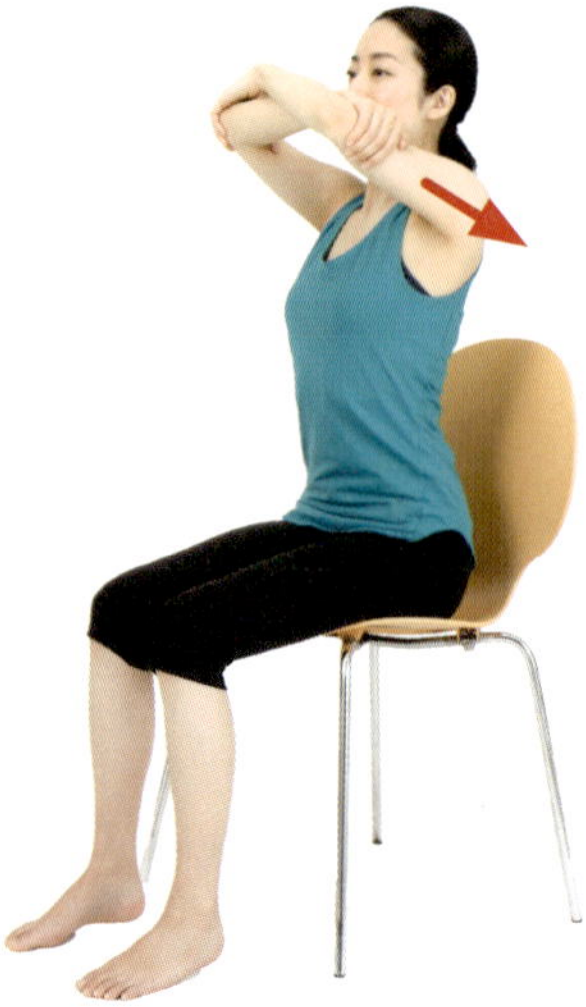

6

次に後ろ下方に引いて
前面を伸ばして10秒リリース。

1〜6を3回繰り返してください。

悪い例

前に出すときに腰が丸まりすぎる、後ろに引くときに腰が反りすぎるというのはNGです。

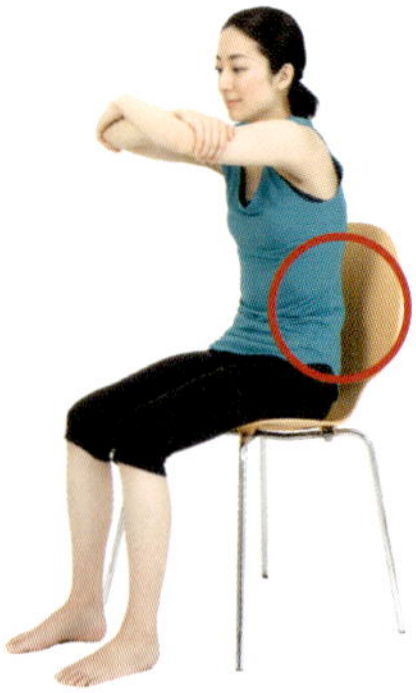

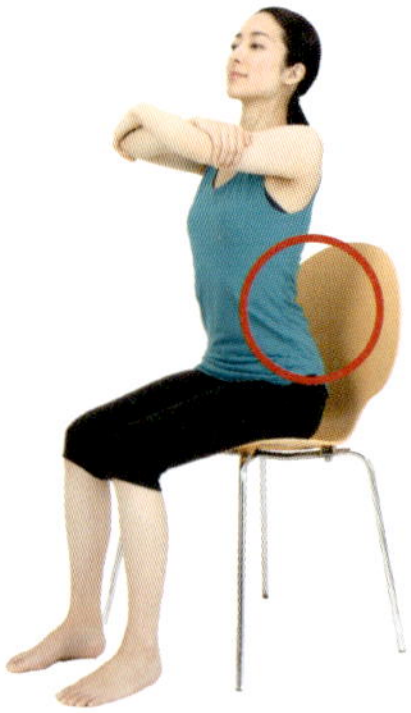

2 タオルで頭引き伸ばし筋膜リリース

40秒
3回

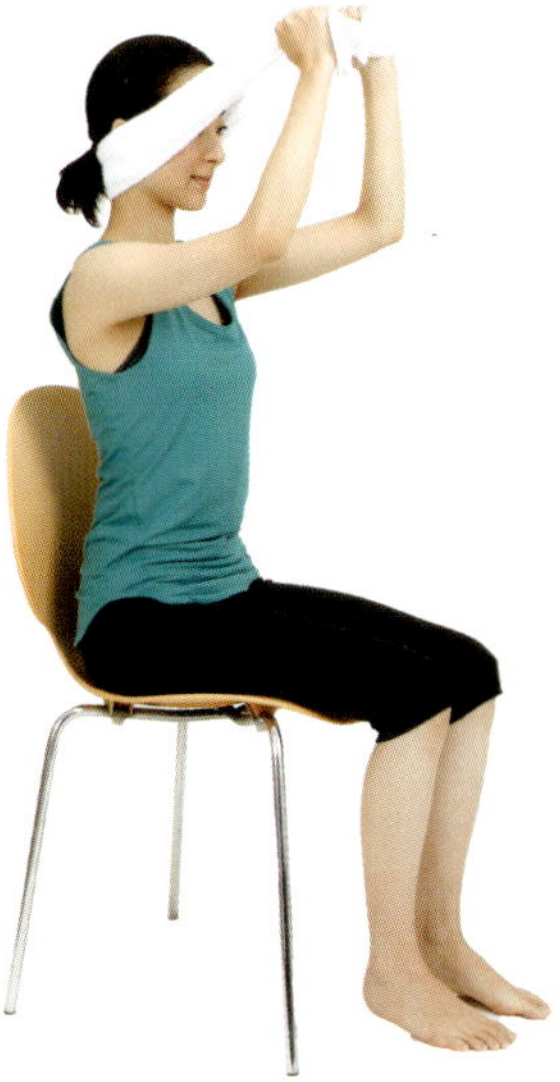

1

タオルを両手で持ち、
頭と首の境の
くぼみに引っかけます。

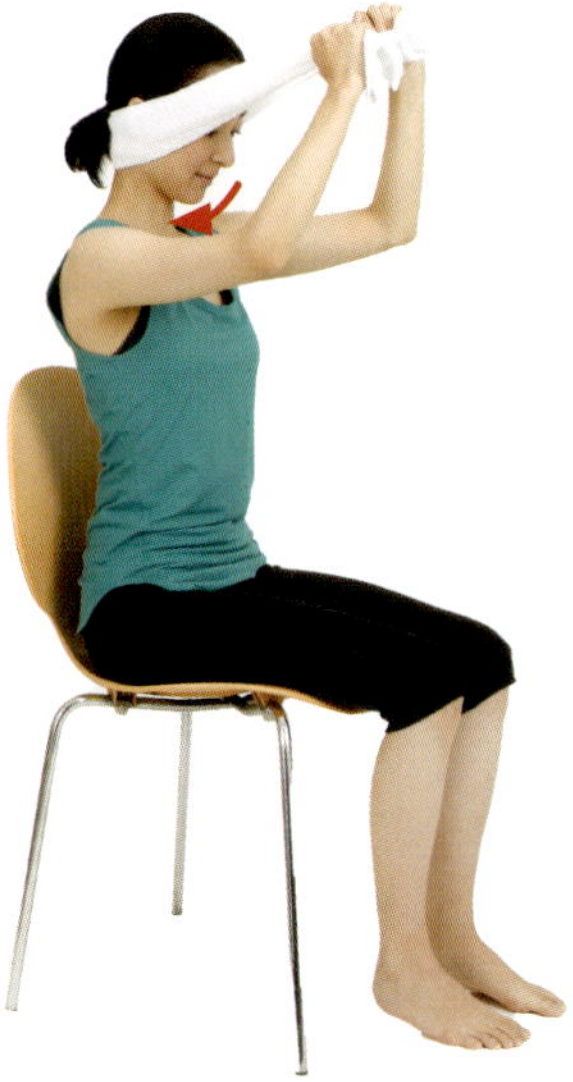

2

あごを軽く引き
20秒リリースします。

3

そのまま、頭全体を斜め上に向かって引き伸ばして20秒リリースします。このときに首全体が筒のように伸びるのが理想です。

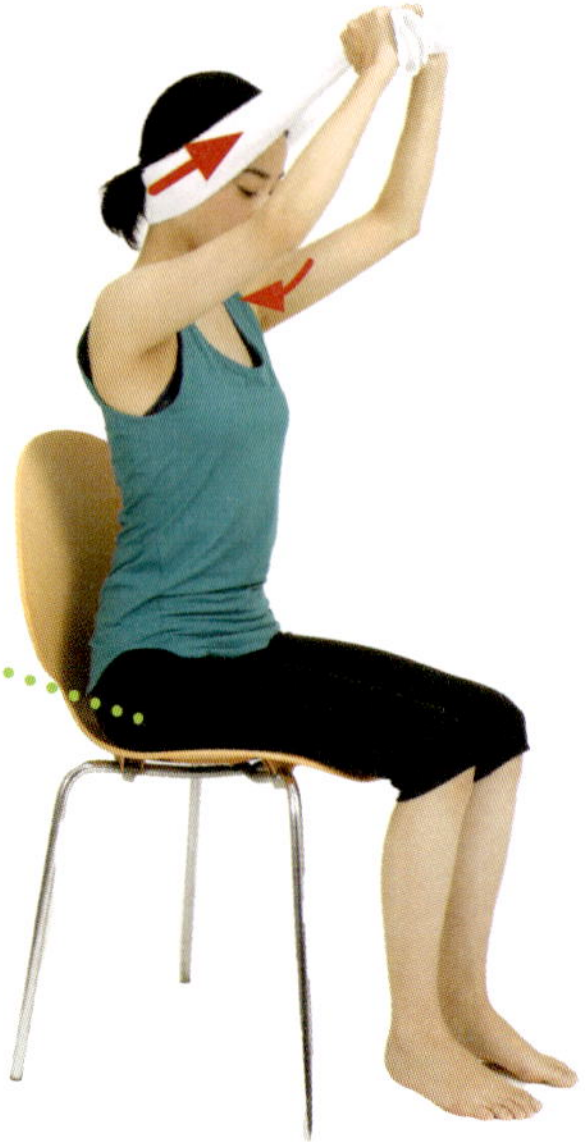

お尻は椅子から浮かないように、しっかりとつけておいてください。

1〜3を3回繰り返してください。

悪い例

あごが引けずに上がってしまう、腰がそってしまうというのはNGです。

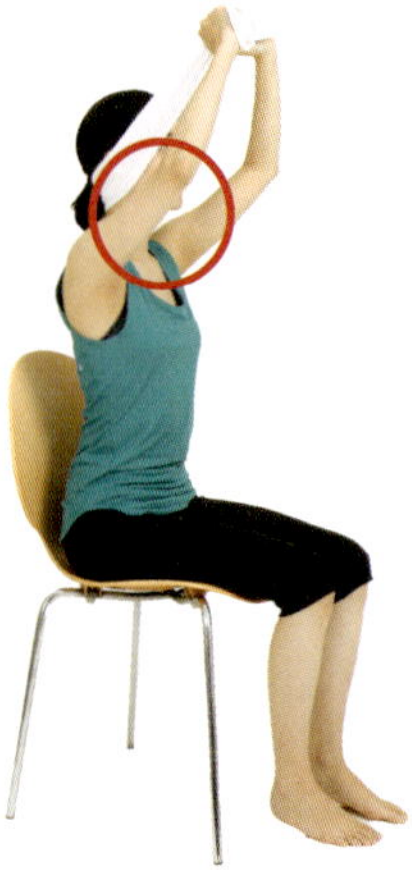

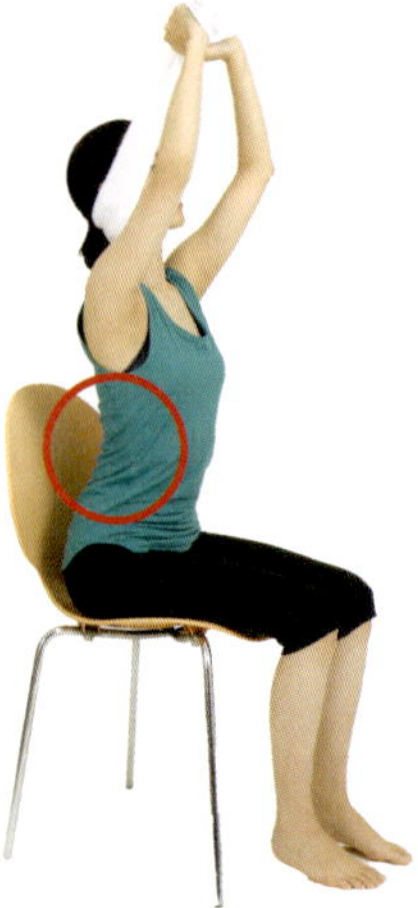

3 タオルで首倒し筋膜リリース

30秒3回ずつ

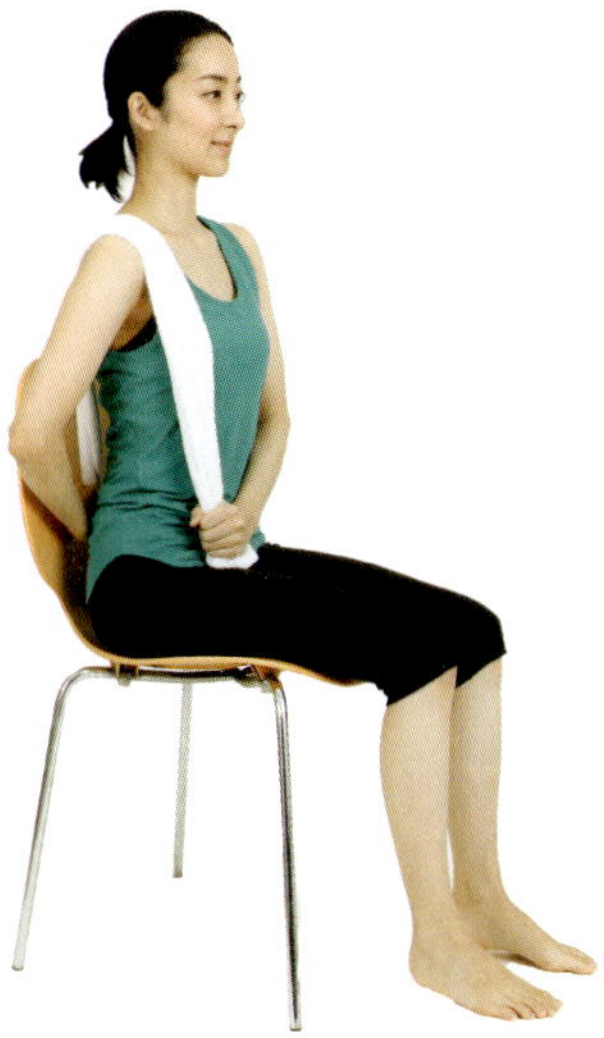

1

タオルで、首を倒す側と
反対の肩を押さえます。

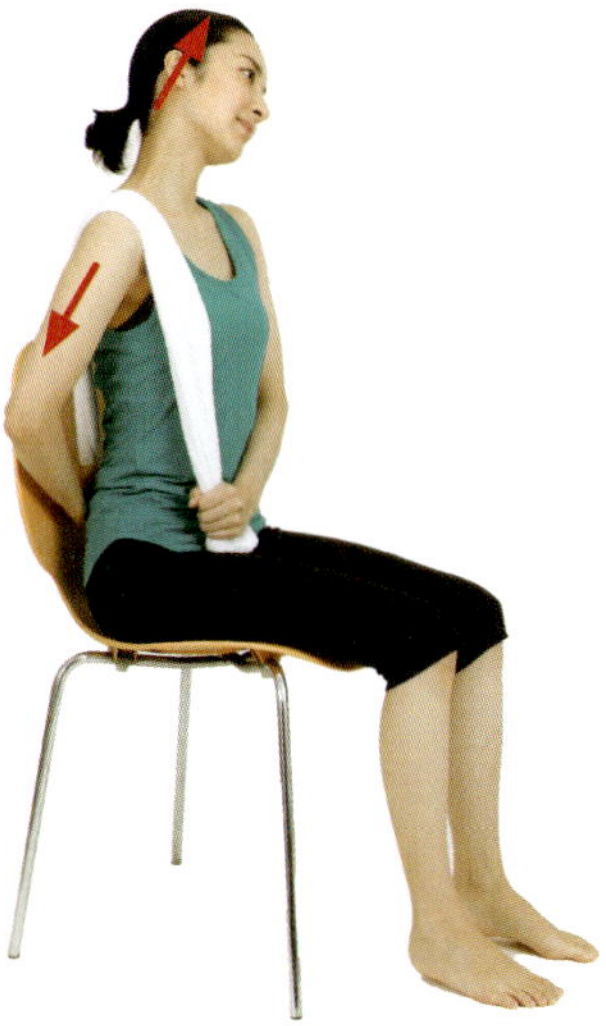

2

その状態のままで、
あごを引いたまま
首を横に倒して10秒リリース。

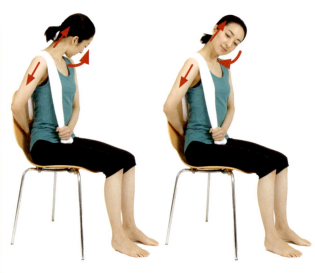

3

次に耳を肩よりも前に出すように頭と首を回して10秒リリース。

※なで肩の人はこの方向はNGです。

4

さらに、鼻を肩に近づけるように頭と首を回して10秒リリースします。

左右をそれぞれ3回繰り返してください。慣れてきたら時間も長くしてください。左右でやりにくい方向を、時間をかけてほぐすようにしましょう。

悪い例

あごが上がって頭が後ろに倒れてしまう、押さえた肩が上がってしまうというのはNGです。

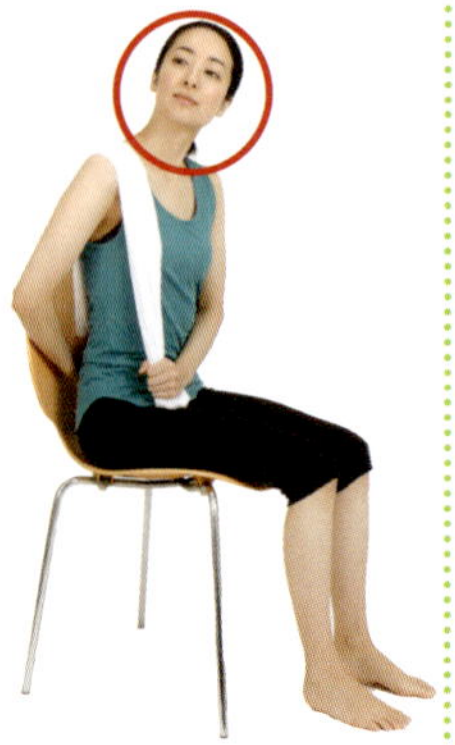

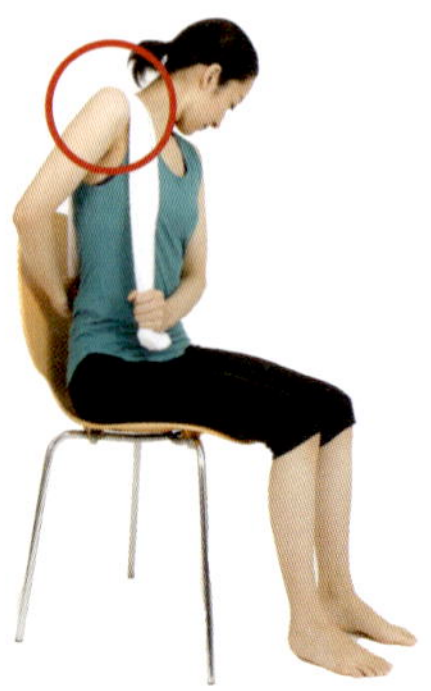

4 肩甲骨回転＋シェー筋膜リリース

60秒ずつ

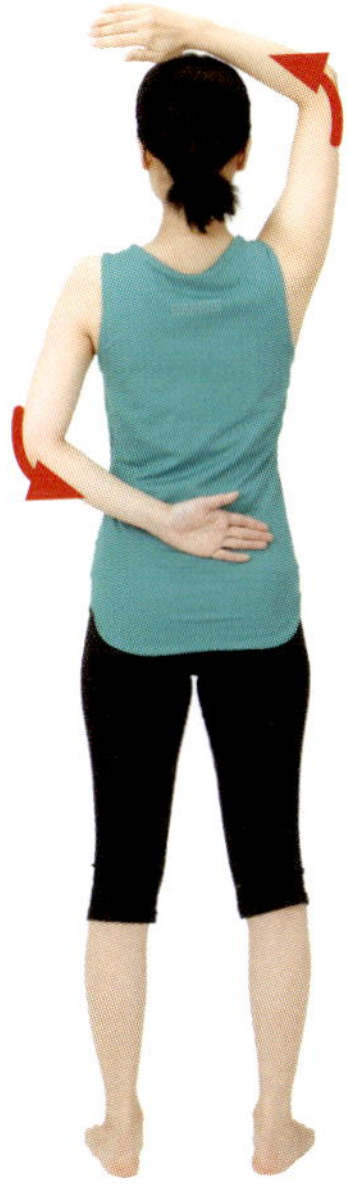

1

右腕を頭上に挙げ、左腕を背中の後ろに回して、それぞれの肘を90度の直角に曲げます。

これが構えです。

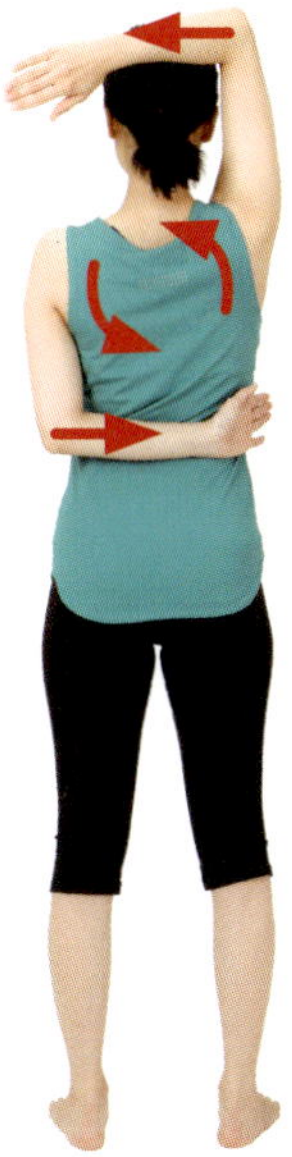

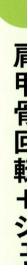

2

両方の肩甲骨を、後ろから見て反時計回りに回すように腕を動かしていきます。肘は曲げたままです。

ここで20秒リリースしましょう。

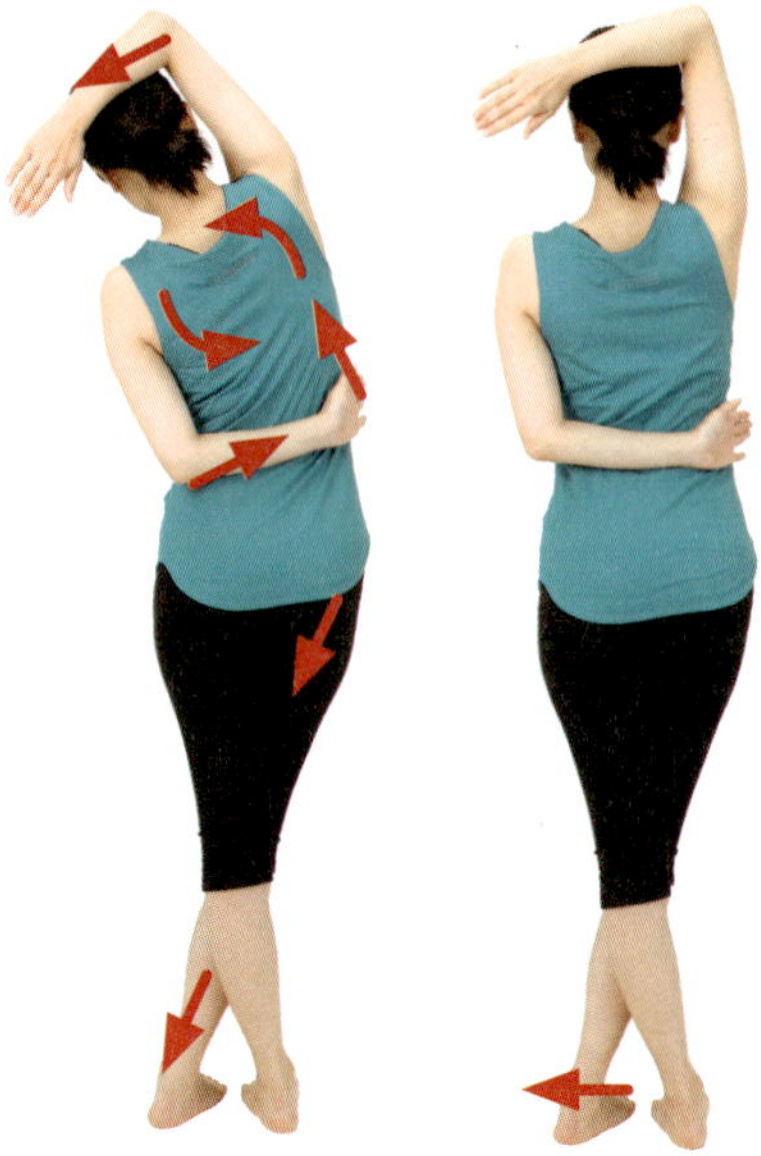

3

さらに効果を上げたい場合は、右足を左足の前で交差してから、シェー筋膜リリースを加えて20秒リリースしましょう。

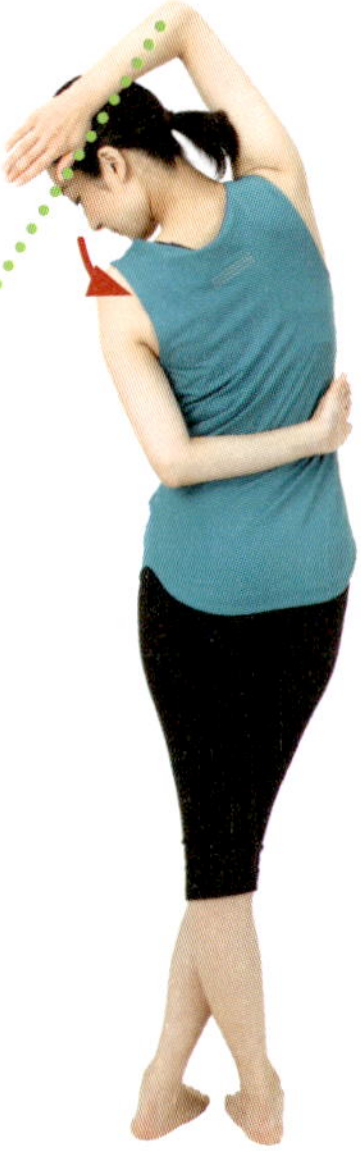
首だけを回すのが理想です。右肘が前に引っ張られないように注意してください。

4

これも楽にできるようになれば、引き続き鼻を左肩に近づけるように回して20秒リリースしましょう。慣れてきたら、それぞれの時間も長くしてください。

次に反対側も行います。左腕を頭上に挙げ、右腕を背中の後ろに回して、両方の肩甲骨を、後ろから見て時計回りに回すように腕を動かしていき、さらに左足を右足の前で交差してシェー筋膜リリース、そして鼻を右肩に近づけましょう。

左右でやりにくい方向を、時間をかけてほぐすようにしましょう。

肩甲骨には多くの筋肉が付着しています。頭、首、肩甲骨、肩、背骨をつなぐ筋膜をほぐすことで、肩甲骨まわりが効果的にリリースされます。さらにシェー筋膜リリースを加えることで、上に挙げた腕の指先からウエストを通って足の先までの筋膜をリリースすることにつながります。からだ全体がぽかぽかしてきて、広い範囲で筋膜がリリースされます。

もしも、足を交差するのが難しい場合は、肩甲骨を回すまででも構いません。慣れてきてから、足を交差していただいても大丈夫です。無理はしないでくださいね。

悪い例

肩甲骨を回すときに肘だけ曲げてしまう、肩甲骨を回そうとしているときにからだが倒れてしまうというのはNGです。

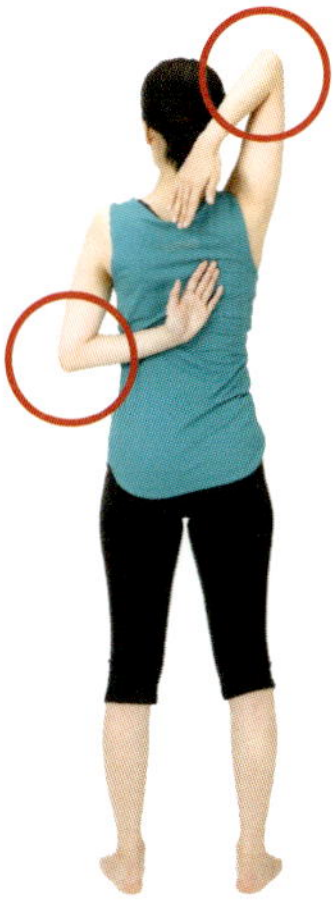

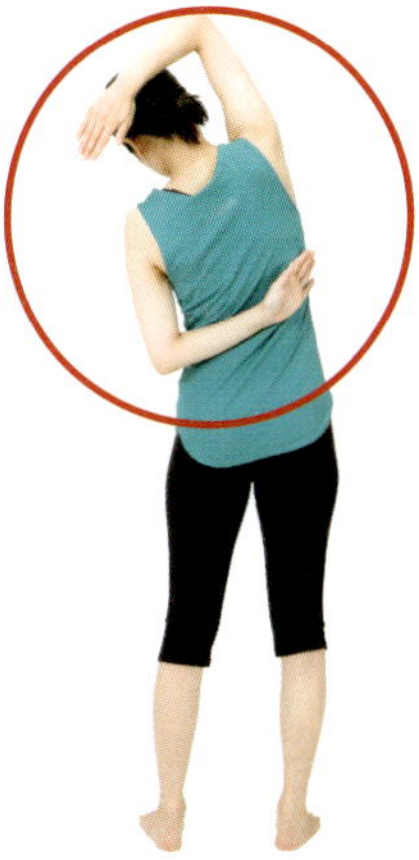

5 鼻回し片腕伸ばし筋膜リリース

20秒3回ずつ

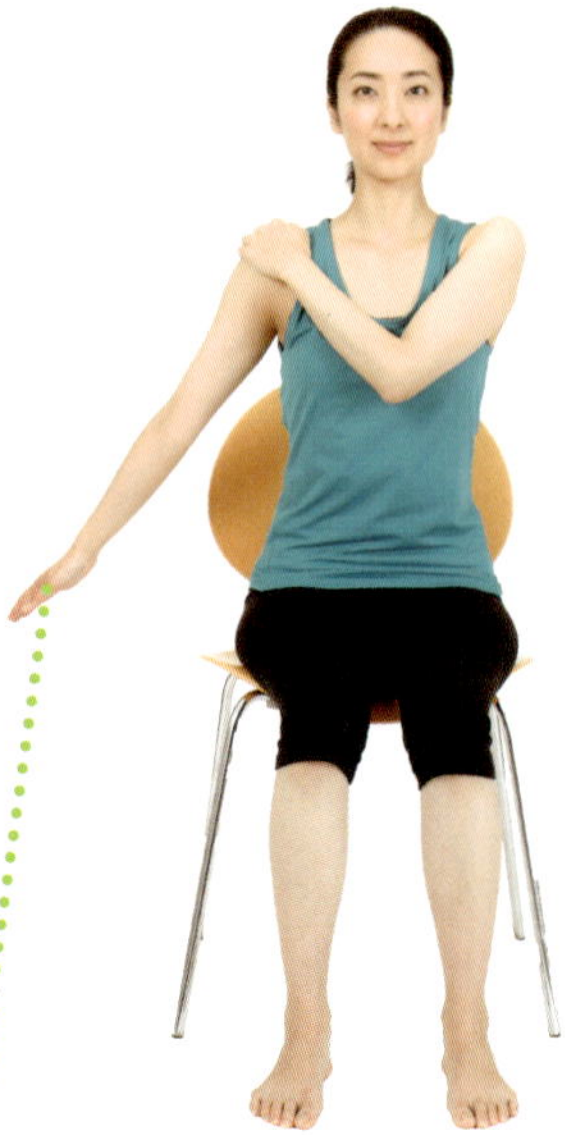

1

椅子に座り、片手で首を倒す側と反対側の肩を押さえます。

肩から指先を斜め後ろ下方に伸ばして床の中にもぐり込ませるイメージを持ちます。

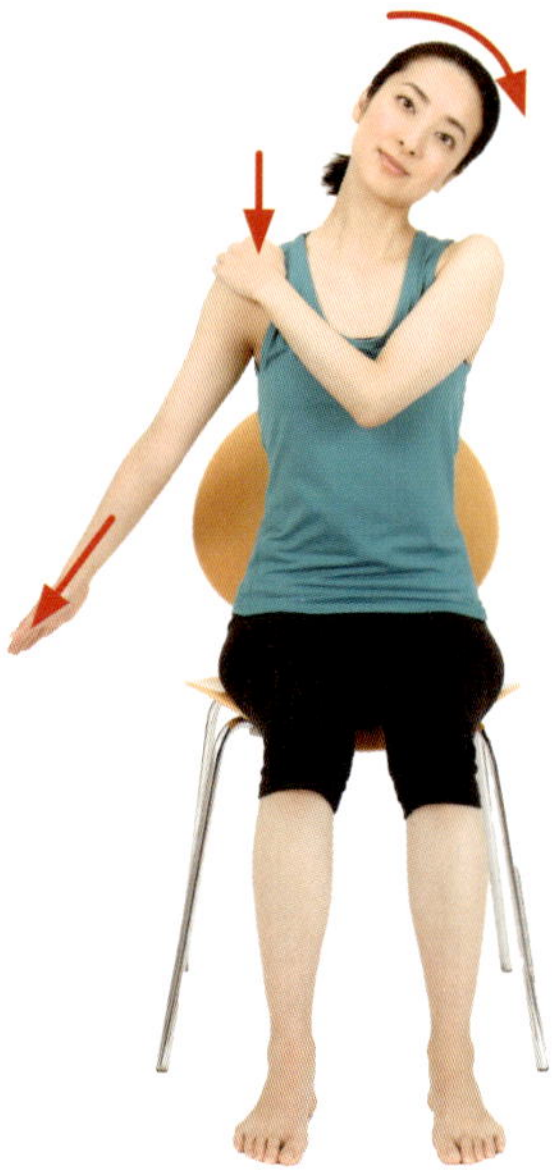

2

あごをひいたまま首を横に倒して…

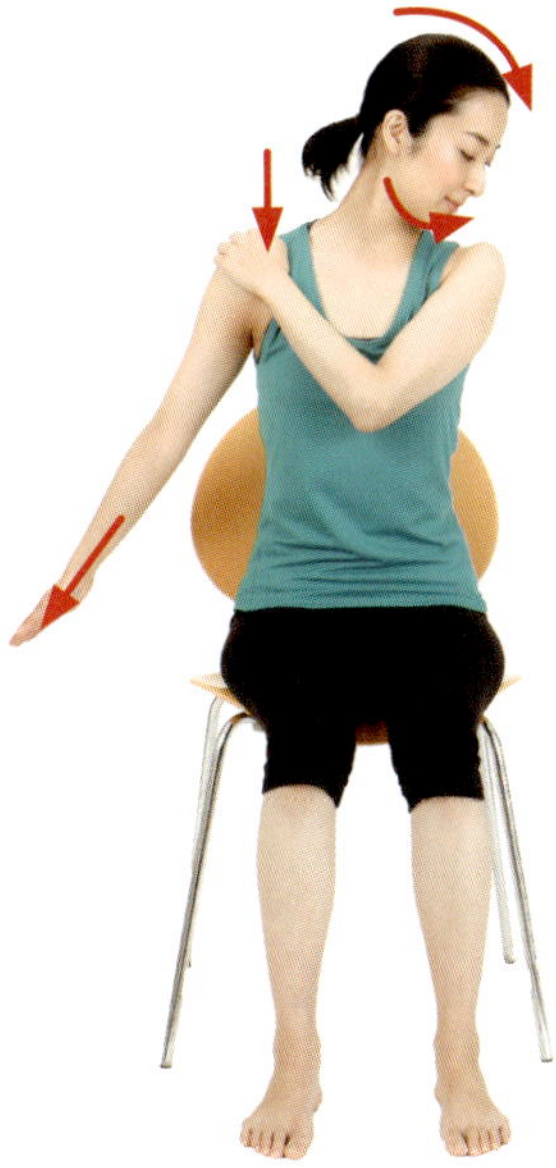

3

鼻が肩に近づくように20秒リリースします。

左右をそれぞれ3回繰り返してください。慣れてきたら時間も長くしてください。**特に倒しにくい側をじっくりと時間をかけるようにしてください。**

このリリースは、いかり肩の人、なで肩の人、そしてどちらでもないけれどもこる人、の3タイプの人全員共通のリリースです。

悪い例

押さえた肩が上がってしまう、からだが首を倒した側に曲がってしまうというのはNGです。

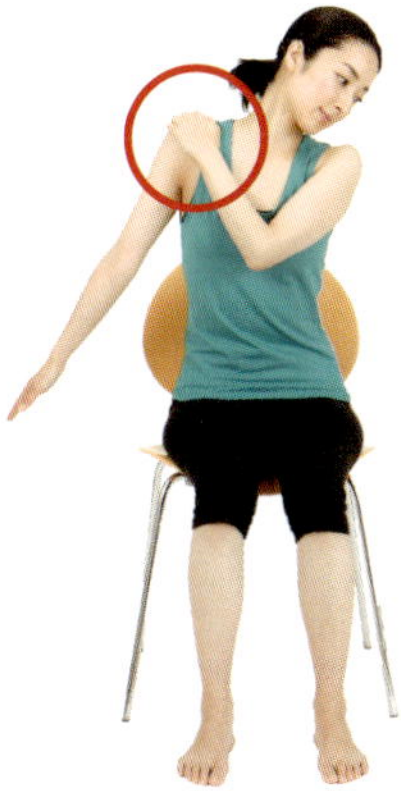

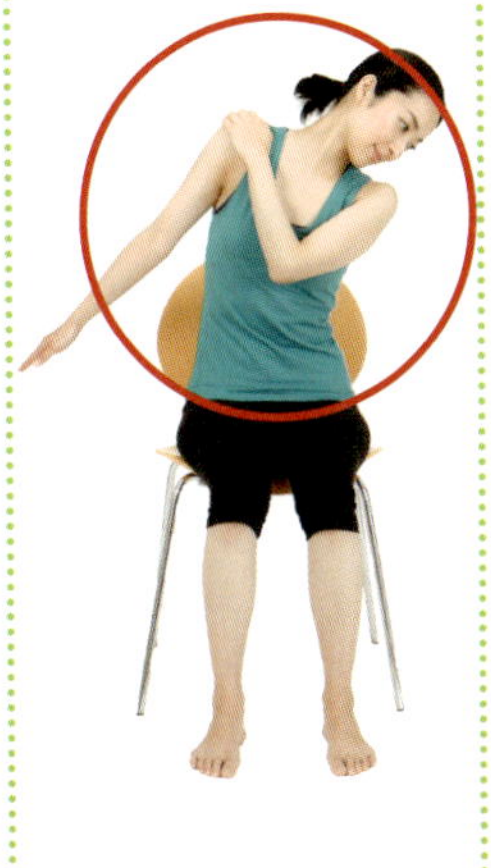

6 耳回し片腕伸ばし筋膜リリース

20秒
3回ずつ

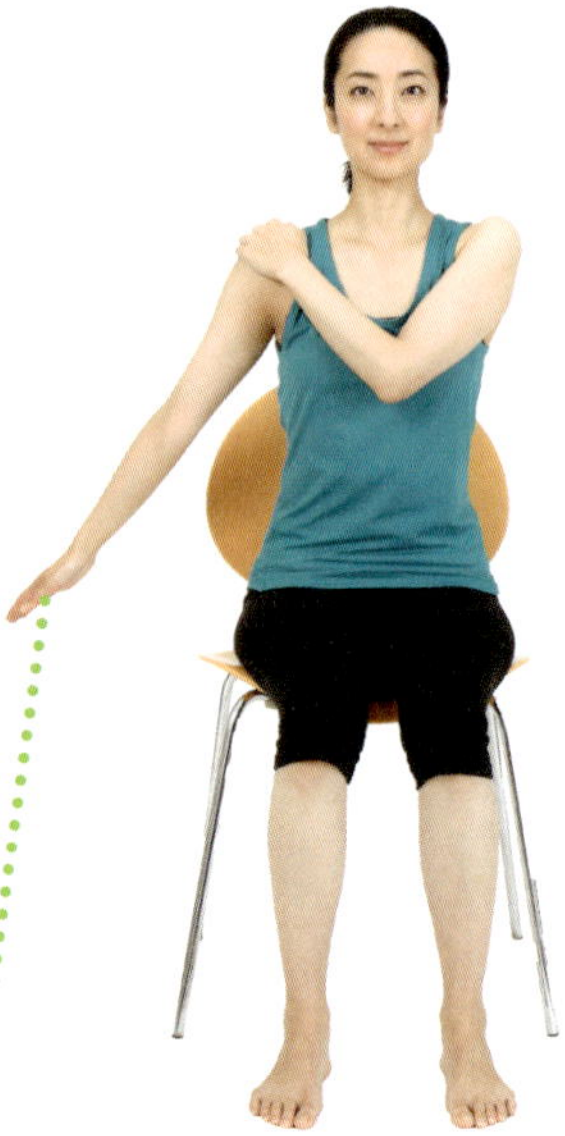

1

椅子に座り、片手で首を倒す側と反対側の肩を押さえます。

肩から指先を斜め後ろ下方に伸ばして床の中にもぐり込ませるイメージを持ちます。

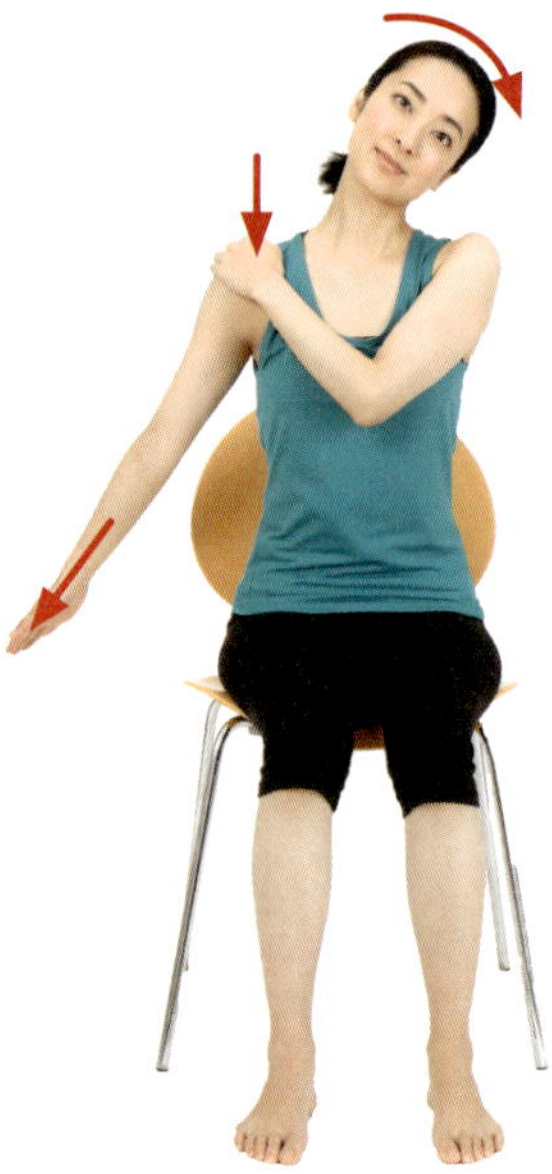

2

あごをひいたまま首を横に倒して…

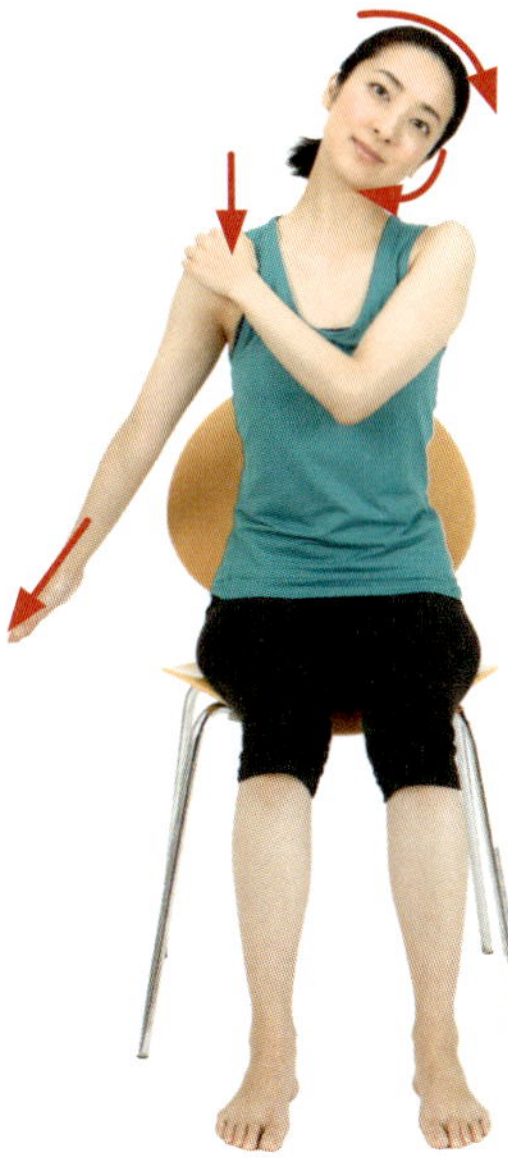

3

耳が肩よりも前に出るように20秒リリースします。

左右をそれぞれ3回繰り返してください。慣れてきたら時間も長くしてください。特に倒しにくい側をじっくりと時間をかけるようにしてください。

このリリースは、なで肩の人はやらないでください。逆効果になってしまいます。

また、首や腕や手にしびれがでるようなら、やめてください。

悪い例

押さえた肩が上がってしまう、からだが首を倒した側に曲がってしまうのに加えて、あごが上がってしまうというのもNGです。

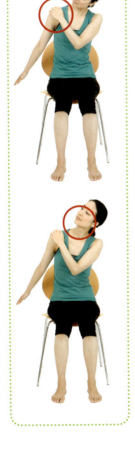

7 立って首回し足まで筋膜リリース

40秒3回ずつ

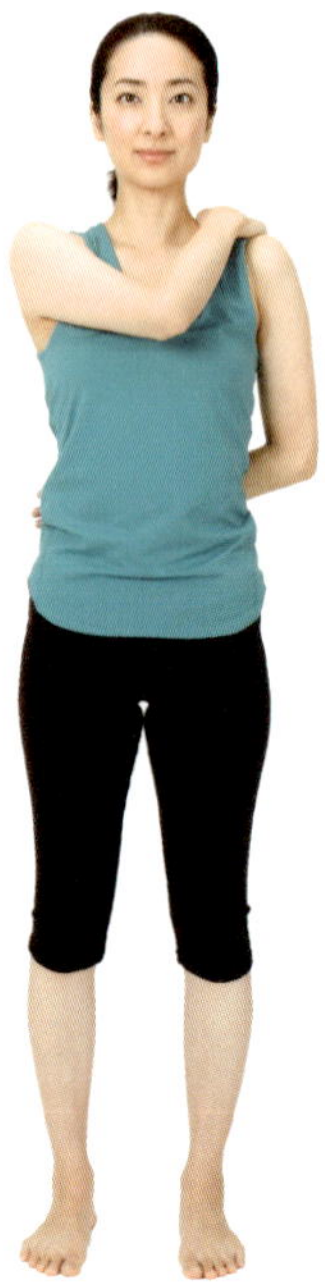

1

立って、片手で首を倒す側と反対側の肩を押さえます。押さえた肩の腕を背中の後ろに回して、肘を90度の直角に曲げます。

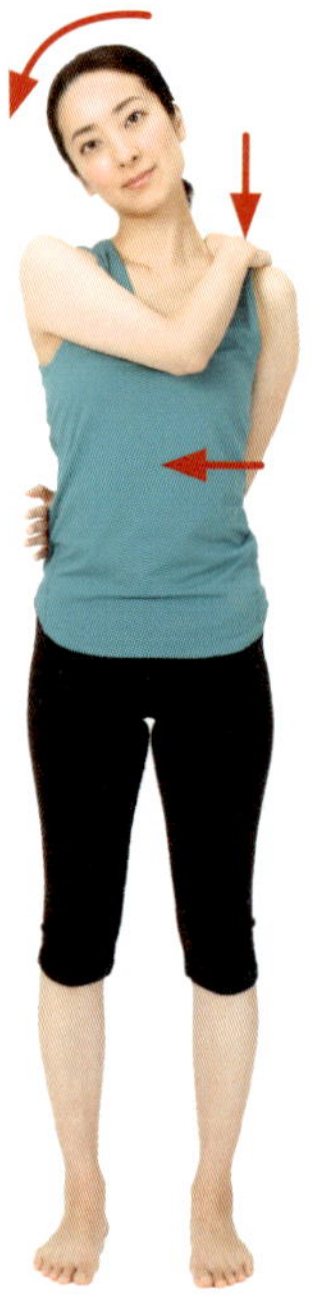

2

あごをひいたまま首を横に倒します。

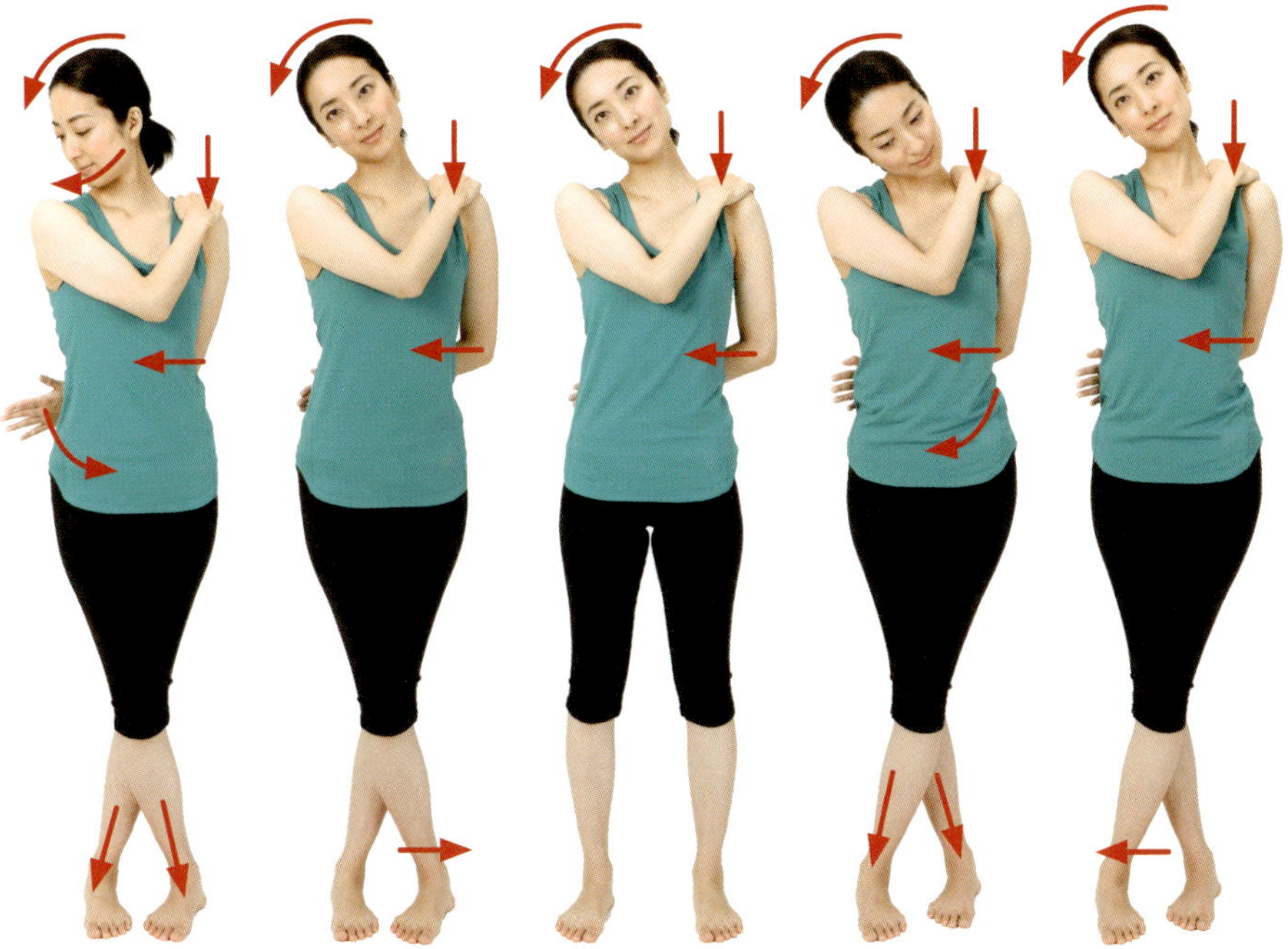

3

首を倒す側と反対の足を、もう一方の足に交差するように一歩前に出します。そして耳が肩よりも前に出るように回して20秒リリースします。

4

続いて、首を倒す側の足を、もう一方の足に交差するように一歩前に出します。そして鼻が肩に近づくように回して20秒リリースします。

左右をそれぞれ3回繰り返してください。

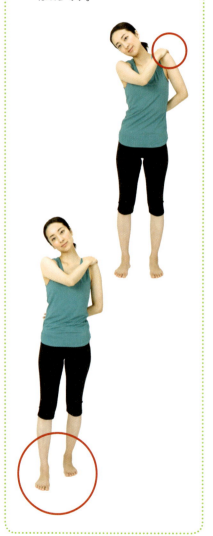

慣れてきたら時間も長くしてください。

左右でやりにくい方向を、時間をかけてほぐすようにしましょう。

このリリースは、首、肩、骨盤、足まで広い範囲の筋膜をリリースすることで、全身の筋膜をほぐすのに効果があります。

バランスが上手く取れない場合は、壁を背にして行っても構いません。

悪い例

押さえた肩が上がってしまう、足が交差していないというのはNGです。

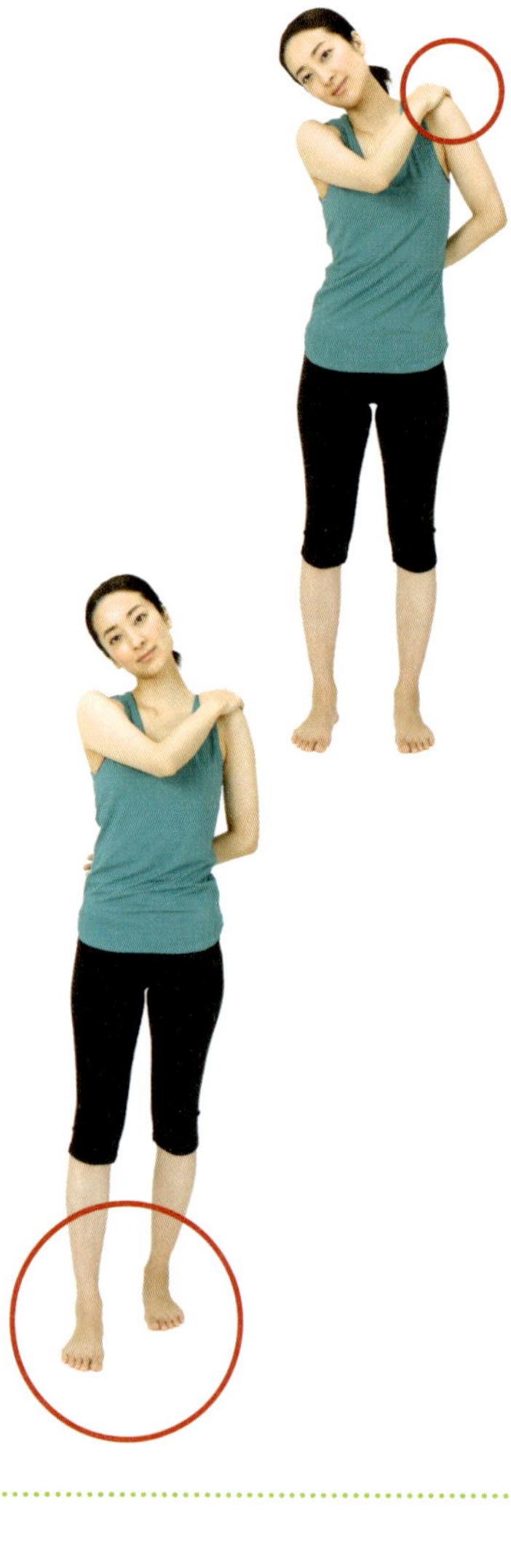

Chapter

8

顔の
筋膜リリース

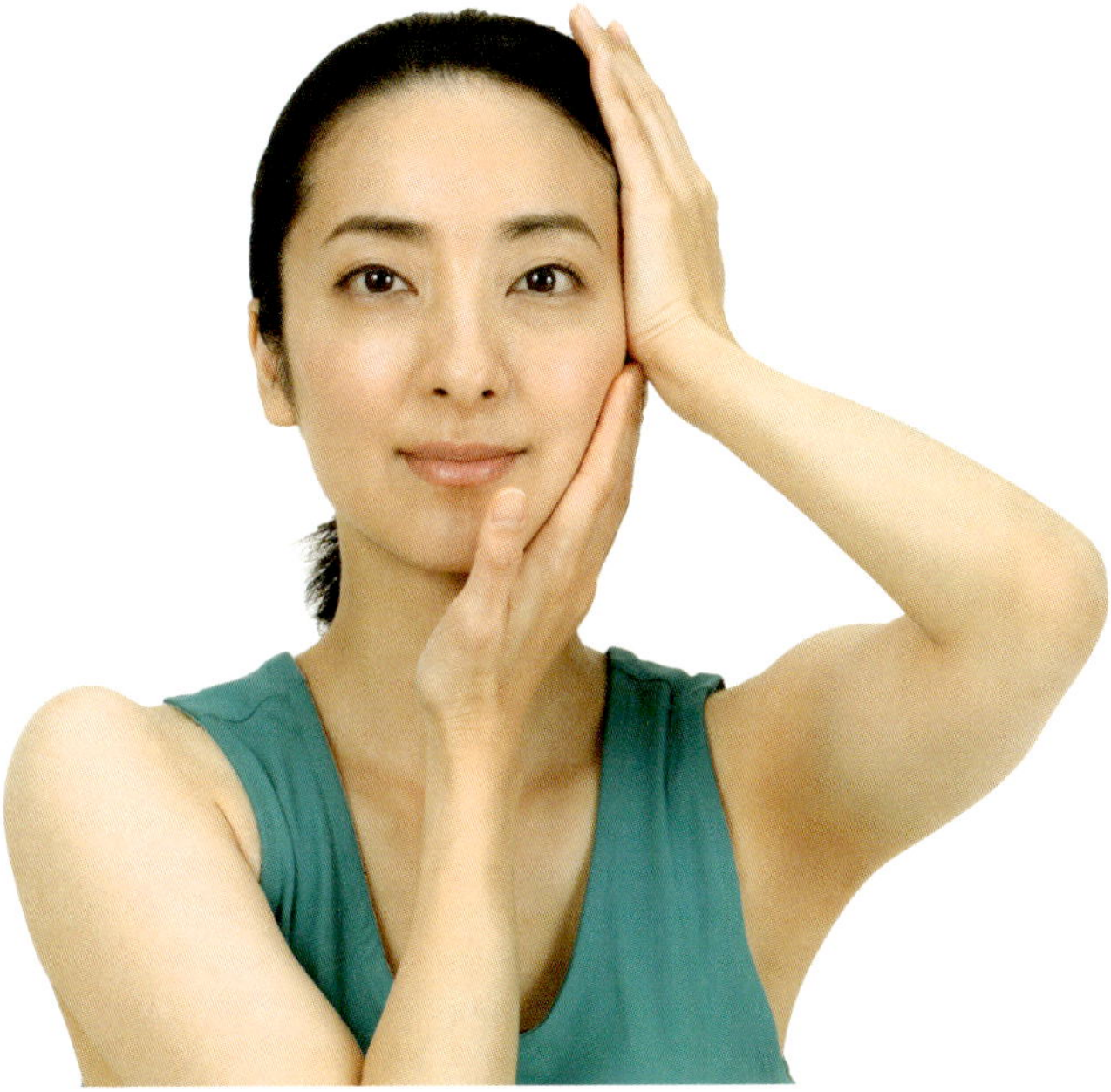

顔にみずみずしい張りがありますか？　明るい表情で会話していますか？
大きく口を開けて笑っていますか？　顔が20代よりもたるんできていませんか？
なんだか疲れた表情をしていませんか？　眉間にシワが寄ってませんか？
ほうれい線が気になりませんか？　実年齢よりも上に見られませんか？
姿勢も悪くなっていませんか？

顔のたるみを作る「3つの原因」は、年齢とともに起きる皮膚の衰え、筋膜のよじれ、姿勢の悪さです。

赤ちゃんの肌はぷっくりとしてシワ一つないのに、加齢とともにシワが出来てきます。シワはその人の人生を表しますので、笑顔のシワなど豊かな表情で出来るシワは、それほど気にすることはありません。しかし、疲れた表情で出来るシワや、いつも苦虫をかみつぶしているようなシワは防がないと駄目です。シワにも、けっこう個人差があるものです。

たるみは皮膚だけの問題ではなく、筋膜の使い方も大きく影響しています。筋膜がボディスーツのようにひと続きにつながっているからこそ、悪い姿勢やバランスの悪い動きなどのからだのクセによって、筋膜がよじれた状態になりやすいのです。悪い姿勢を続けると、一部の筋肉にばかり負担がかかり、使われない筋肉は衰えて力を失います。筋肉のインバランス（不均衡）が筋膜や皮膚にも伝わり、筋膜の上にぴったりくっついて

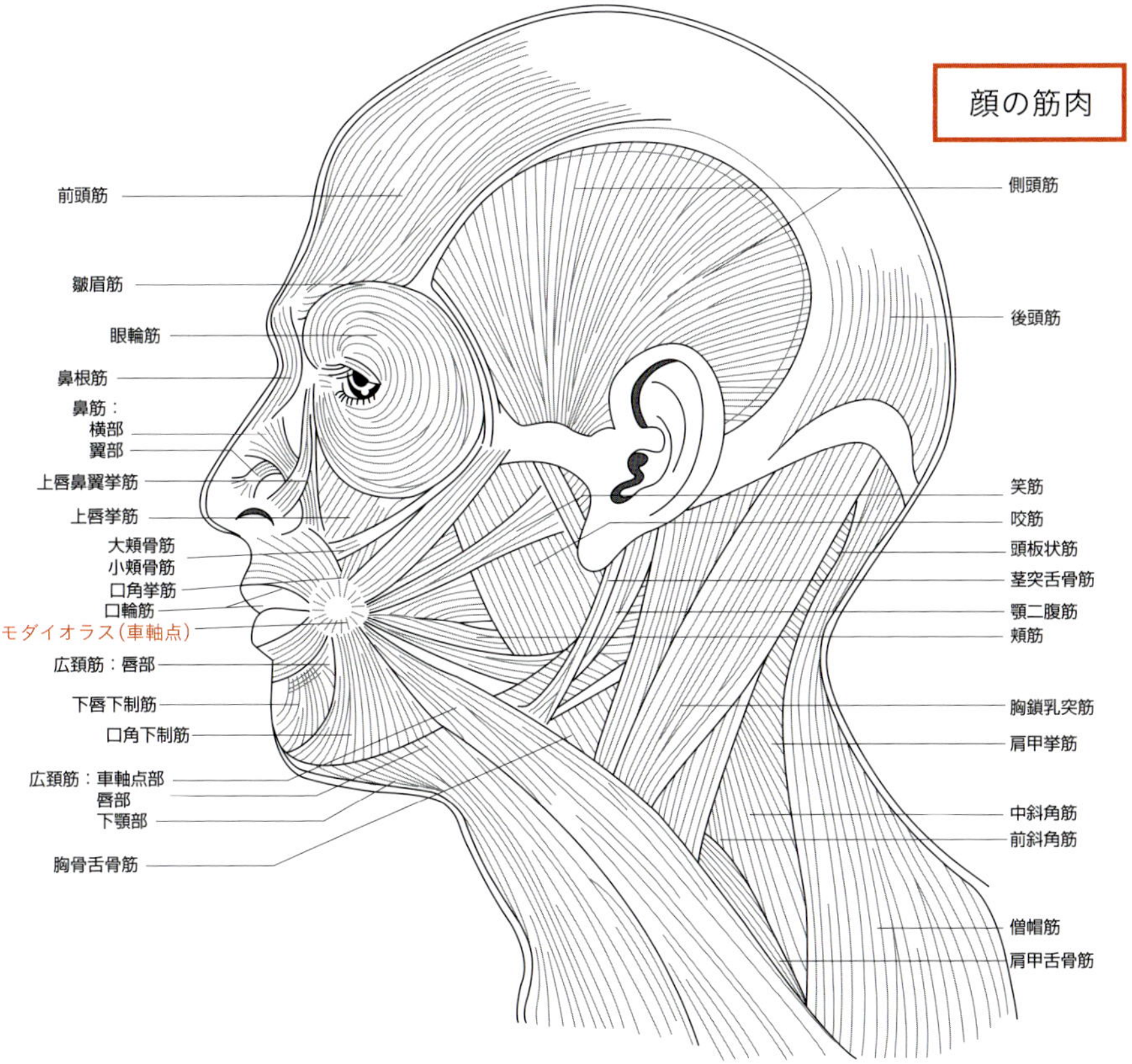

いる皮膚も同時によじれ、たるんだり、シワができたり、むくんだりと、いろいろな問題が起きてきます。

特にたるみの原因になるのが、「ねこ背姿勢」です。背中が丸くなり、あごが体の前に出ると、顔にどんな悪影響が起こるでしょう。顔全体の皮膚に「下方向に引っ張る力」が加わり、**モダイオラス（車軸点）**が下がることでたるんでいくのです。ねこ背姿勢では、あごから首にかけての皮膚も不自然に引き伸ばされるので、あごを引いたときに首のシワがくっきり。第一印象で老けて見られやすくなってしまうのです。ねこ背を自覚しているあなたは、前述した「ねこ背治し筋膜リリース」も合わせて行ってください。

では、「顔の筋膜リリース」を紹介しま

す。顔の筋膜リリースを行うことで、顔のすみずみの血行が良くなり、顔色が明るくなり、化粧のりも良くなります。そして、何よりも豊かな表情がよみがえってきます。

落ち込んだり、怒ったり、心の状態も顔の筋膜や筋肉に影響するの？

顔の筋肉は表情筋といわれるように、心の状態をありありと映し出します。

前頭筋《ぜんとうきん》に強い力が入っている人は、目をかっと見開いた表情になりがちなので、緊張感や〝上から目線〟の印象を人に与えがち。また、顔全体の筋力が落ちると、口角とまぶたが下がって内向的な印象になります。眼輪筋《がんりんきん》や口輪筋《こうりんきん》ばかりを使って口を閉じていると、無口で気むずかしい印象になります。いっぽう、楽しそうで開放的な印象を与えるのは、大頬骨筋《だいきょうこつきん》や笑筋《しょうきん》がよく働き、自然な笑顔がこぼれ出るような人です。

心と体は密接につながっています。特に顔の筋肉は感情をよくあらわす筋肉なので、いつも「つまらないな～」と思って無表情でいると、顔まで老けこんでしまうことになります。反対に、顔の筋肉を表情豊かにバランス良く動かせるようになると、気分も生き生きして、元気がわき出してきます。

1 口角・ほっぺ・目尻の筋膜リリース

60秒 3回

口角が下がっていると不幸そうに見えてしまいます。まず口角を引き上げて若々しさをアップしましょう。引き続き、口角の横でほうれい線の延長線上にあるモダイオラス(車軸点)を持ち上げましょう。多くの人が気になる口もとのほうれい線を薄くしていきます。最後に、目年齢を若く見せるために、目尻のシワ、たるみに働きかけて若々しくしていきます。

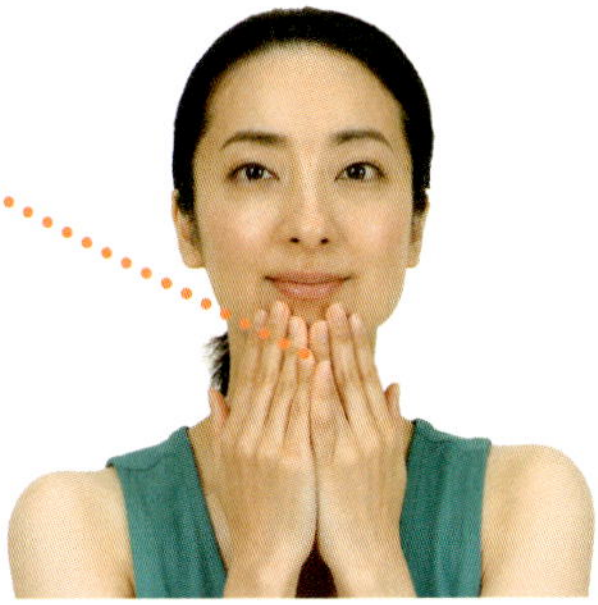

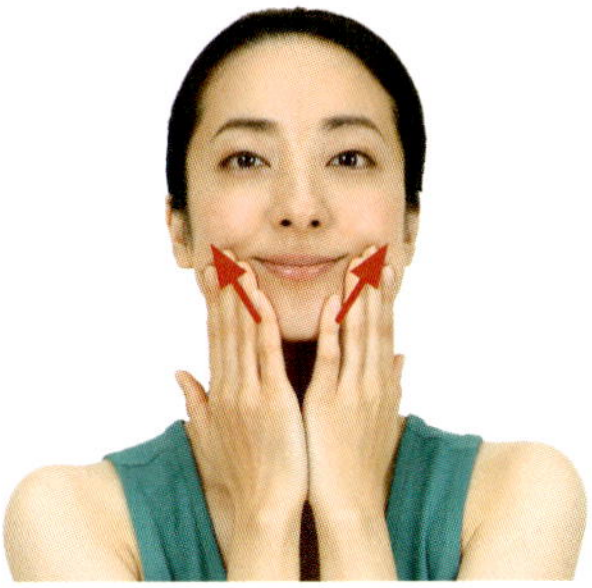

1

あごの真ん中に、両手の人差し指、中指、薬指の3本を当てます。下唇の下側に沿って、口角の横側の「モダイオラス」まで指をすべらせるように動かし、車軸点を持ち上げてやさしく伸ばして20秒リリース。

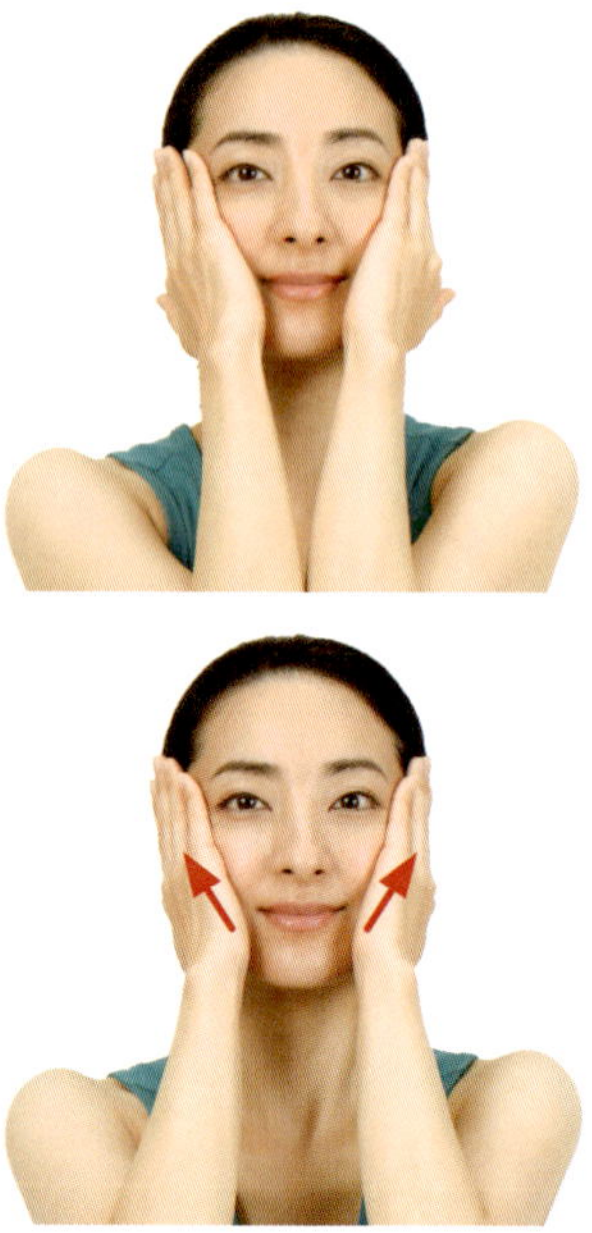

2

口角の下に手のひらを当てます。目と耳の間に向かって、左右同時に斜め上にゆっくりやさしく伸ばして20秒リリースしましょう。

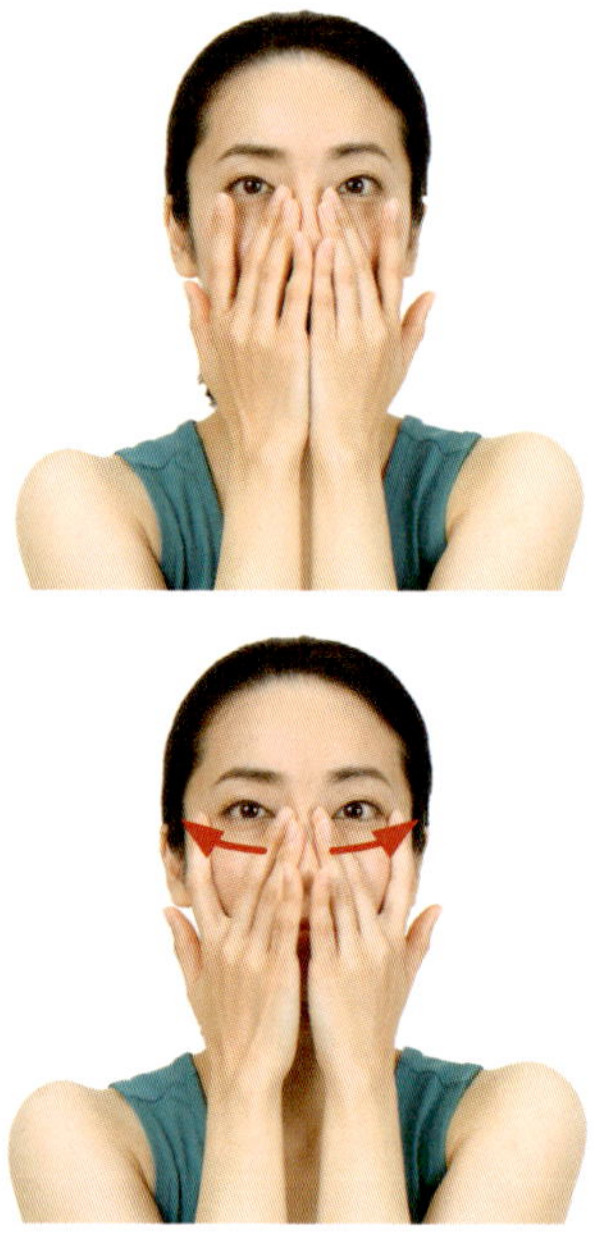

3

中指を目頭の横に当て、人差し指は中指に沿わせます。中指は止めたままで、人差し指を目の下に沿ってゆっくりすべらせていき、目尻を上に持ち上げて20秒リリース。

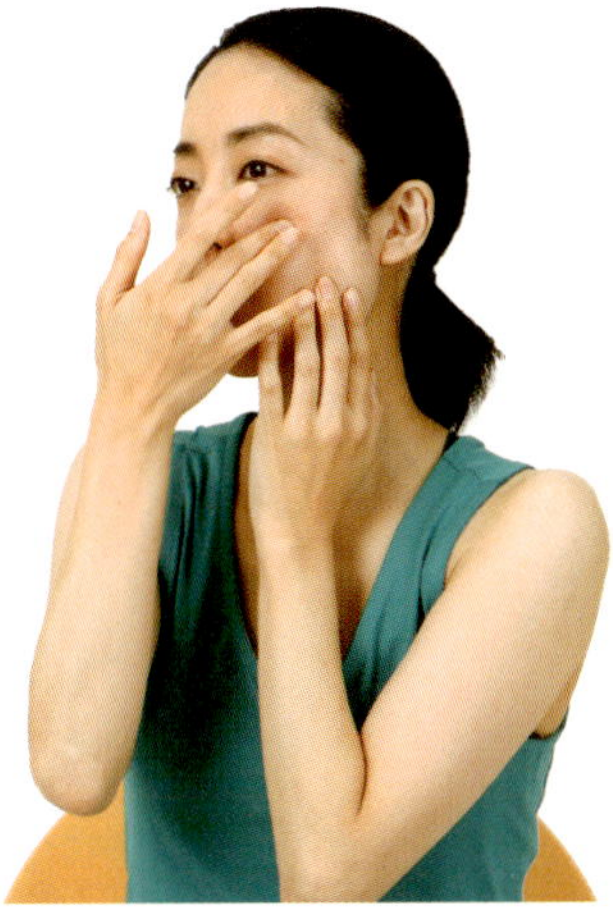

口の内側から舌先でモダイオラスを押し出すようにします。このとき、外側からは指を当て、その指の間にモダイオラスが突き出るように舌先でこねるようにマッサージしてください。

これらを3回繰り返してください。慣れてきたら時間も長くしてください。モダイオラスが硬くてなかなか持ち上げにくいときは、前もってモダイオラスをマッサージしておきましょう。

悪い例

モダイオラスよりも上のほほだけを持ち上げてしまうと、ますますほほがたるみますのでNGです。

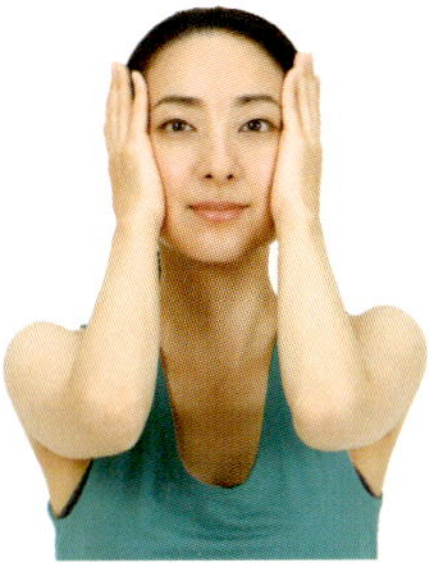

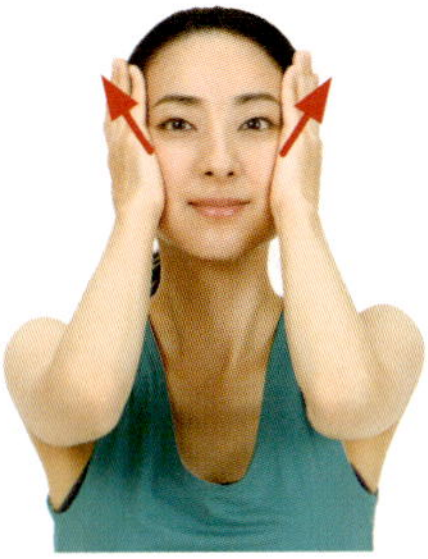

2 側頭部とあごの筋膜リリース

60秒3回

しかめっ面で硬くなる、こめかみと耳の上のこりをとって若々しくします。さらに、いつも歯を食いしばっていたり、歯ぎしりや頬杖をつく人などの表情を柔らかくしていきます。

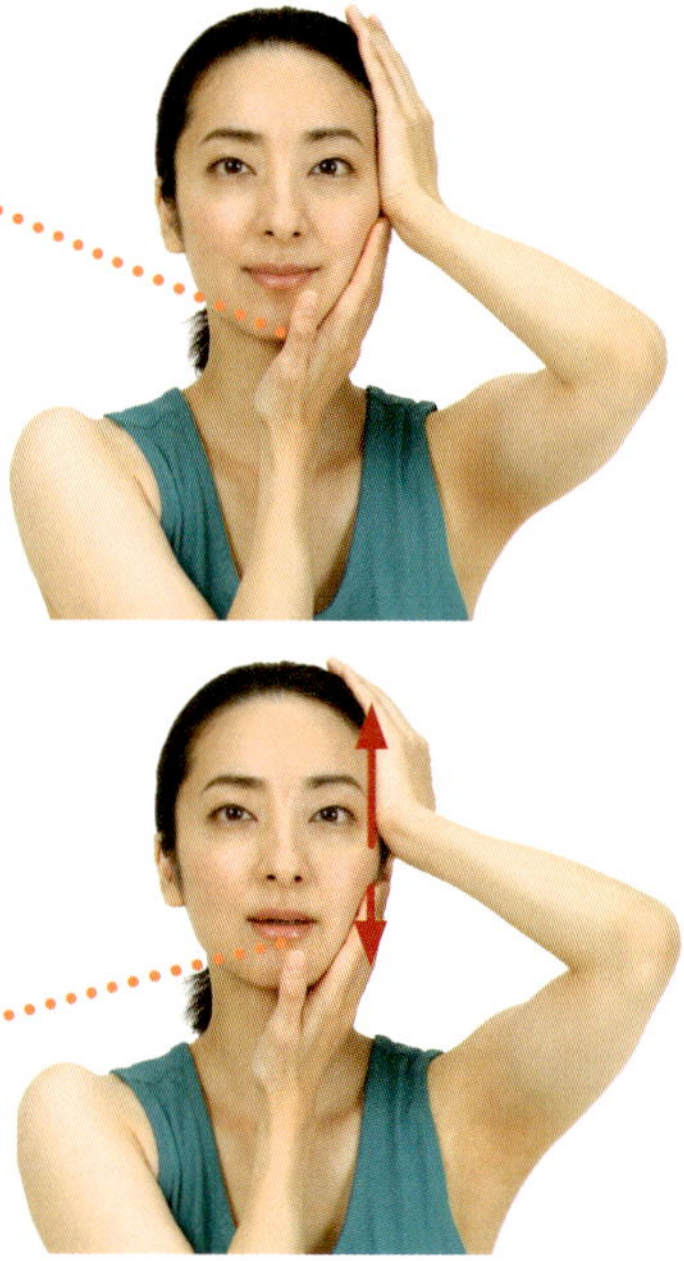

姿勢を正し、あごを軽く引きます。

口もとはリラックスして軽く開いておきます。

1

左耳の前（顎関節）を境に、右手の手のひらを顔の横にぴたっと当てます。左の手のひらは耳の前から上にかけて当てます。手のひら全体をぴたっと頭の側面にくっつけた状態で、左耳の前を境に左手をゆっくりと上方へすべらせていきます。左手の手のひら全体が耳の上まできたところで20秒リリース。

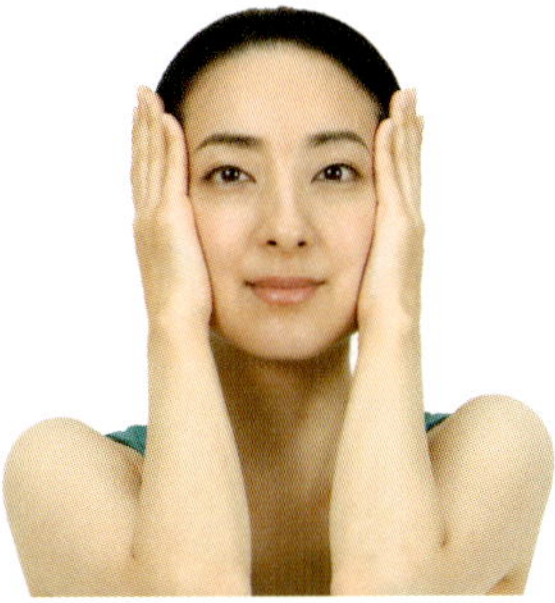

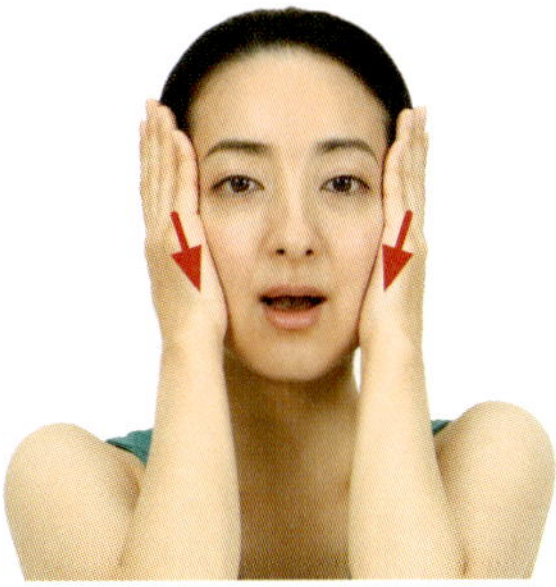

反対側も20秒リリース。左右で伸びにくい方向を、時間をかけてほぐしましょう。

2

次に両方の手で、あごの横のえらの部分を包み込みます。口の力を抜き、両方の手でゆっくりとあごを下に引き下げ、ゆっくりやさしく伸ばして20秒リリースしましょう。

これらを3回繰り返してください。慣れてきたら時間も長くしてください。

悪い例

口を閉じたまま行ったり、あごの横のえらではなく目尻を下げてしまうというのはNGです。

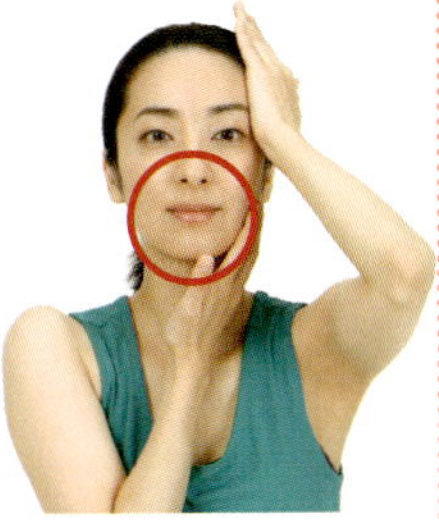

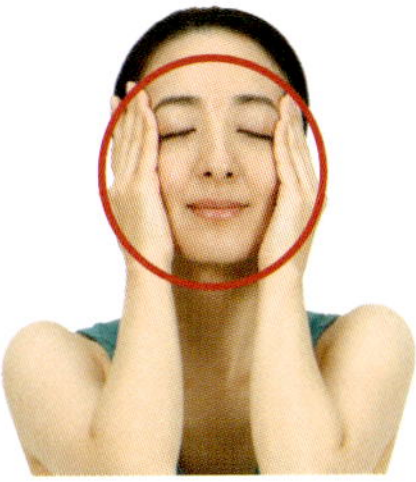

3

頭部の筋膜リリース

顔を引き下げようとする前頭部から後頭部のこりをとって、たるみを防ぎます。目を大きく見開けない人にも効果的です。

30秒
3回

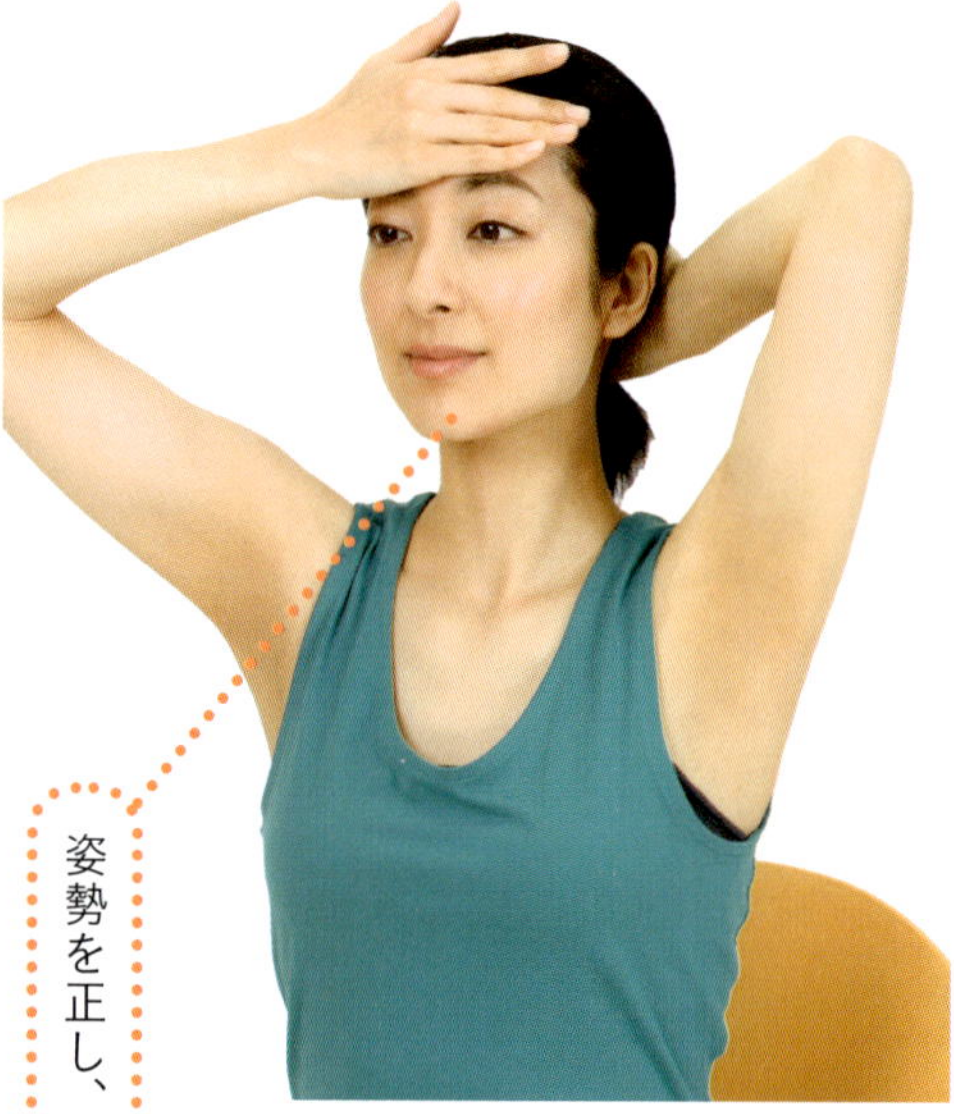

姿勢を正し、あごを軽く引きます。

1

一方の手のひらを額にぴたっと当てます。もう一方の手のひらは、後頭部に当てます。

顔

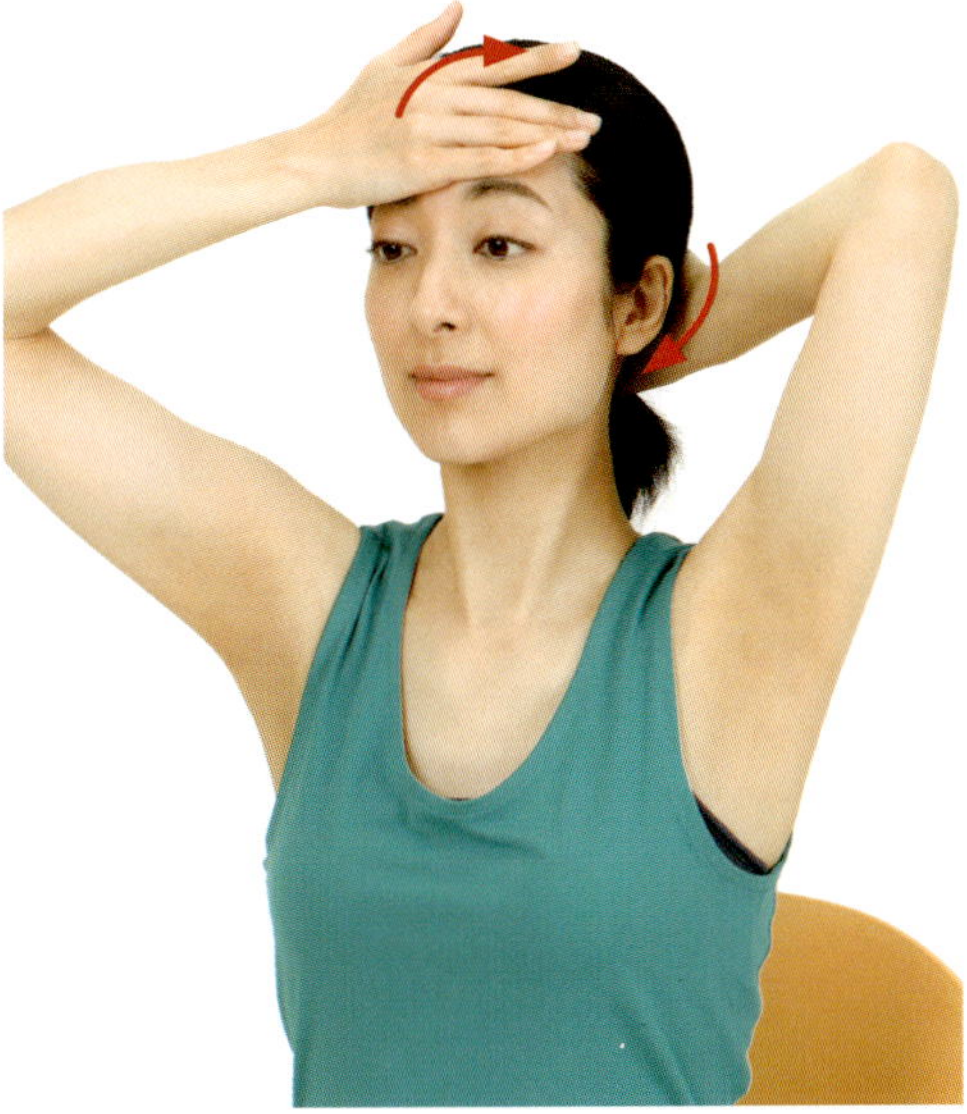

2

額に当てた手で額の筋肉「前頭筋」を上に引き上げると同時に目も大きく開かせ、同時に後頭部に当てた手で「後頭筋」を引き下げます。カツラを動かすようなイメージでゆっくりやさしく伸ばして30秒リリース。

これらを3回繰り返してください。慣れてきたら時間も長くしてください。

悪い例

前頭部の手だけを動かす、逆に後頭部の手だけを動かすというのはNGです。

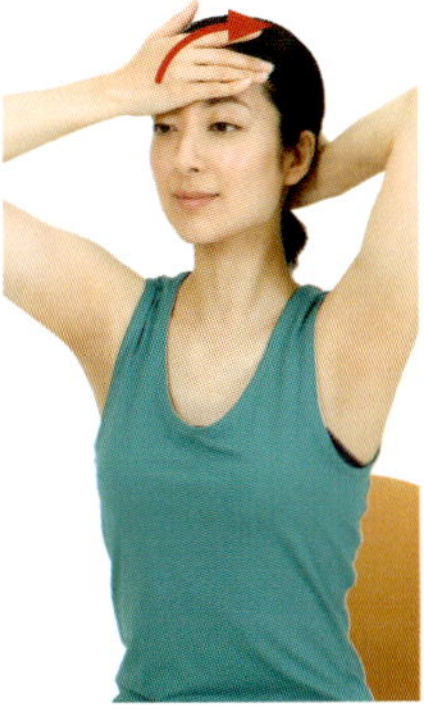

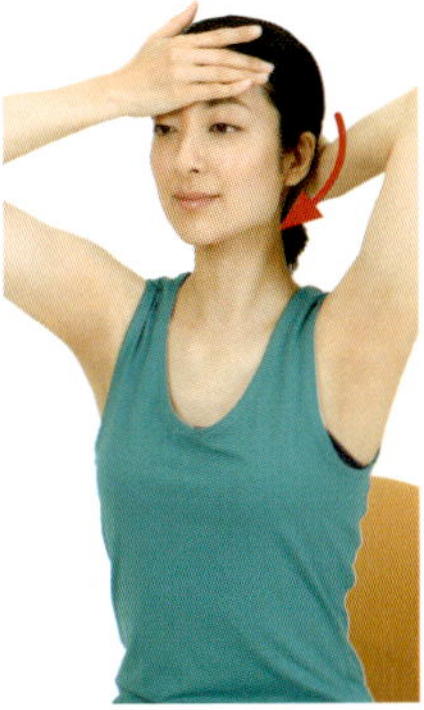

4

表情筋リリース

正しい姿勢で顔のたるみをなくしましょう。総仕上げの筋膜リリースです。①～③が充分行えるようになると、この表情筋リリースだけでも充分になります。デコルテをすっきりさせ、口元を引き上げ、目をぱっちりと開かせ、豊かな表情を取り戻します。年齢も若返り、明るい表情に生まれ変われます。

50秒 3回

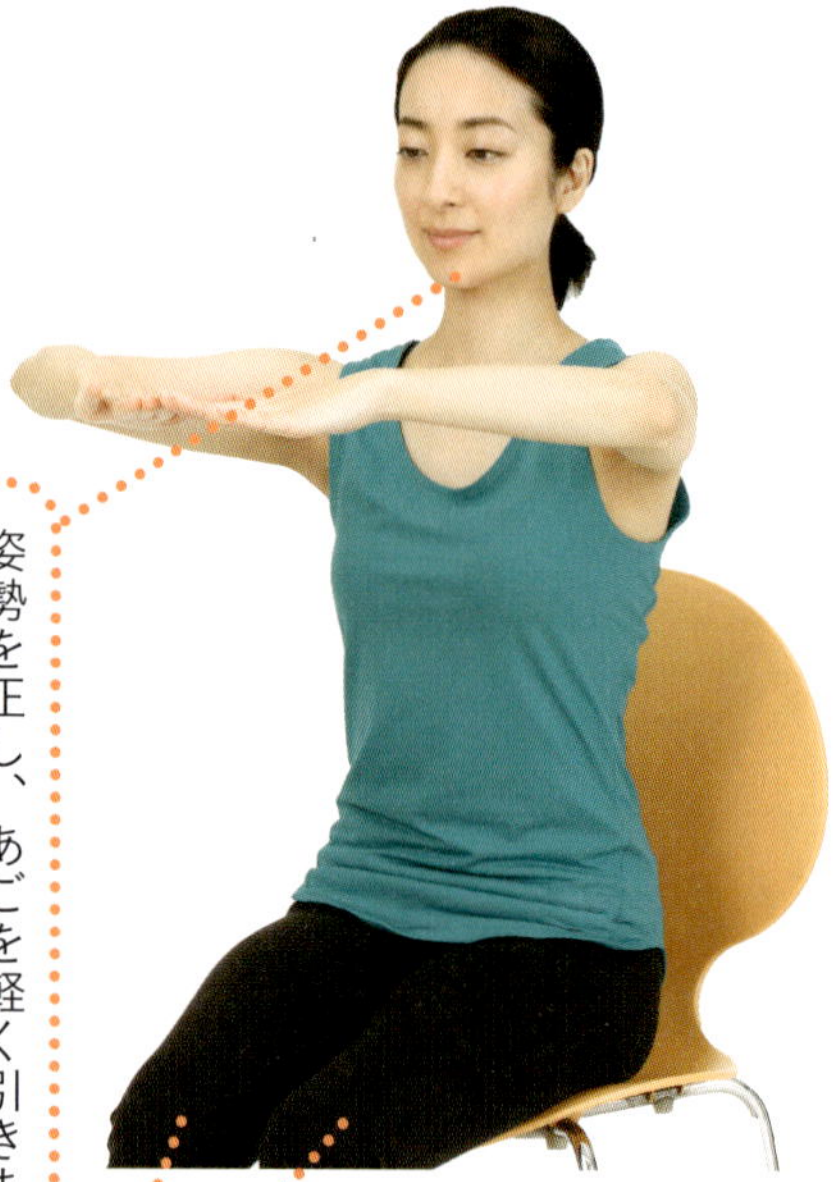

姿勢を正し、あごを軽く引きます。

膝は股関節よりも高くなるように座ります。

1

腕を肩の高さに上げ、左右の人差し指の先がくっつくようにひし形を作ります。

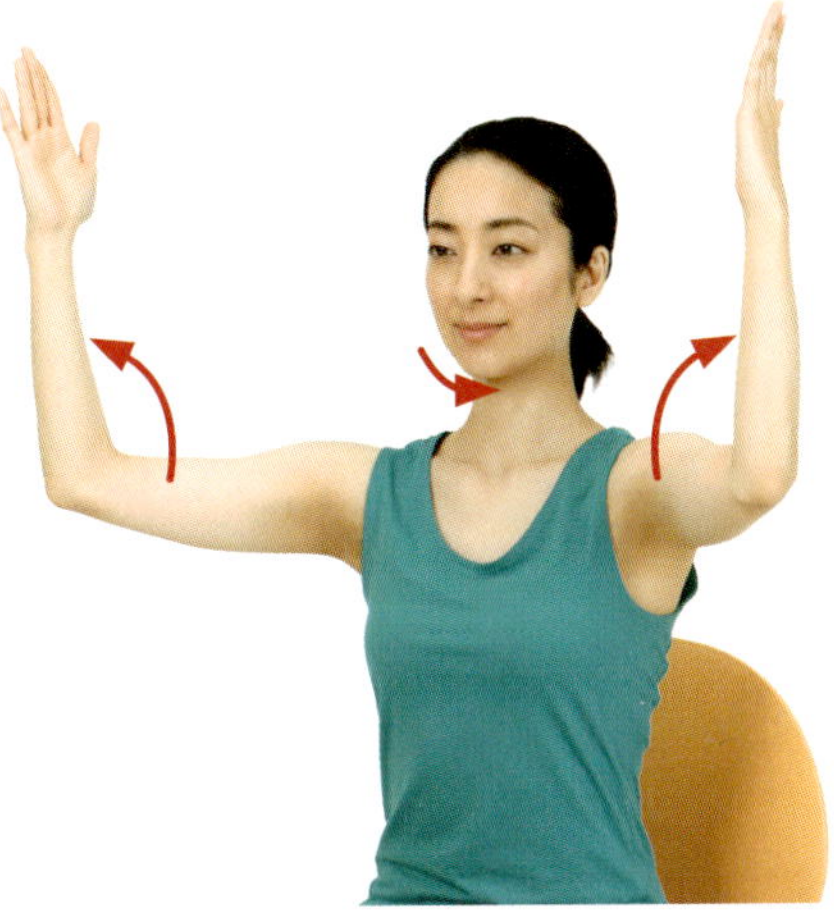

2

そこから、あごをのど元に引きつけたまま、肘を支点にして、手のひらが前を向くように肩甲骨を起き上がらせて10秒リリース。

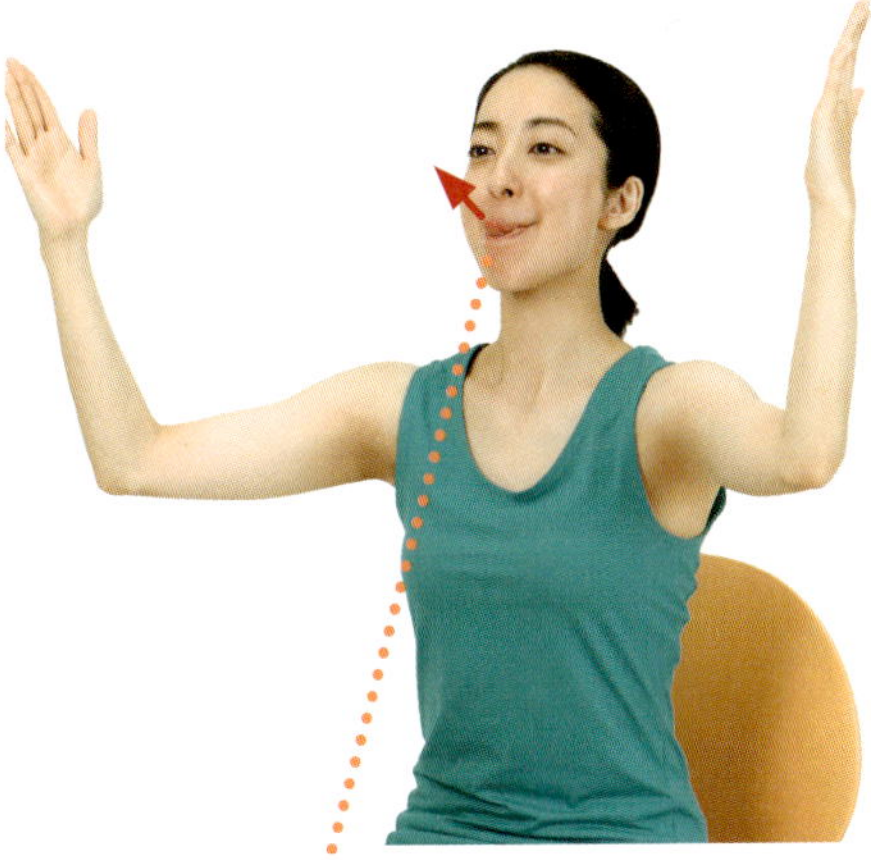

3

次に、あごは引いたままで舌を斜め上方に突き出して10秒リリース。

女性誌などで、あごも一緒に持ち上げて舌を出す体操が紹介されていますが、これは二重あごを進行させてしまうので、やってはいけません。

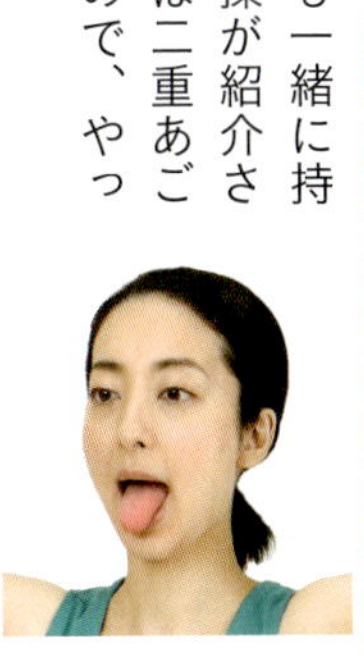

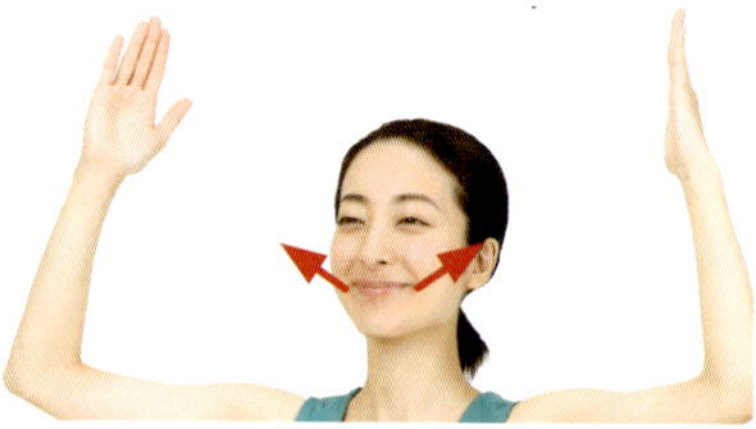

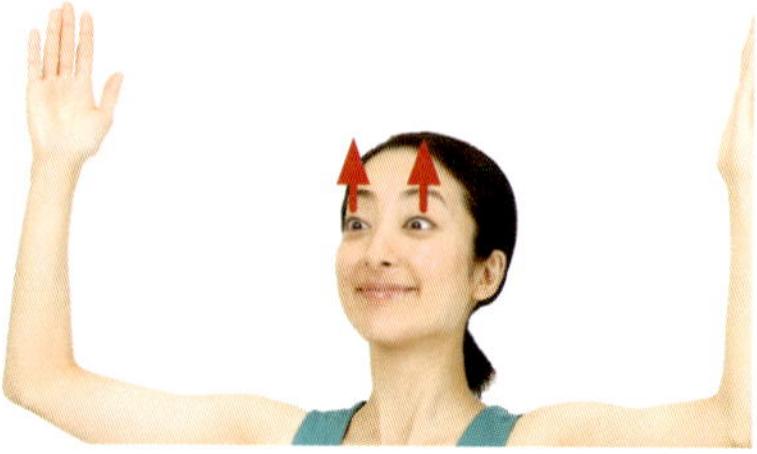

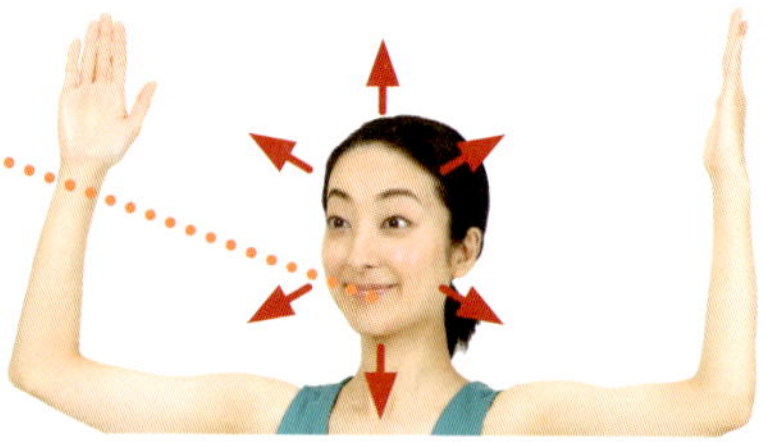

さらに口も大きく開いていきましょう。

4

左右の口角を耳の方向に引き上げ最大限の笑顔を作って10秒リリース。次に、その笑顔から目を大きく見開いて10秒リリース。最後に、顔全体が左右上下に大きく開くように広げて10秒リリースします。

これらを3回繰り返してください。慣れてきたら時間も長くしてください。

悪い例

腰が反ってしまう、あごが上がってしまうというのはNGです。

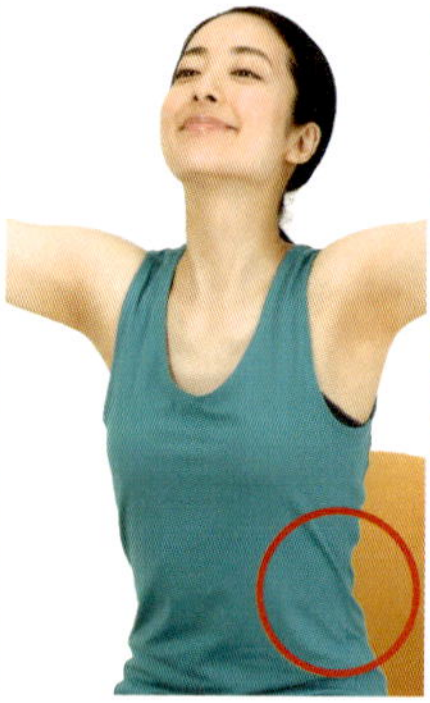

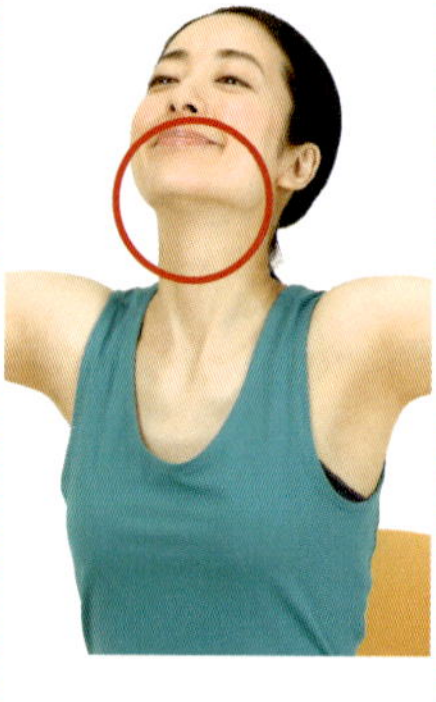

Chapter

9

理想的な骨盤の傾きを取り戻す筋膜リリース

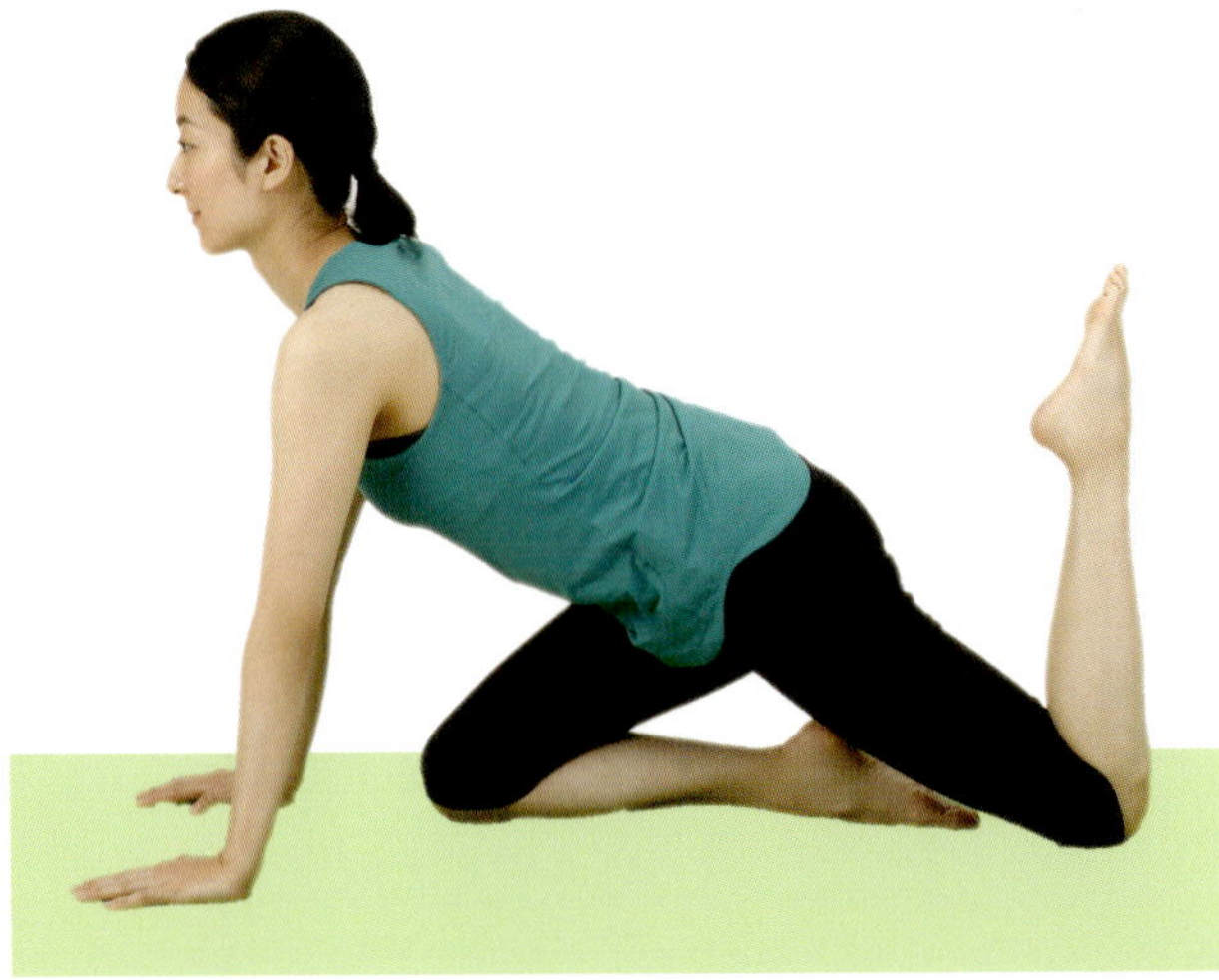

立った姿勢

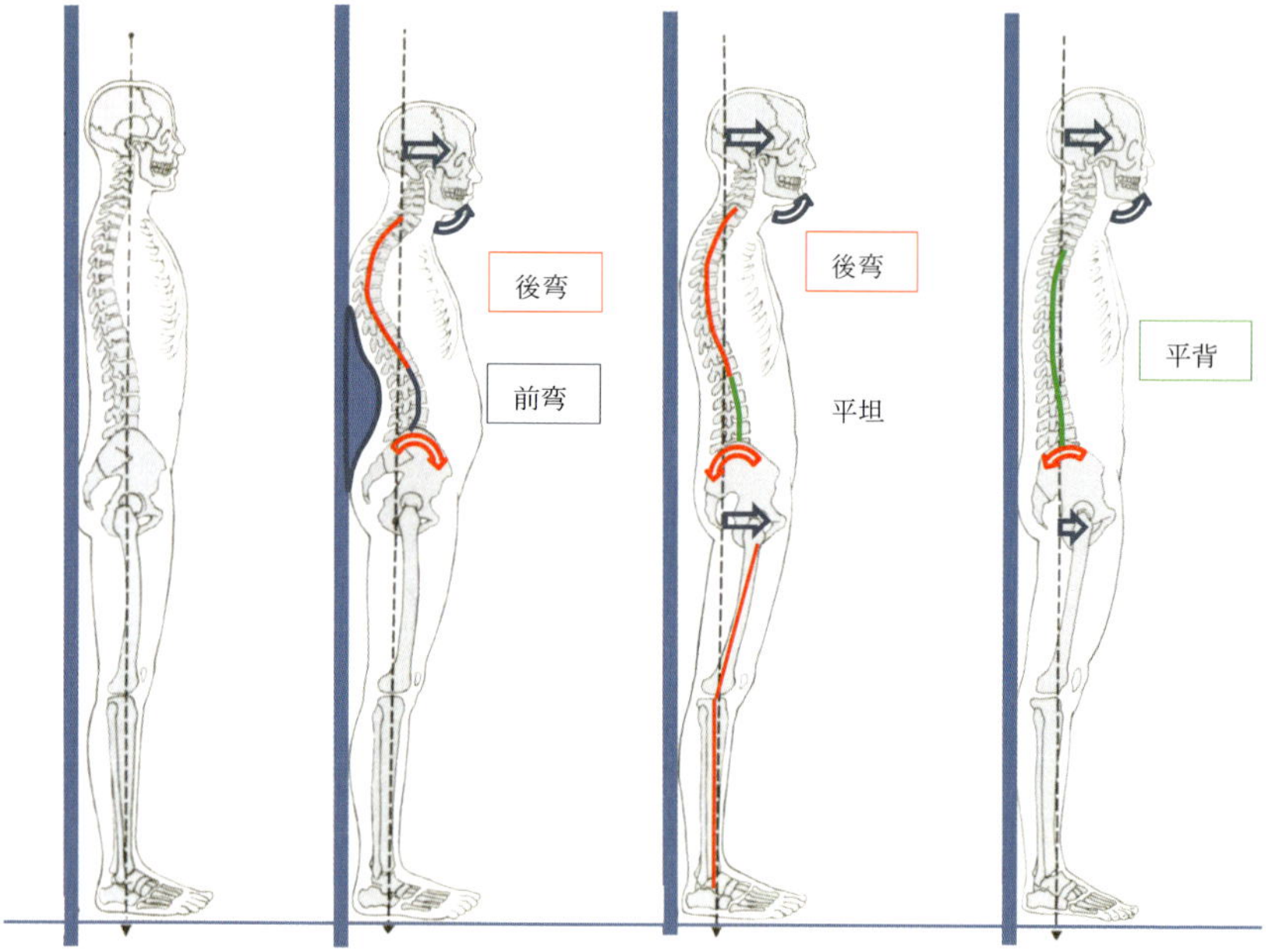

理想的　後弯前弯型　後弯平坦型　平背型

立った姿勢を横から見ると、理想的な姿勢から逸脱して、
後弯前弯型《こうわんぜんわん》（骨盤が前に傾いて腰が反ってねこ背になる）、
後弯平坦型《こうわんへいたん》（骨盤が後ろに傾いて股関節が前に出て、膝が普通よりも後ろに行き、長いねこ背になる）、
平背型《へいはい》（骨盤が後ろに少し傾いて股関節が少し前に出て、骨盤自体の縦の長さが普通よりも長くて無意識に腰パンになり、長いねこ背になる）の3つの異常姿勢がよく見られます。

この3つ共に、頭がからだの真上に乗っていなくて前に出て、あごが上がっています。

このような姿勢を続けると、肩こり、首こり、腰痛などを引き起こします。後弯前弯型では、X脚、腸脛靭帯炎《ちょうけいじんたいえん》、扁平足《へんぺいそく》、外反母趾《がいはんぼし》なども引き起こします。後弯平坦型や平背型では、O脚や足の内反捻挫《ないはんねんざ》などを引き起こすことがあります。

このような障害を予防したり、治していくためにも、骨盤まわりの筋膜リリースは大切です。

3つ共にねこ背もありますので、前述した「ねこ背直し筋膜リリース」も合わせて行ってください。

また、「見返り筋膜リリース」も有効です。

後弯前弯型では手と足を前に出した側が難しく、後弯平坦型と平背型では手が上で足を後ろに引いた側が難しく感じます。左右のどちらも同じくらいにできるように続けていくのが大切です。

では、骨盤まわりの筋膜リリースを紹介しましょう。

1

腰伸ばし筋膜リリース

これは後弯前弯型に対して、腰の反りを治していくのに効果的です。

60秒
3回

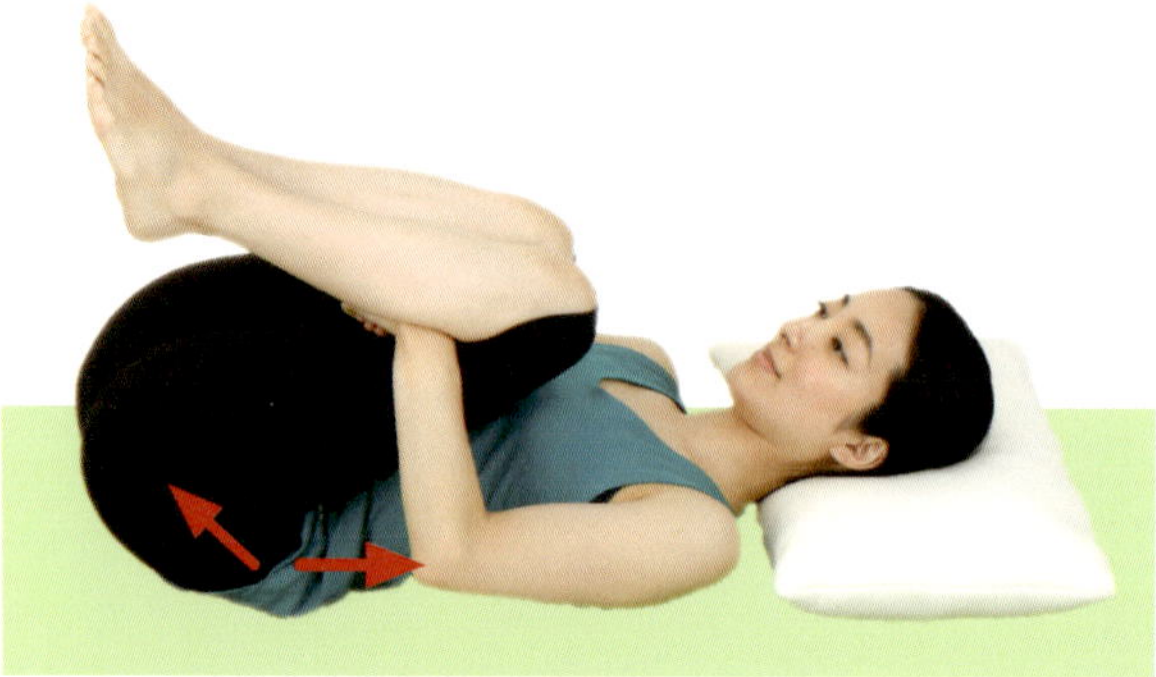

1

両膝の後ろで両手を組みます。そして、両膝を胸に近づけてくるようにします。お尻が浮くまで持ち上げて、腰を20秒リリース。

悪い例

膝が伸びてしまう、両膝を倒すときに肩まで浮いてしまうというのはNGです。

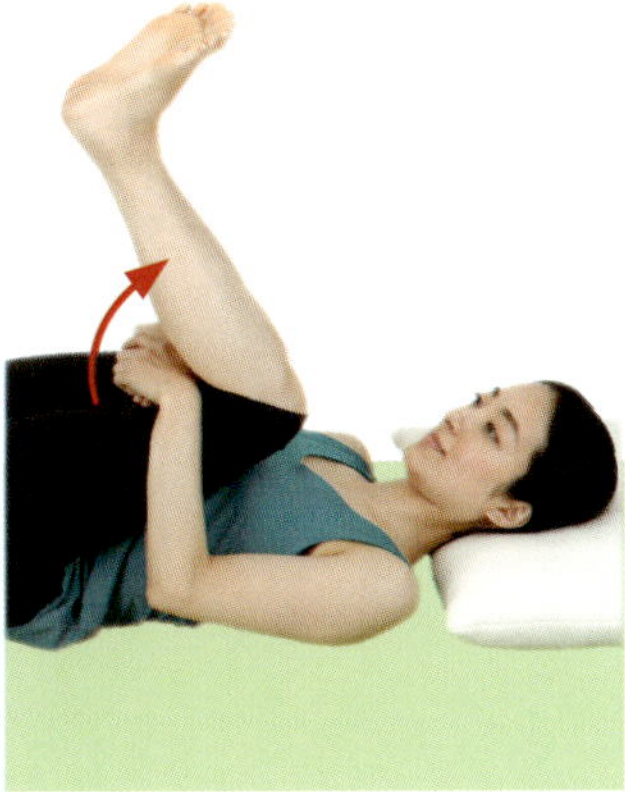

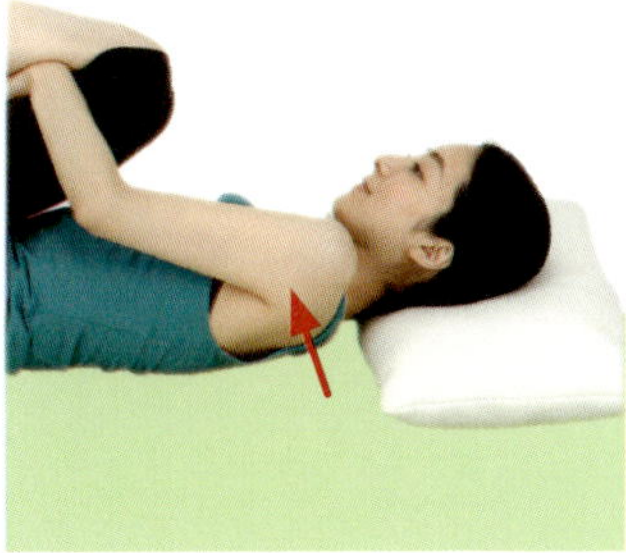

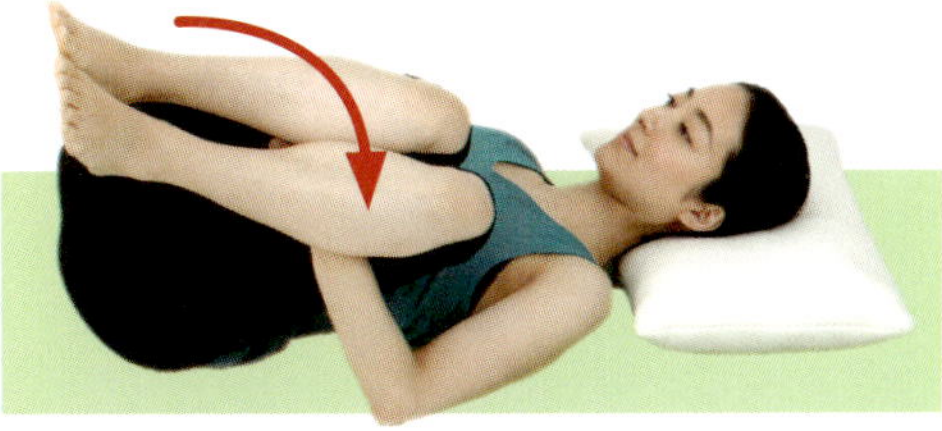

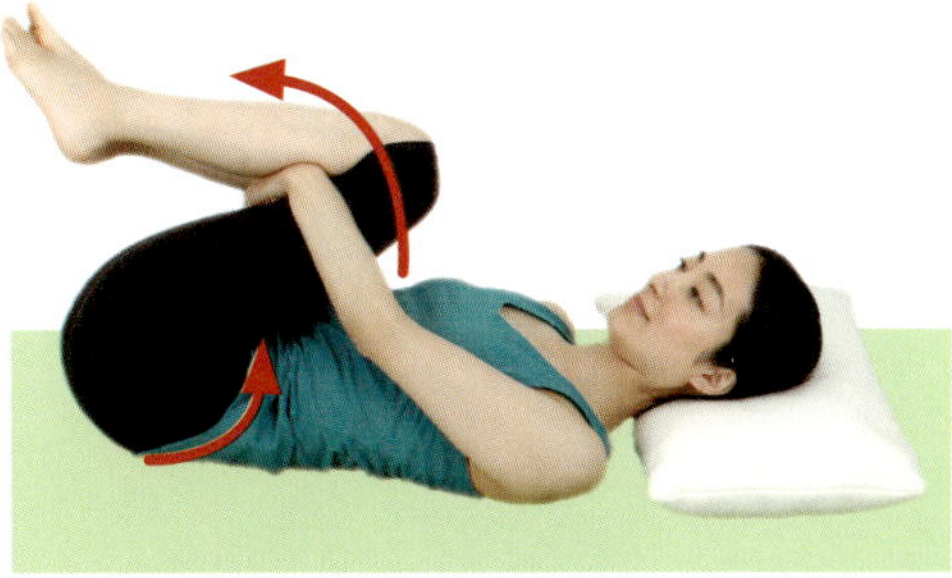

2

続いて、両膝を左に倒して
骨盤と腰をその方向に回して
20秒リリース。
さらに、両膝を右に倒して
骨盤と腰をその方向に回して
20秒リリースします。

2

腰から股関節の筋膜リリース

これは後弯前弯型に対して、腰の反りを治して、腰から股関節の前につく筋肉（腸腰《ちょうよう》筋《きん》）を柔らかくしていくのに効果的です。

60秒3回ずつ

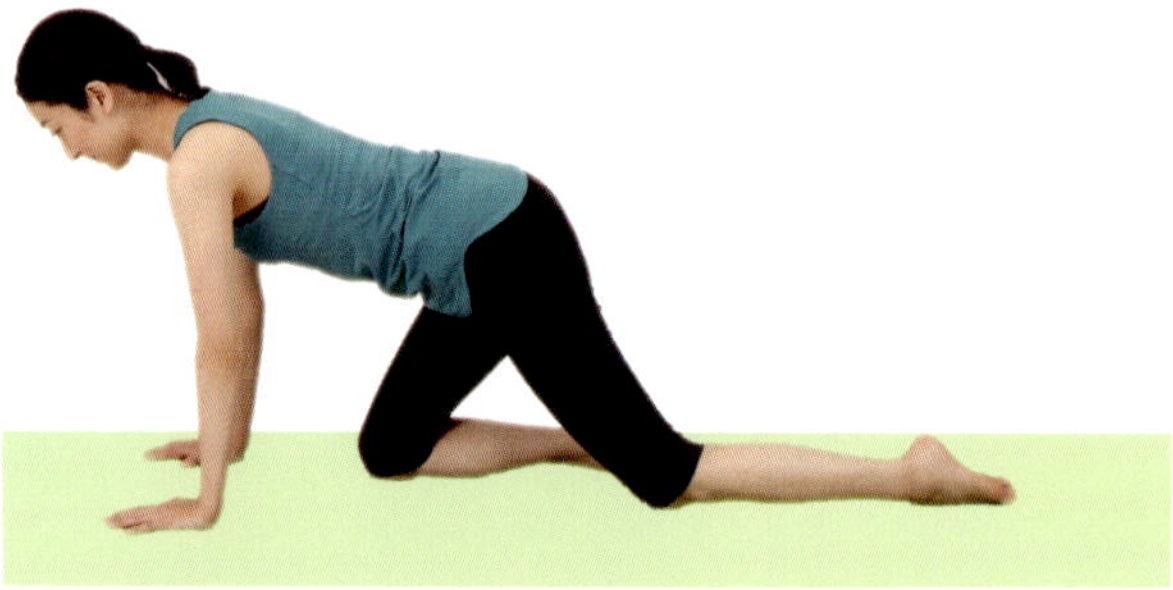

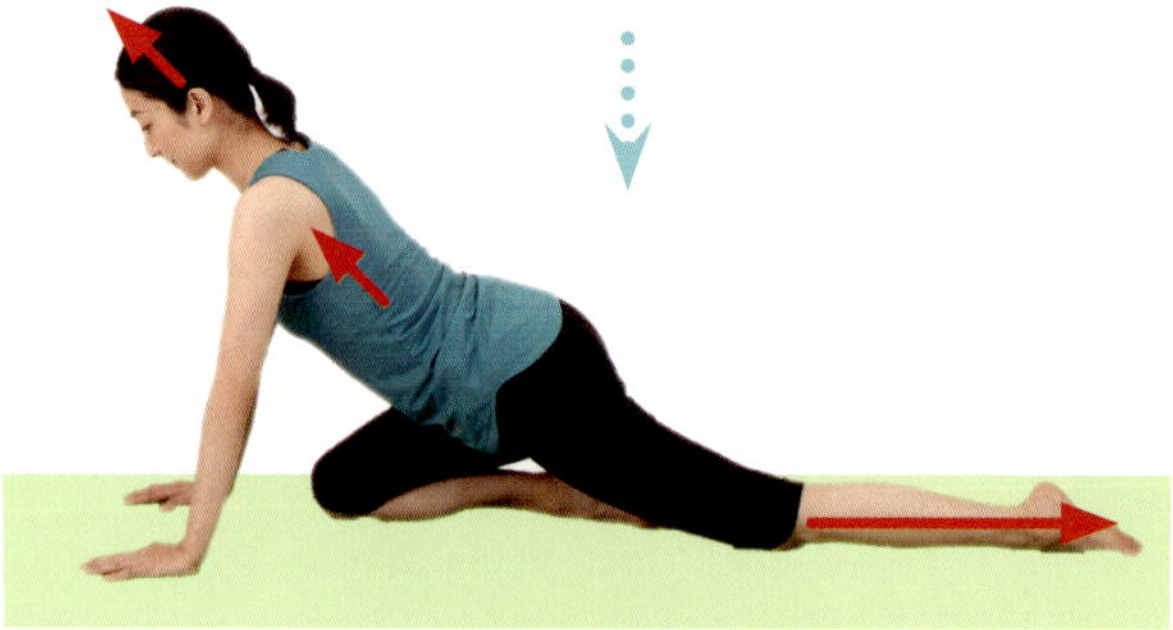

1

両手と右膝を前方につきます。あごを軽く引いたままで、からだと頭は斜め前方に伸びるようにして、左足を後ろに滑らせて伸ばしながら30秒リリース。

2

さらに左の骨盤をベッド方向に沈み込ませながら30秒リリースします。続いて、反対もリリースします。

左右をそれぞれ3回繰り返してください。慣れてきたら時間も長くしてください。

左右で伸びにくい側をじっくりと時間をかけるようにしてください。

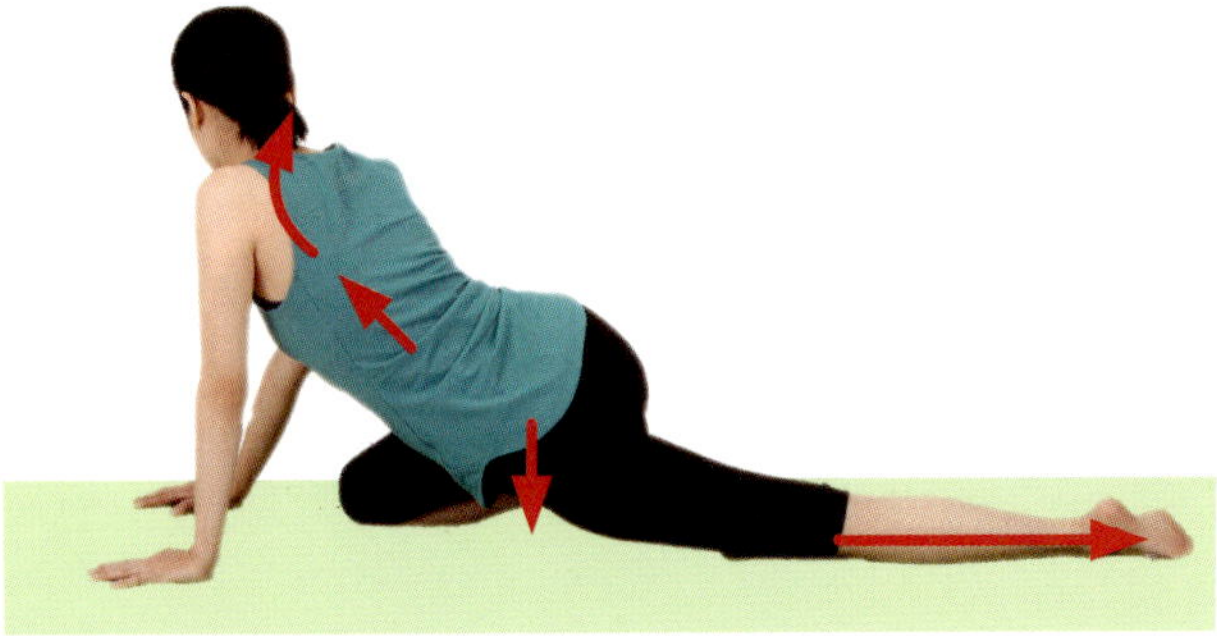

悪い例

あごが上がってしまう、腰が反ってしまうというのはNGです。

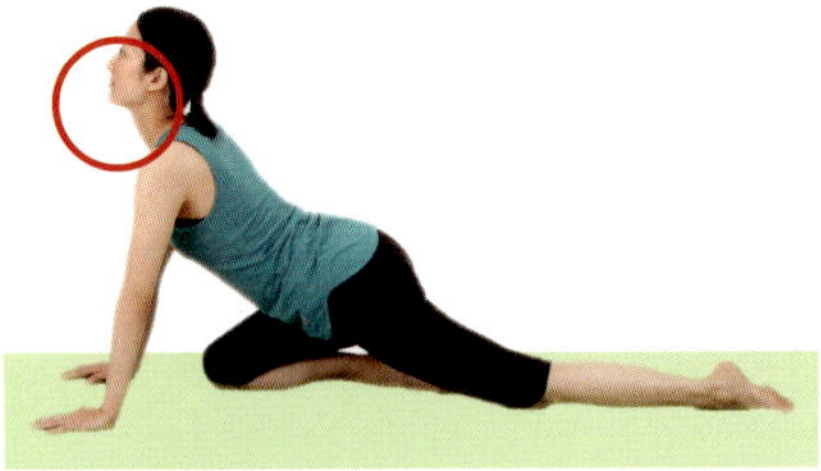

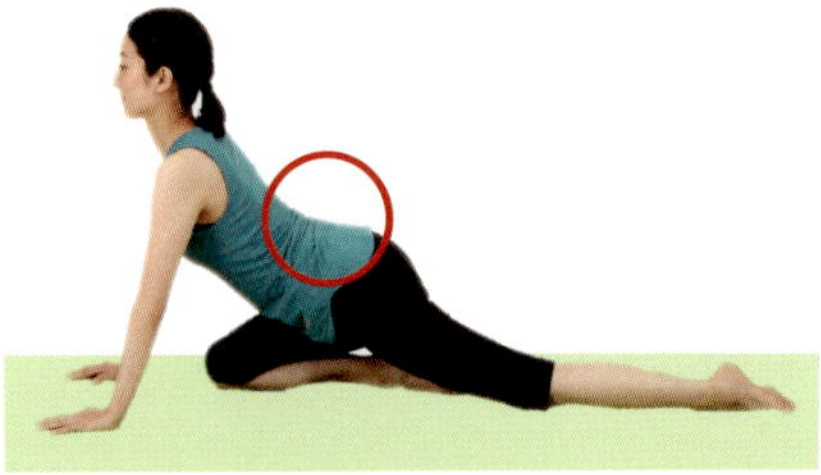

③

腰から股関節の膝曲げ筋膜リリース

60秒
3回ずつ

③〜⑤は、腰から股関節の筋膜リリースの応用編です。

この③は、後弯前弯型に対して、腰の反りを治して、腸腰筋だけでなく、ももの前面の大腿直筋《だいたいちょっきん》もリリースしていくのでさらに効果的です。

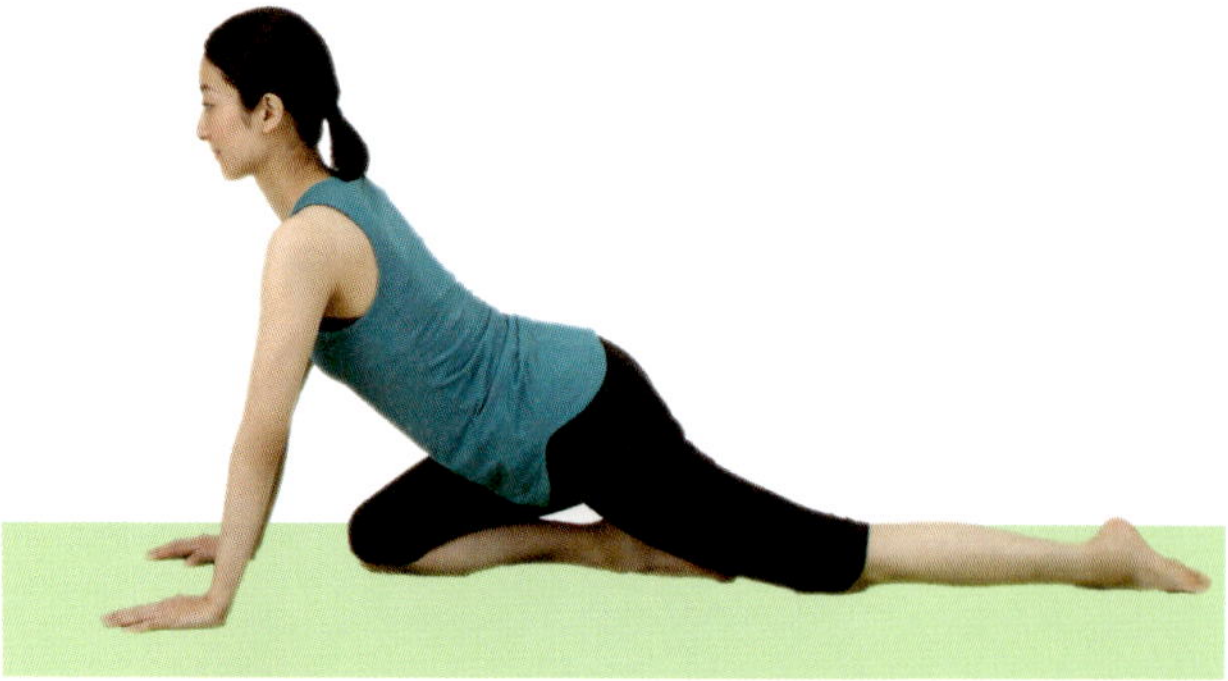

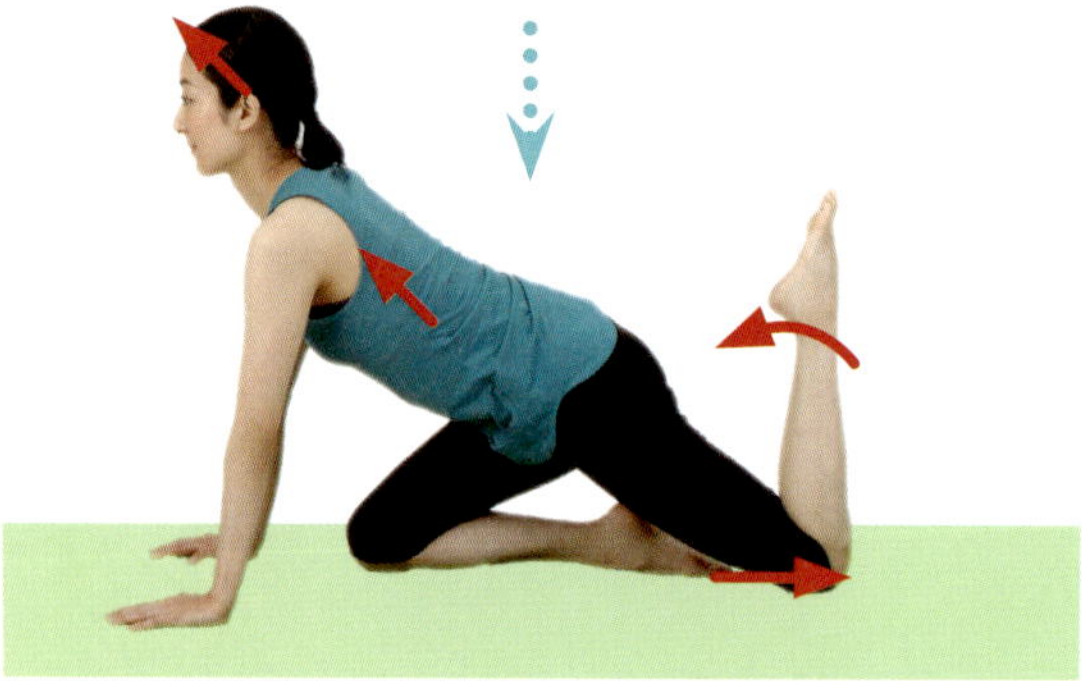

1

手と右膝を前方につきます。あごを軽く引いたままで、からだと頭は斜め前方に伸びるようにして、左足を後ろに滑らせて伸ばしてから膝を曲げていき30秒リリース。

2

1が楽にできるようになったら、さらに左の骨盤をベッド方向に沈み込ませながら30秒リリースします。続いて、反対もリリースします。

左右をそれぞれ3回繰り返してください。慣れてきたら時間も長くしてください。左右で伸びにくい側をじっくりと時間をかけるようにしてください。

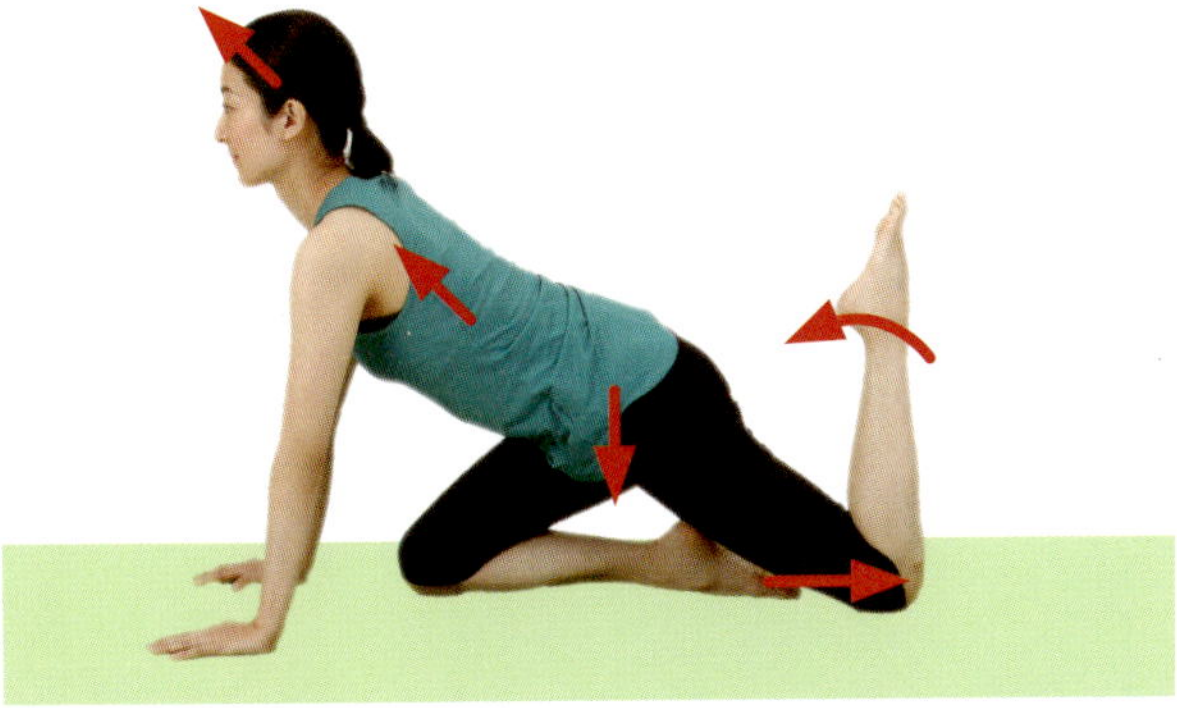

悪い例

あごが上がってしまう、腰が反ってしまうというのはNGです。

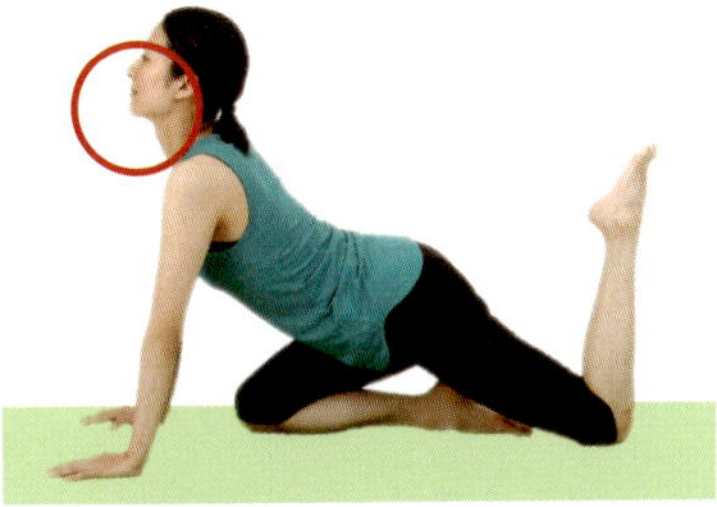

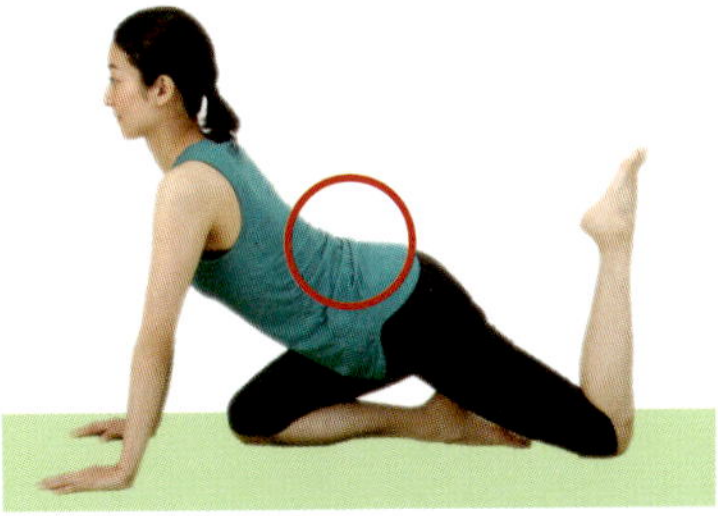

4

腰から股関節の膝下ろし曲げ筋膜リリース

40秒3回ずつ

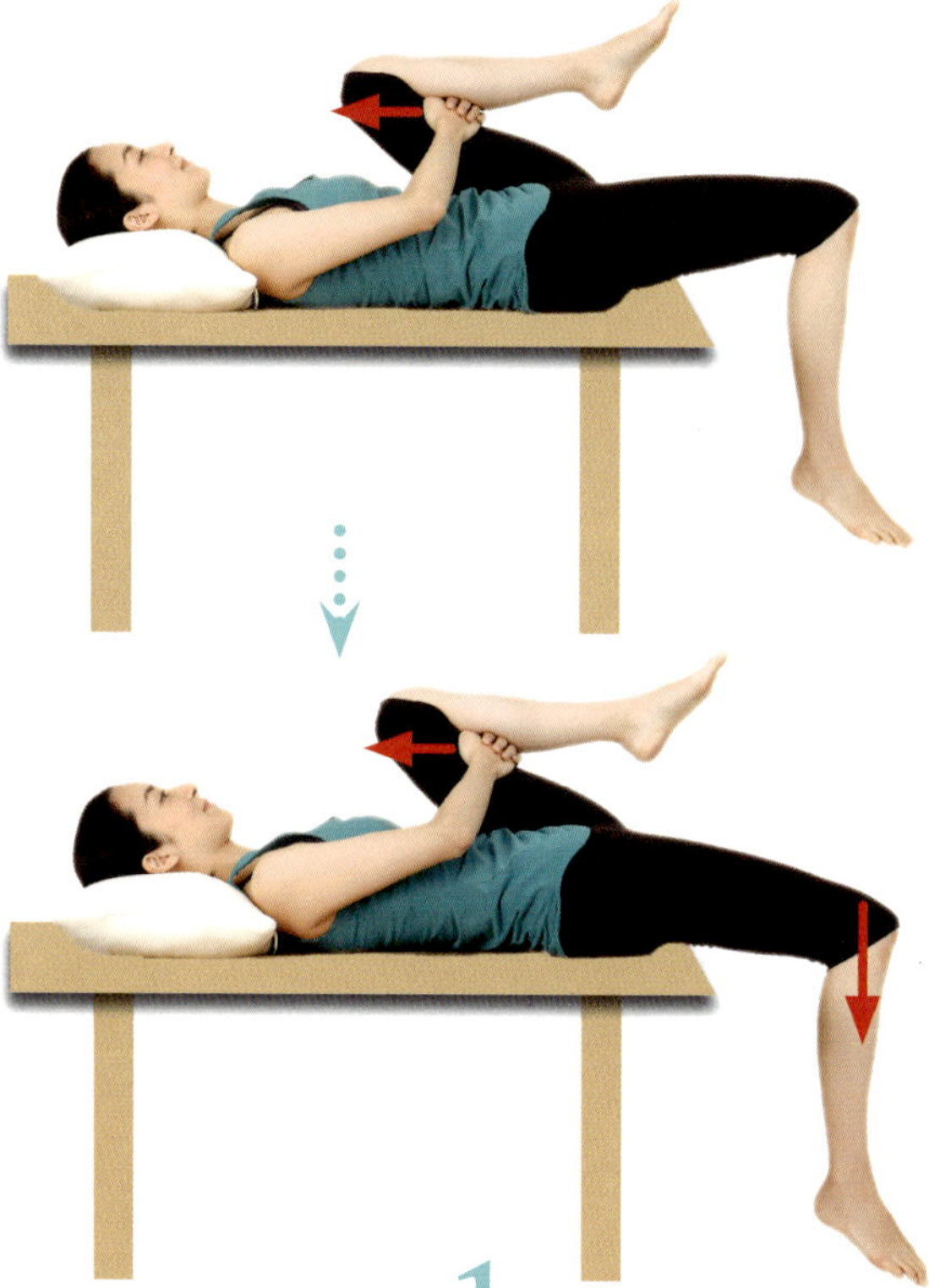

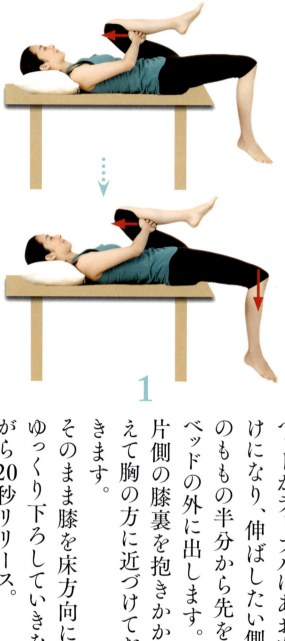

1

ベッドかテーブルにあお向けになり、伸ばしたい側のももの半分から先をベッドの外に出します。

片側の膝裏を抱きかかえて胸の方に近づけておきます。

そのまま膝を床方向にゆっくり下ろしていきながら20秒リリース。

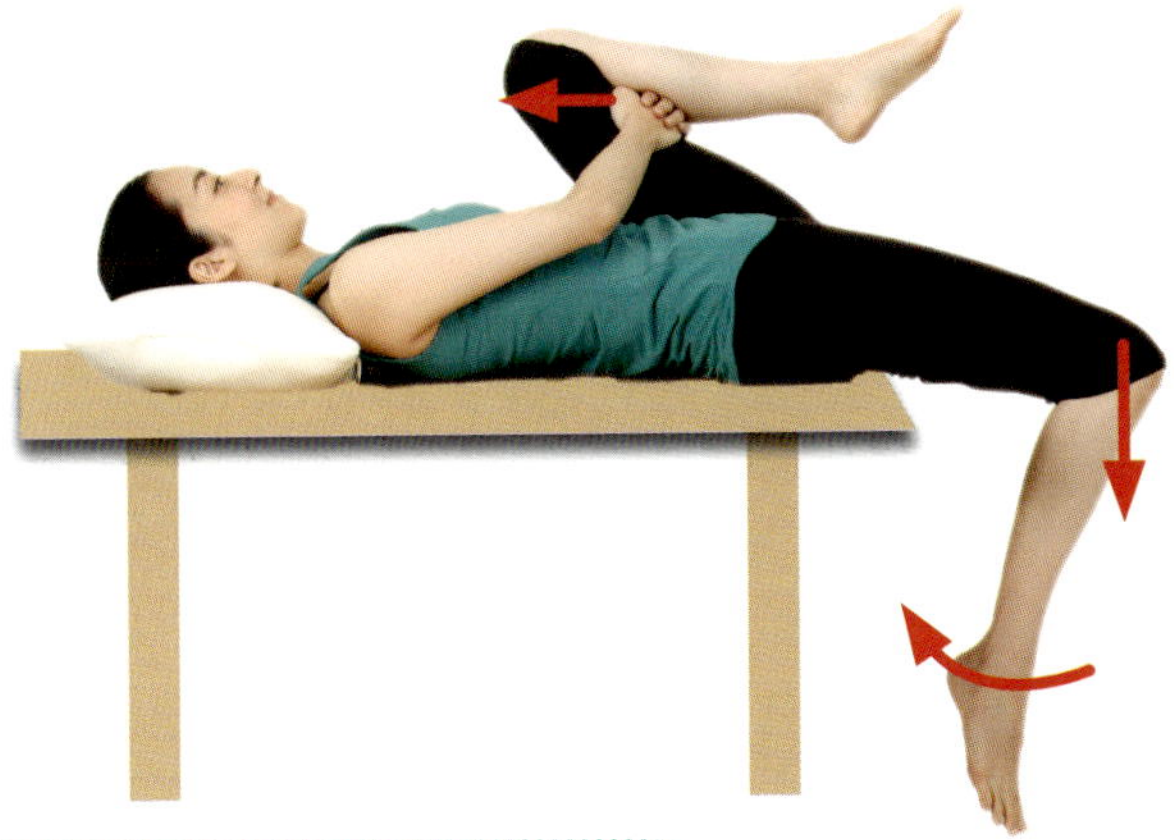

2 さらに膝を曲げていき20秒リリースします。

左右をそれぞれ3回繰り返してください。慣れてきたら時間も長くしてください。

左右で伸びにくい側をじっくりと時間をかけるようにしてください。

悪い例

あごが上がってしまう、膝を曲げるときに膝が持ち上がってしまうというのはNGです。

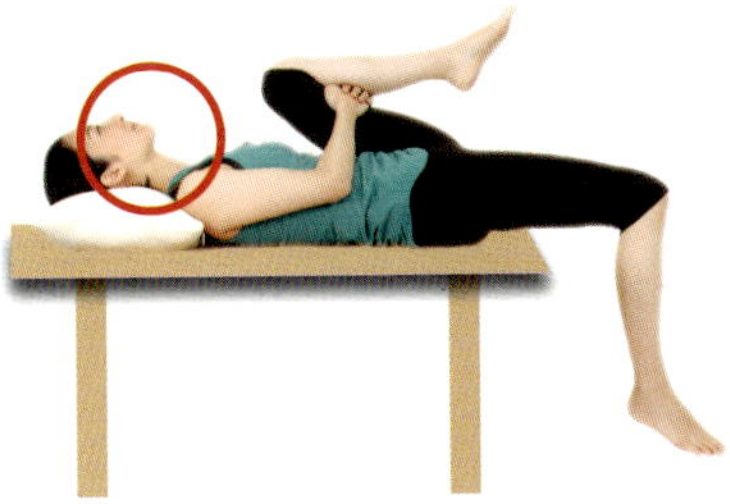

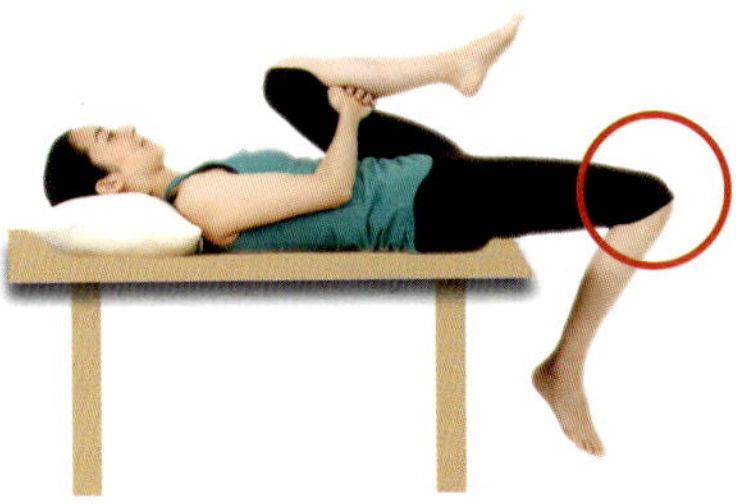

5

腰から股関節の片膝立ち筋膜リリース

椅子の座面やテーブルを使う方法もあります。これも、腸腰筋だけでなく、ももの前面の大腿直筋もリリースしていくので効果的です。

40秒
3回ずつ

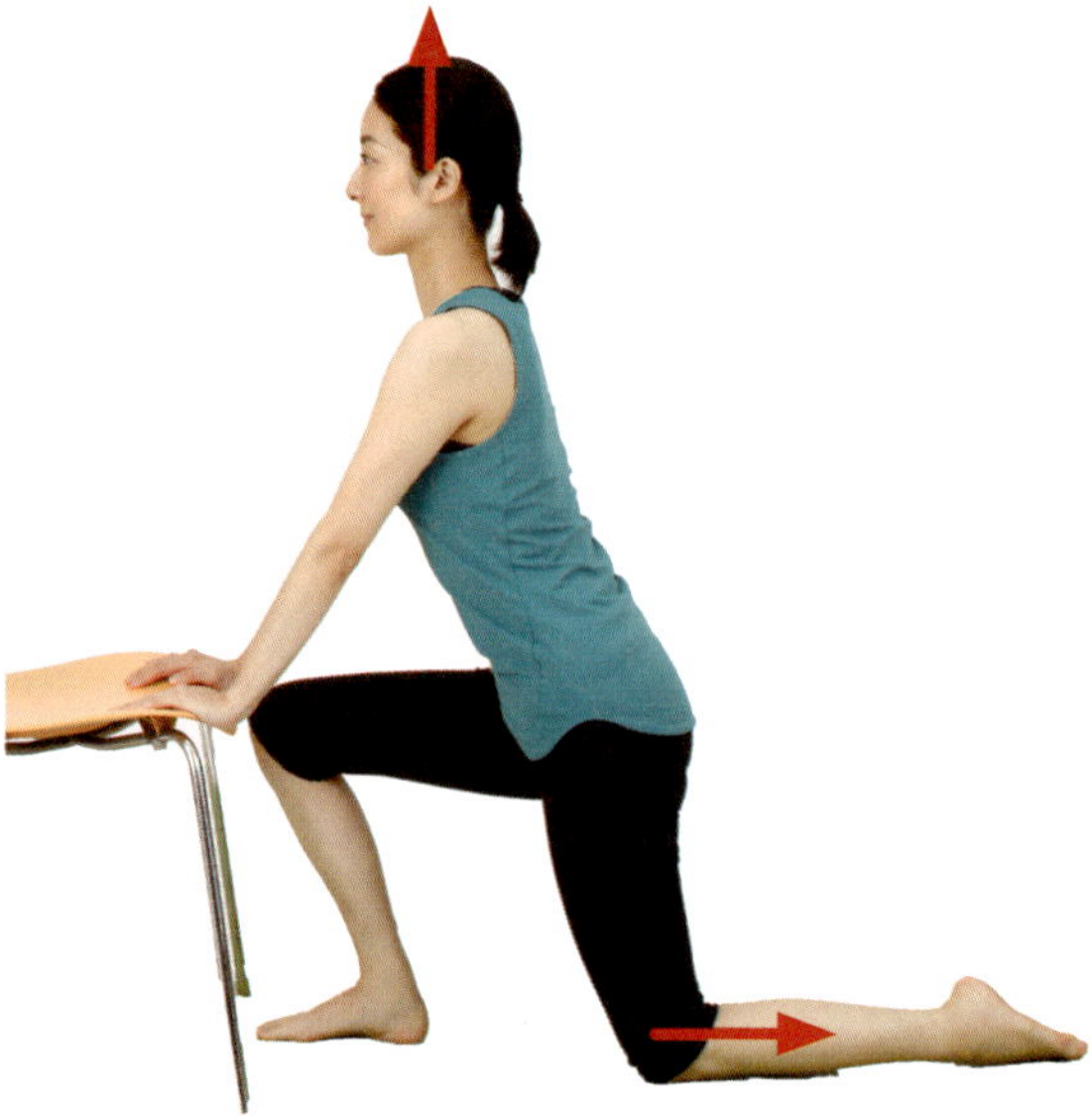

1

両手を椅子の座面やテーブルに乗せます。右膝を曲げて右の足を前に出します。左の膝は後ろにつきます。あごを軽く引いたままで、からだと頭は斜め前方に伸びるようにし、左膝は後ろに引いて30秒リリース。

2

次に、左足首を左手で持ち、膝を曲げていきながら30秒リリースします。続いて、反対もリリースします。

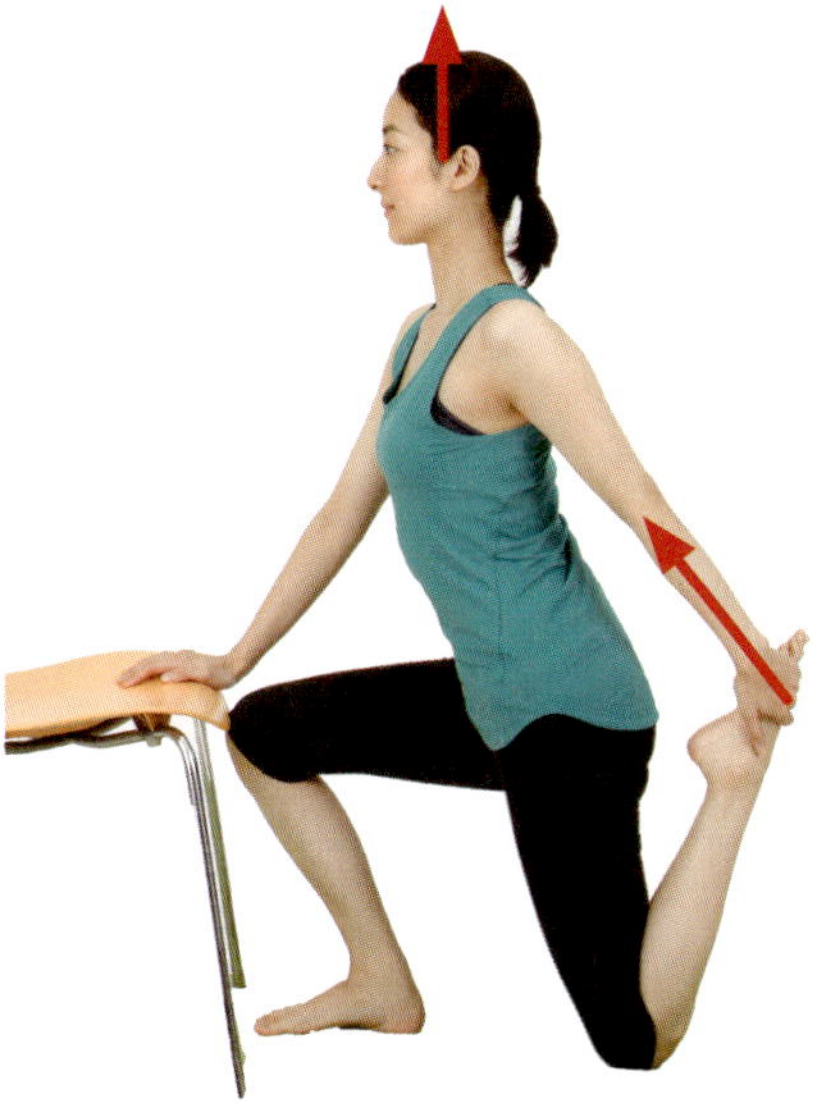

左右をそれぞれ3回繰り返してください。
慣れてきたら時間も長くしてください。
左右で伸びにくい側をじっくりと時間をかけるようにしてください。

悪い例

腰が反ってしまう、膝を曲げるときに股関節も曲がってしまうというのはNGです。

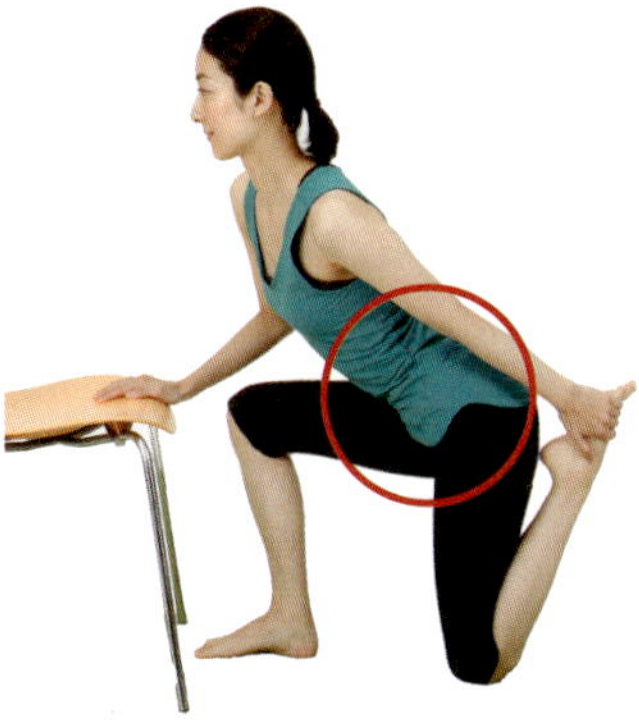

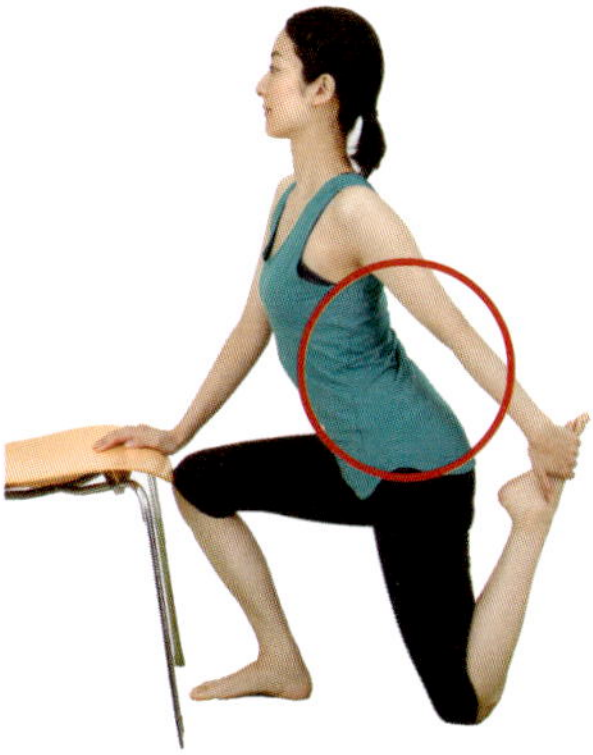

6

もも裏筋膜リリース（椅子で）

30秒3回ずつ

これは、後弯平坦型と平背型で、もも裏のハムストリングスという筋肉を柔らかくしていくのに効果的です。ハムストリングスをリリースしたい場合は、膝を完全に伸ばさないで、軽く曲げておくのがコツです。完全に伸ばしてしまうと、ハムストリングス以外の筋肉や神経が引っ張られて別の痛みが出ることがありますのでご注意ください。

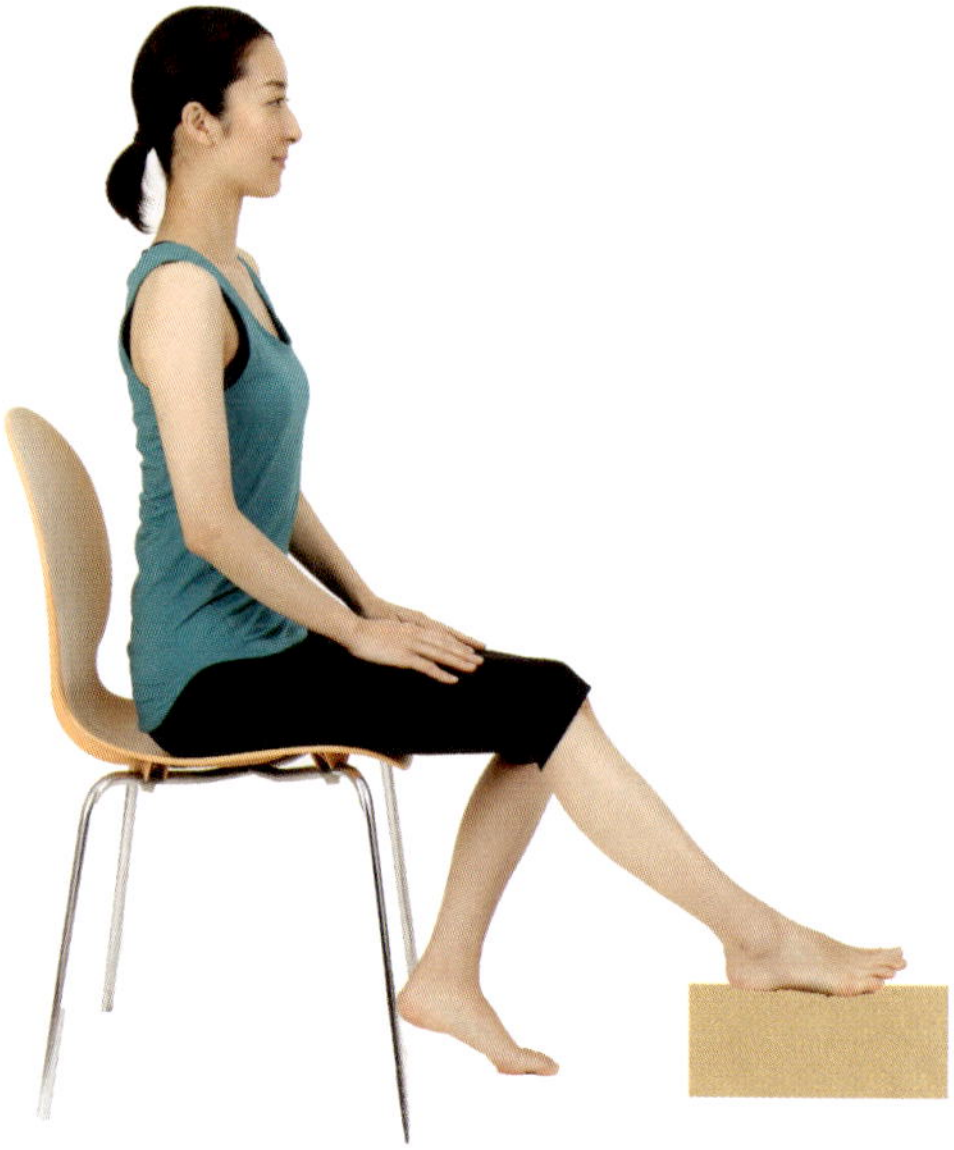

1

椅子に座り、足を低めの台に乗せて膝を軽く曲げた状態にします。

2

両手を骨盤の後ろに当てて、からだと一緒に骨盤を前に倒していき、もも裏をゆっくり伸ばして30秒リリースします。

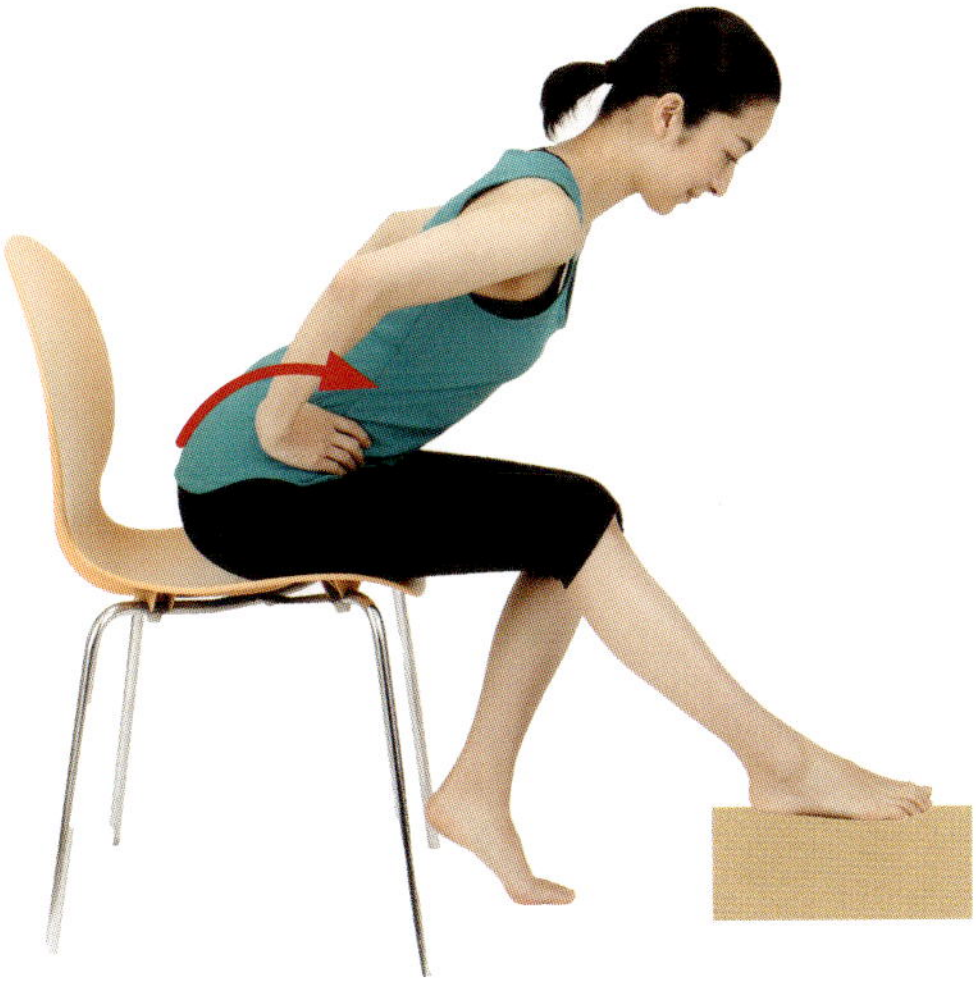

左右をそれぞれ3回繰り返してください。

慣れてきたら時間も長くしてください。

左右で伸びにくい側をじっくりと時間をかけるようにしてください。

悪い例

膝が伸びきったまま行う、腰を丸めてしまうというのはNGです。

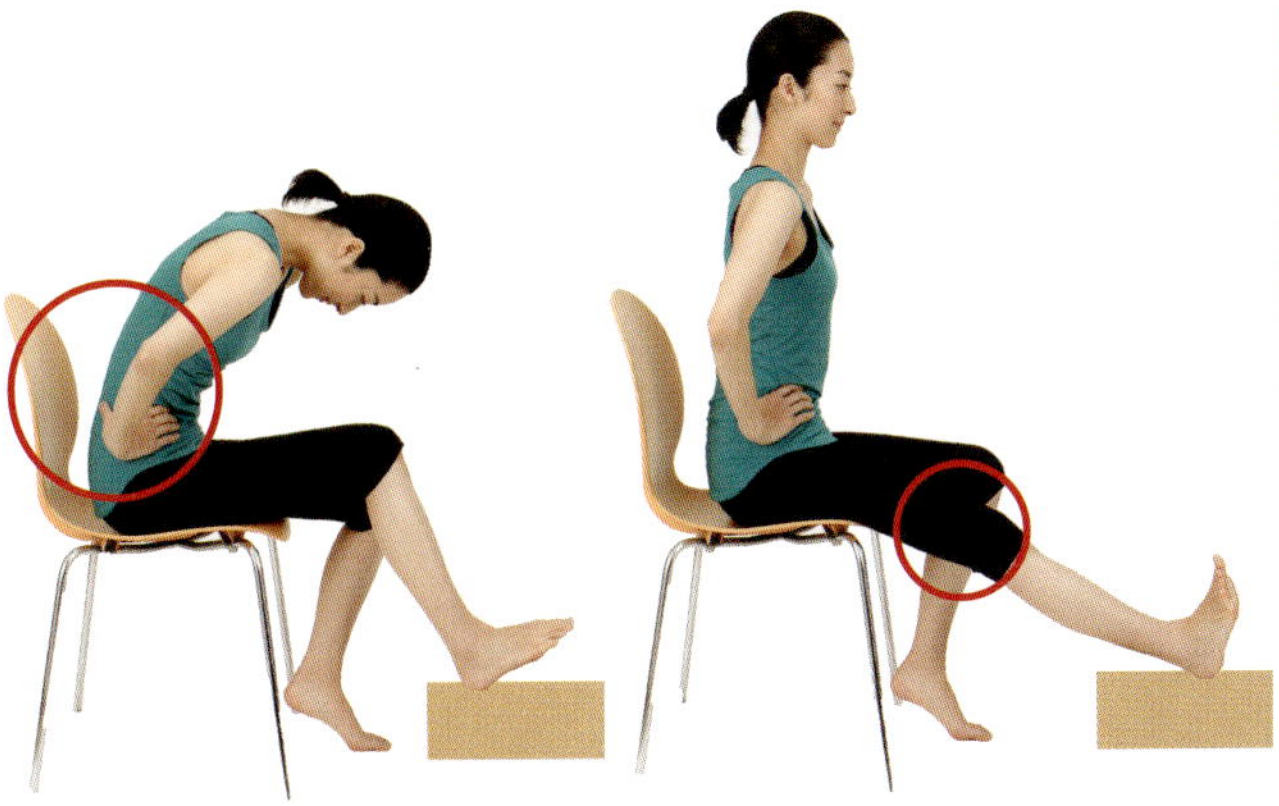

7 もも裏筋膜リリース（ソファー、ベッドで）

これも、後弯平坦型と平背型で、もも裏のハムストリングスという筋肉を柔らかくしていくのに効果的です。やはり、膝が完全に伸びないように注意してください。

30秒3回ずつ

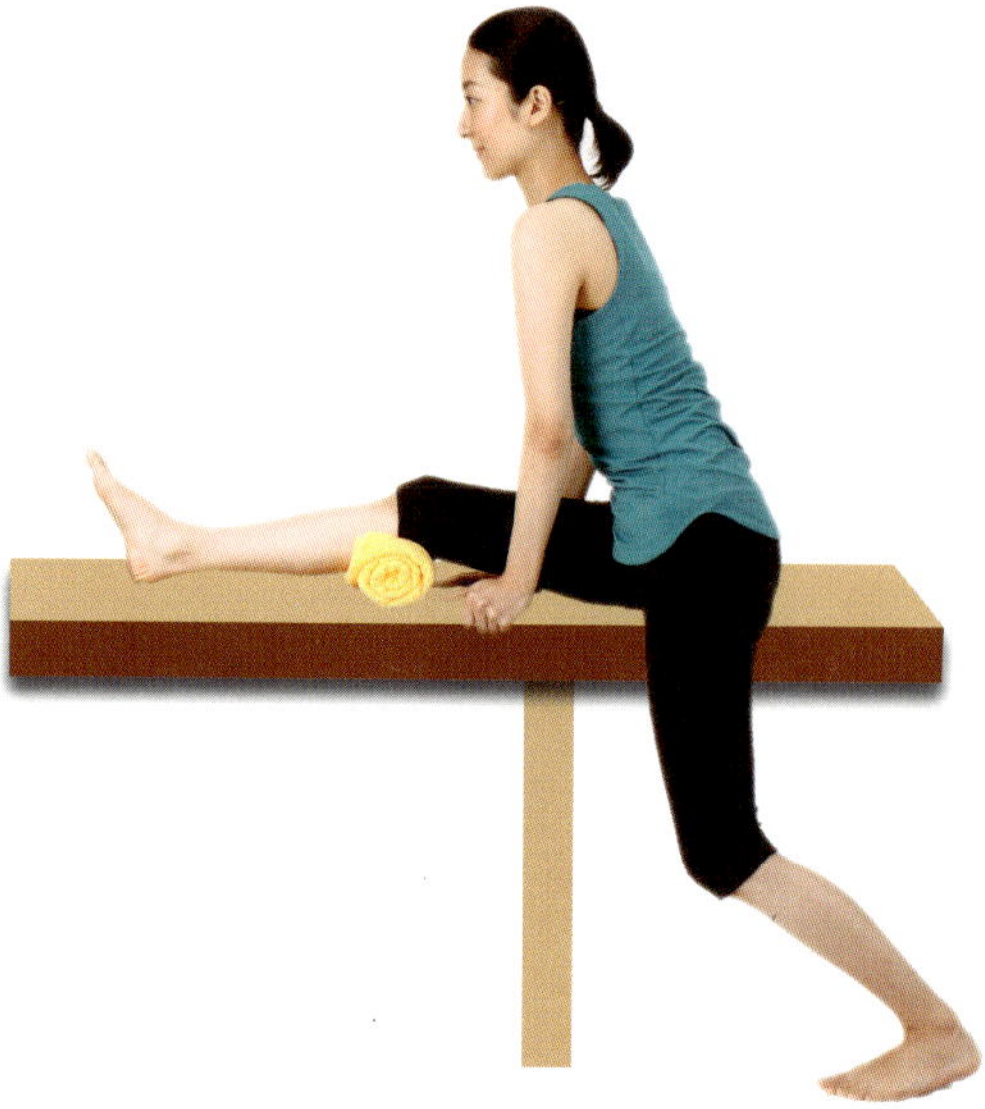

1

伸ばしたい側をソファーやベッドに乗せ、反対の足を床に着き後ろに引きます。乗せた側の膝の下に丸めたバスタオルを敷きます。

2

からだと一緒に骨盤を前に倒していき、同時に床に付けた足を後ろに引いていきます。からだを前に倒していき、もも裏をゆっくり伸ばしていき30秒リリースします。

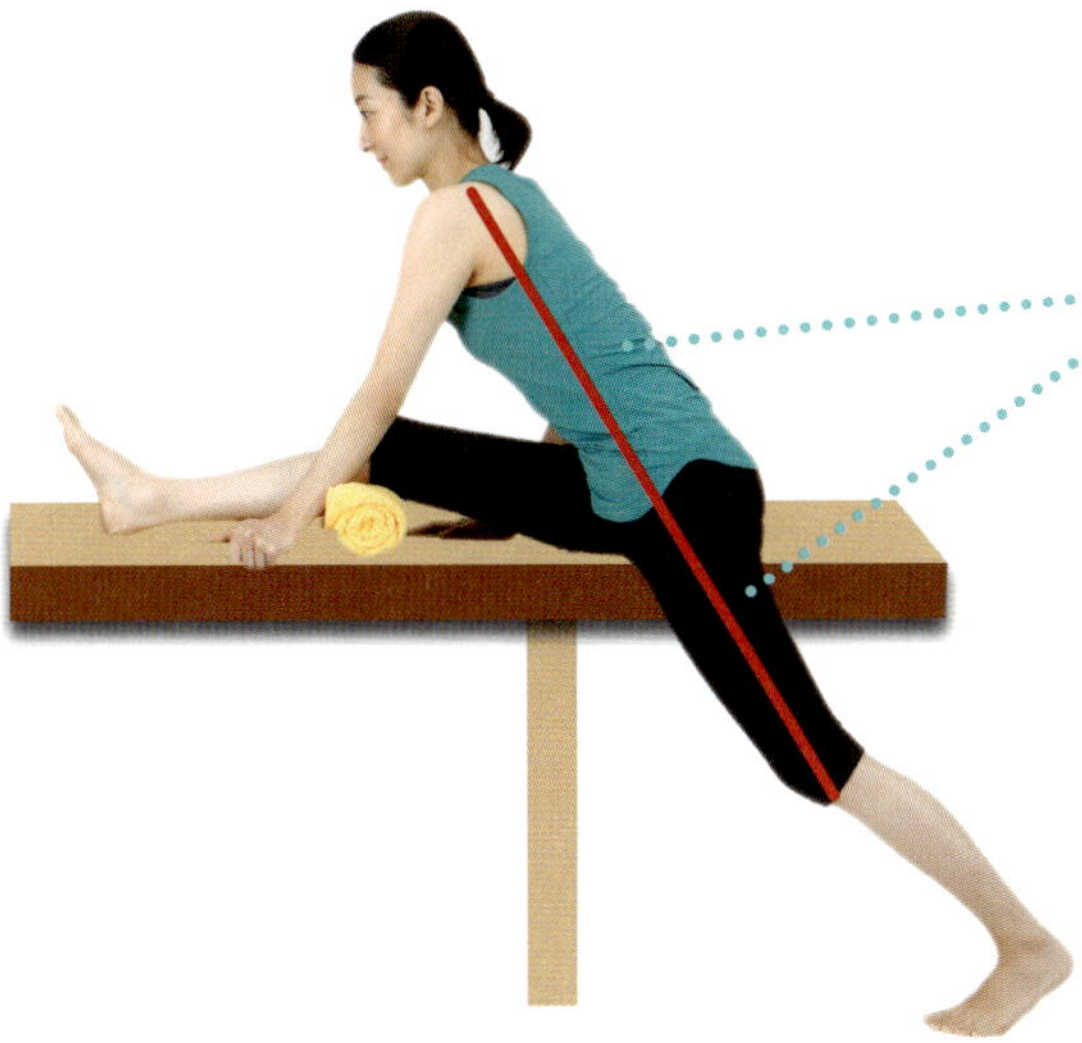

からだと、ももが一直線になるのが理想です。

左右をそれぞれ3回繰り返してください。慣れてきたら時間も長くしてください。

左右で伸びにくい側をじっくりと時間をかけるようにしてください。

悪い例

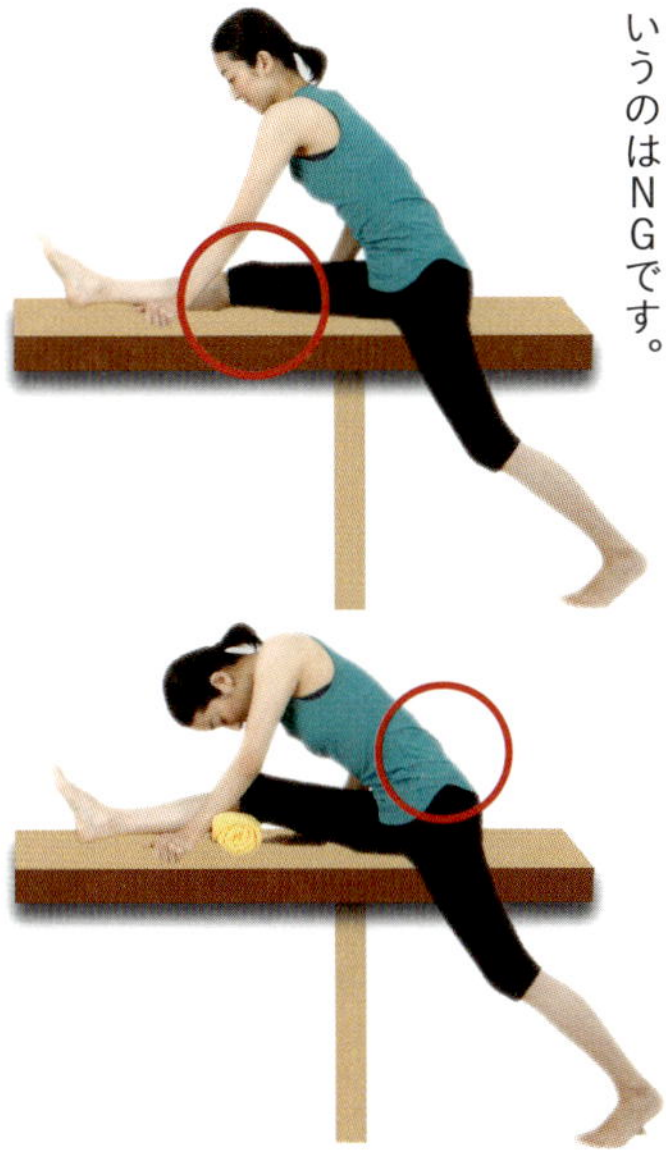

膝の下にタオルを敷き忘れたり、腰だけが丸まってしまうというのはNGです。

8 斜め伸ばし閉じ筋膜リリース

20秒 3回ずつ

どちらかの骨盤は、骨盤が前に傾いているけれども、反対側の骨盤は後ろに傾いているというような左右非対称な骨盤の形の人も結構多いです。この場合、「見返り筋膜リリース」も効果的ですが、ここでは、あお向けで行う骨盤調整筋膜リリースを紹介します。

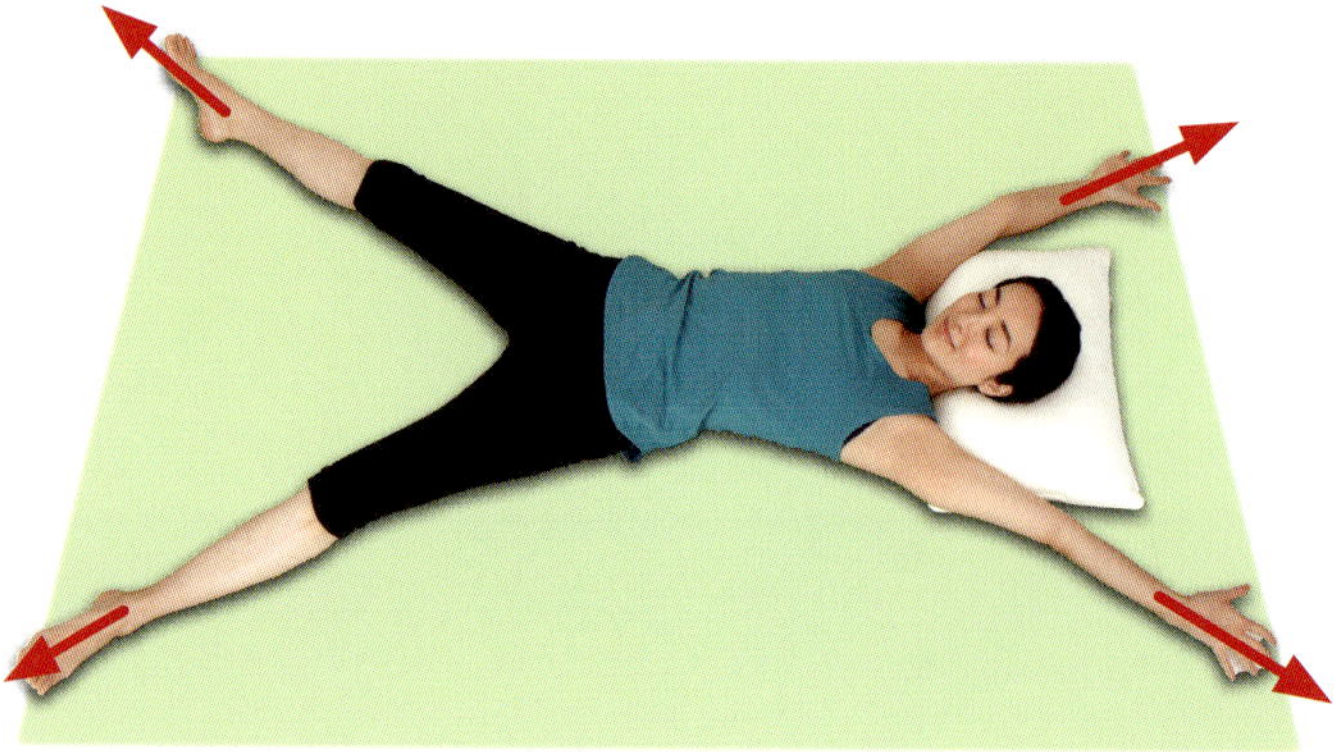

1

あお向けになり、両手両足をしっかりと伸ばします。

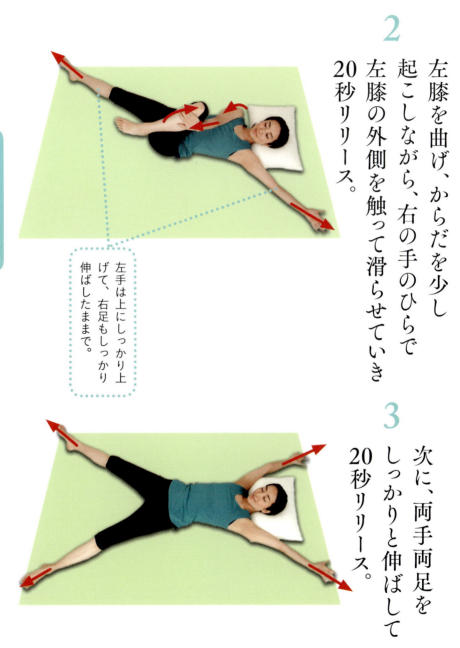

2

左膝を曲げ、からだを少し起こしながら、右の手のひらで左膝の外側を触って滑らせていき20秒リリース。

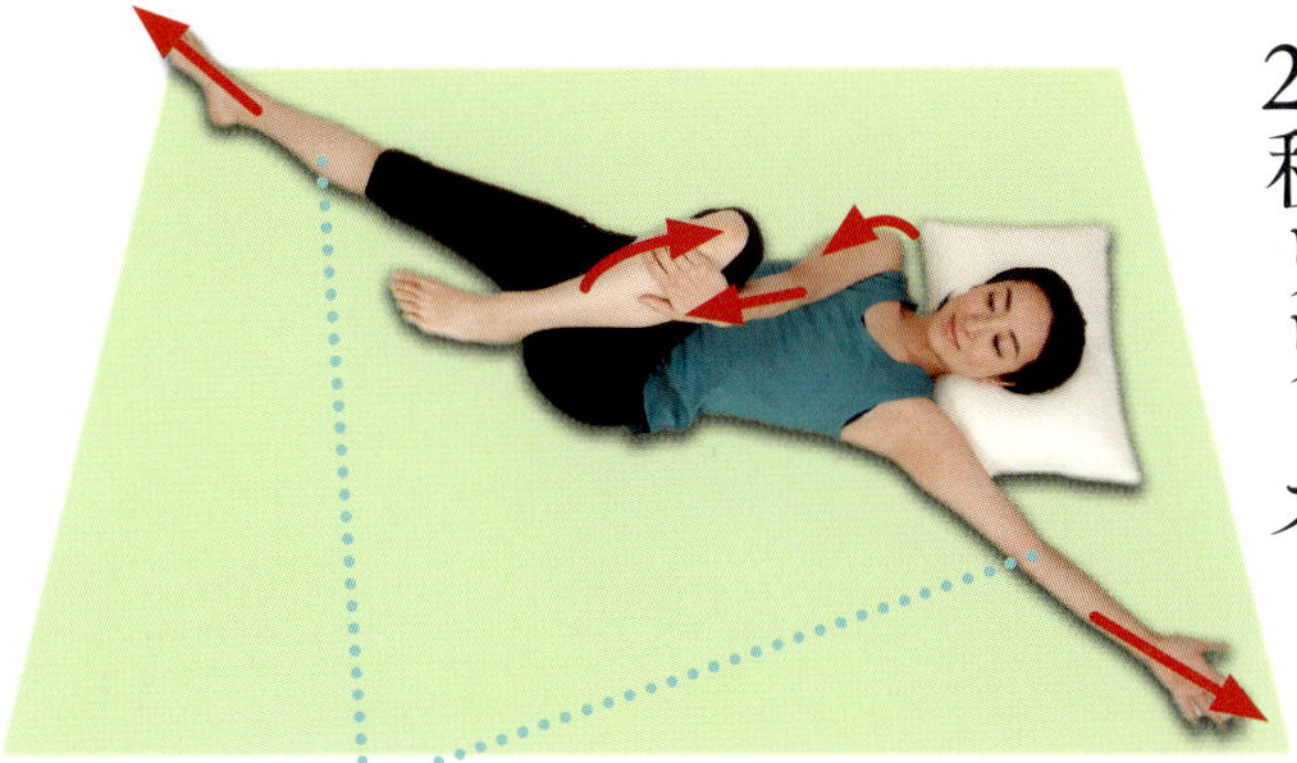

左手は上にしっかり上げて、右足もしっかり伸ばしたままで。

3

次に、両手両足をしっかりと伸ばして20秒リリース。

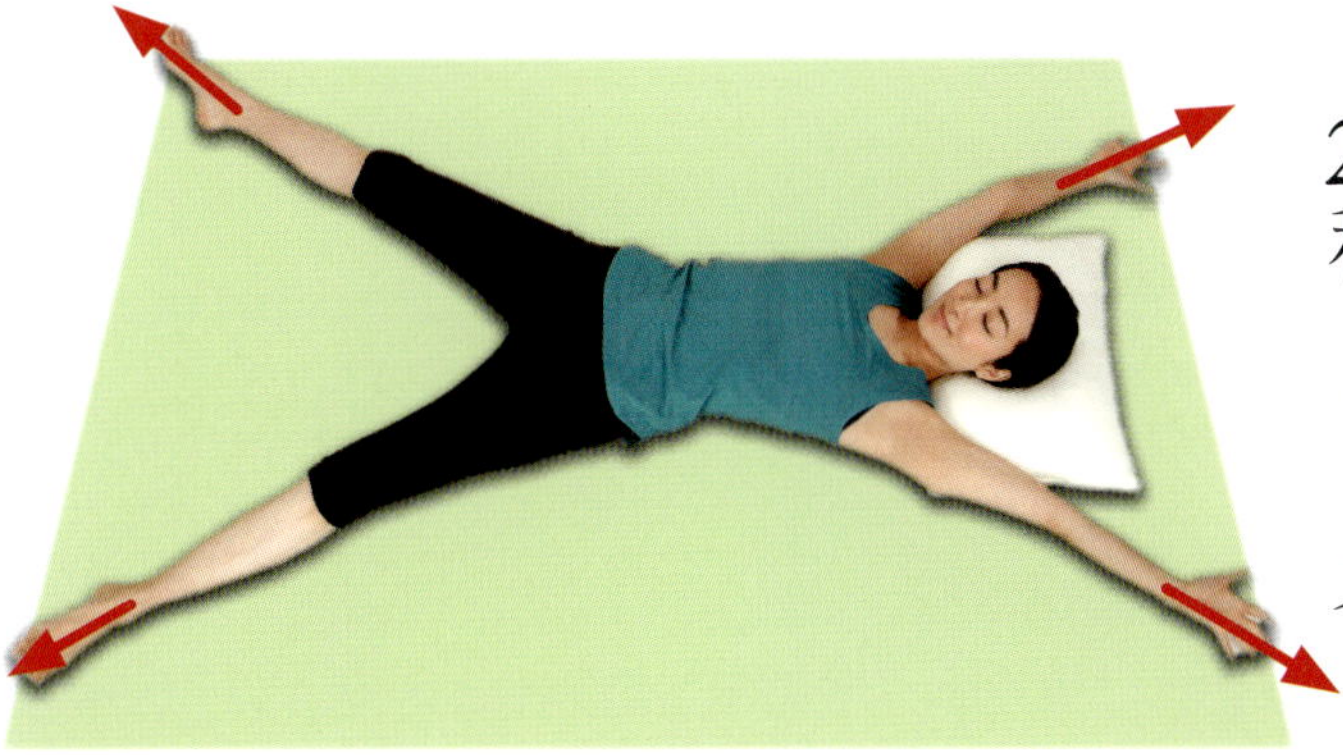

2

右膝を曲げ、からだを少し起こしながら、左の手のひらで右膝の外側を触って滑らせていき20秒リリース。

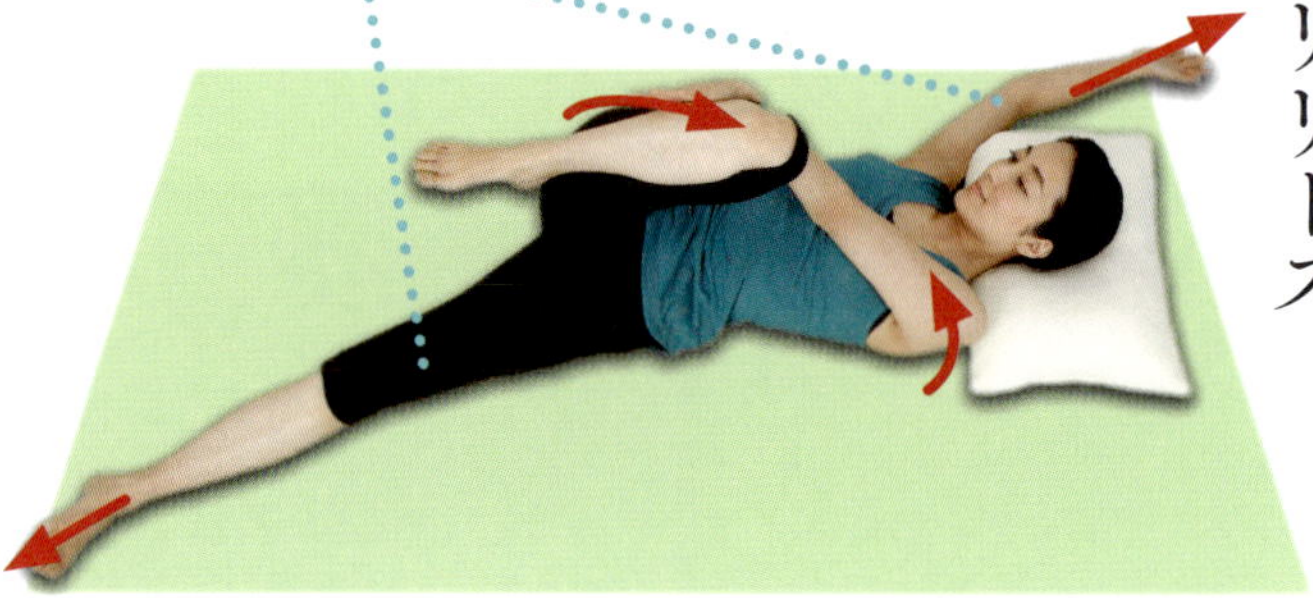
右手は上にしっかり上げて、左足もしっかり伸ばしたままで。

左右はどちらから行ってもかまいません。慣れてきたら時間も長くしてください。左右をそれぞれ3回繰り返してください。左右で動きがうまくできない側をじっくりと時間をかけるようにしてください。

悪い例

手の甲で膝の外側を触ったり、伸ばした手足が床から浮いてしまうというのはNGです。

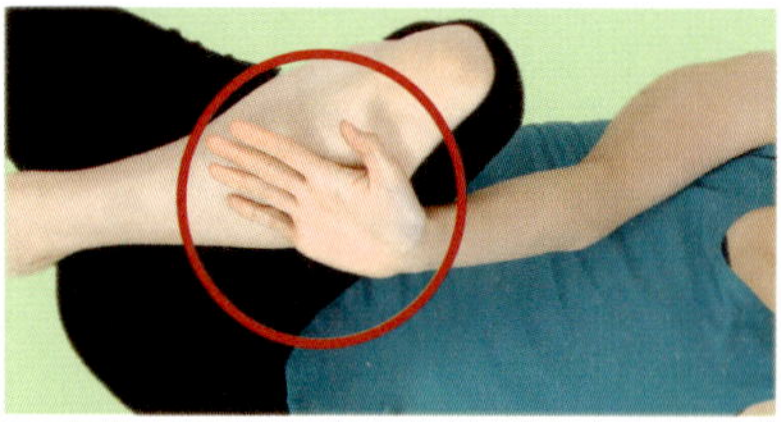

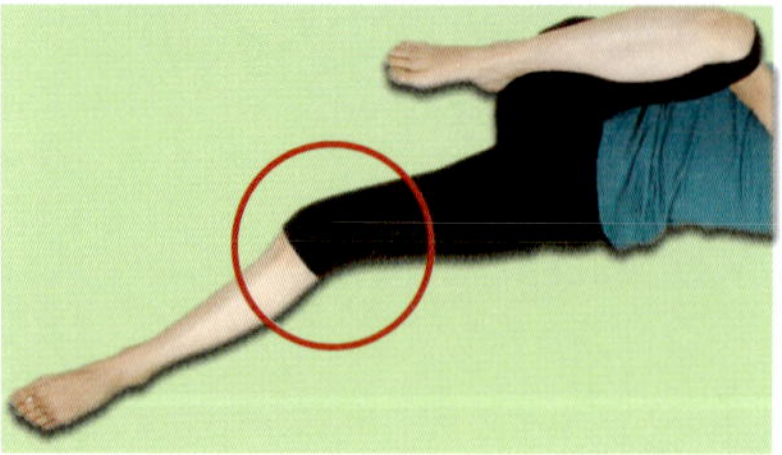

Chapter

10

理想的な骨盤の高さを取り戻す筋膜リリース

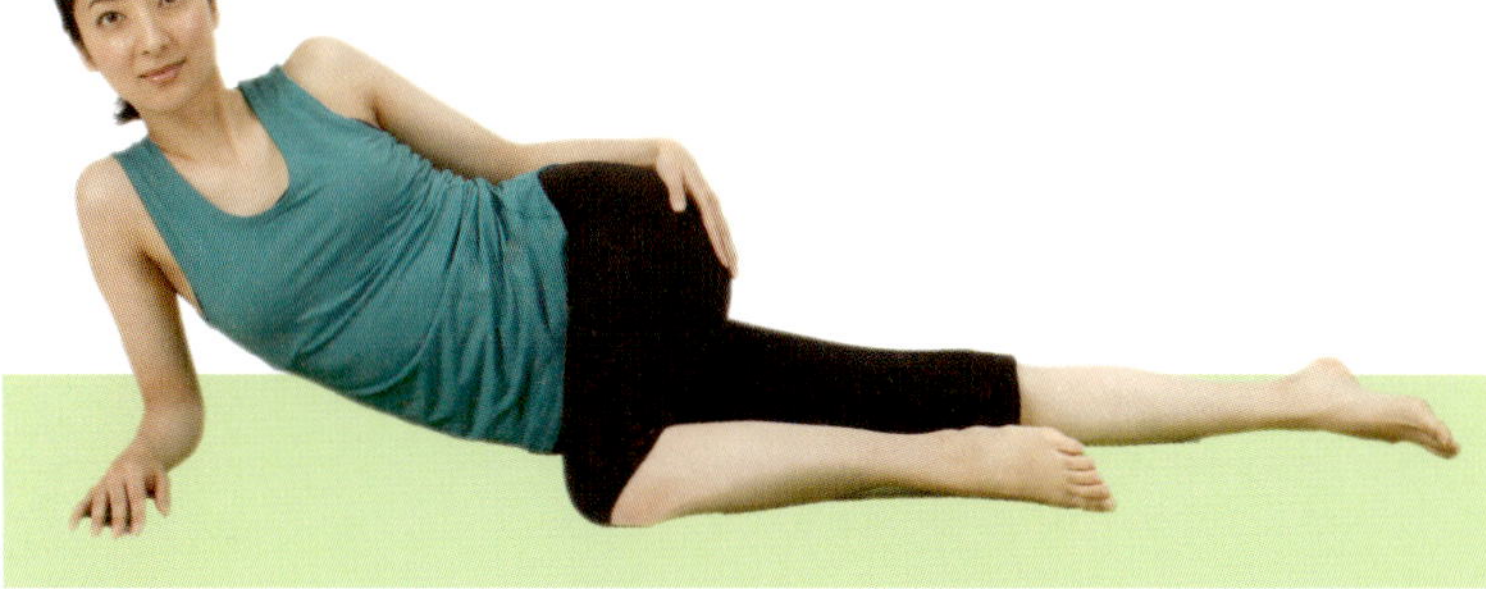

例えば左右の骨盤の高さが違う人も多くいます。立った状態での休めの姿勢を右足に体重をかける癖のある人は、右の骨盤が左よりも高くなります。さらに右の膝がO脚になりやすく、足首は捻挫しやすくなります。逆に左の膝はX脚になりやすく、膝の内側に痛みが出たり、扁平足や外反母趾になりやすくなります。この場合、腰痛は右の腰に出やすくなります。つまり、右のウェストの筋・筋膜が硬く短くなっていくからです。

骨盤の高さの違い

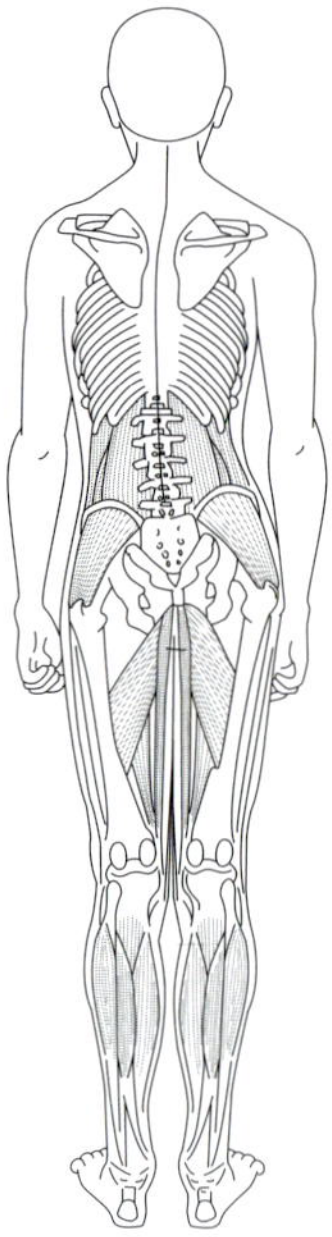

膝と足の形の変化

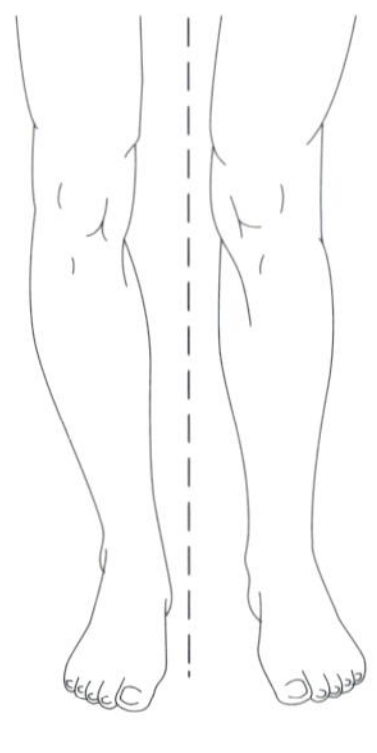

こういう方は、左手をテーブルについて、右の骨盤が高くならないように下げながら、右の横側を伸ばしていくと腰痛も楽になります。「シェー筋膜リリース」も合わせて行っていただくと効果的です。

ここでは骨盤が高くなっている側を伸ばして下げることによって、左右の骨盤の高さを調整していくリリースを紹介します。

1 横伸ばし筋膜リリース（座って）

30秒3回ずつ

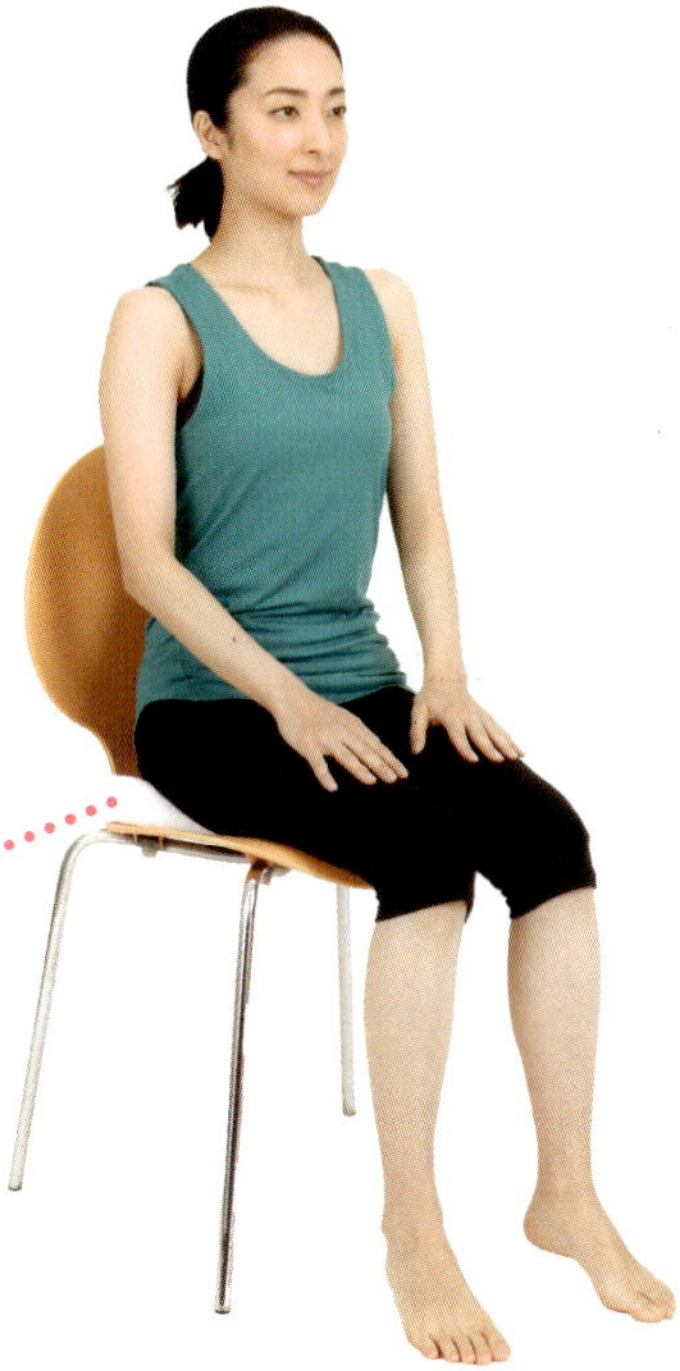

1

足底がピタッと付く高さの椅子に座り、骨盤の高さの低い側のお尻の下に、斜め後ろから固めに丸めたタオルを敷きます。

2

からだを軽く前に曲げたままでタオルを敷いたお尻の方へとからだを倒しながら回していきます。反対側の腰の横をゆっくり伸ばして30秒リリースします。

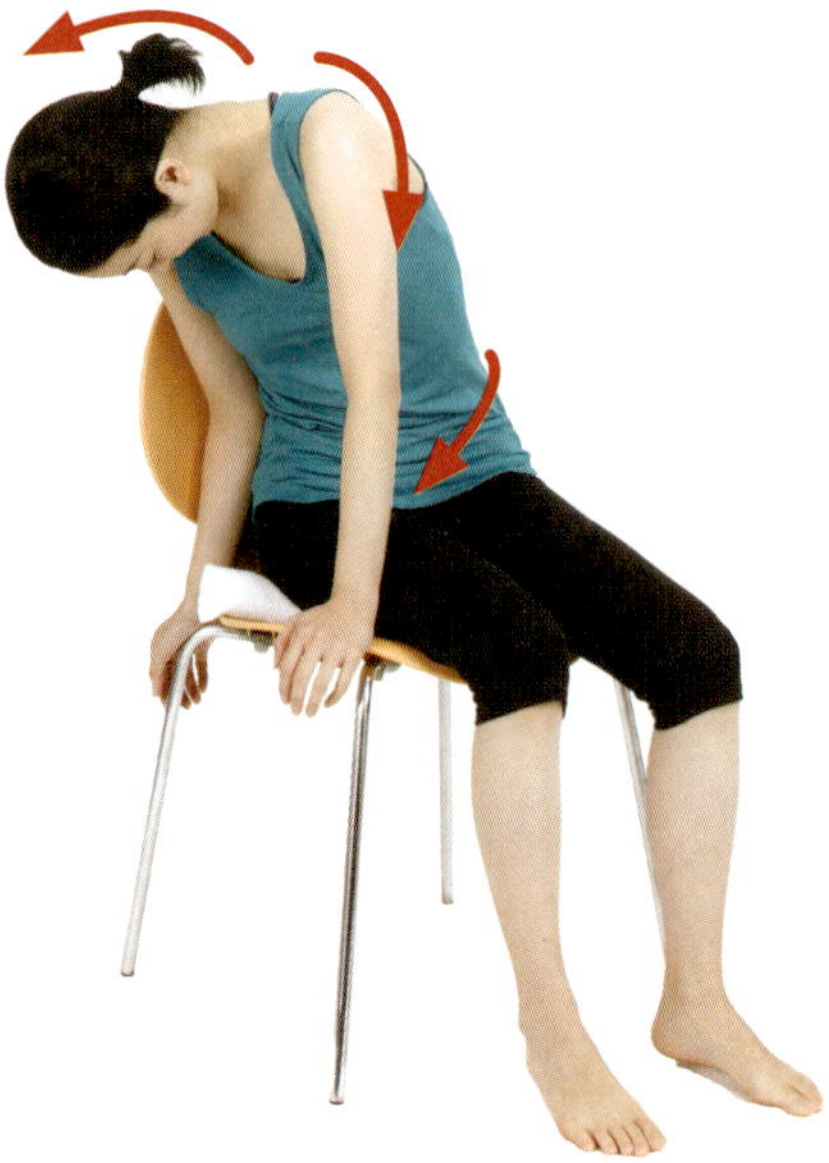

左右をそれぞれ3回繰り返してください。慣れてきたら時間も長くしてください。左右で伸びにくい側をじっくりと時間をかけるようにしてください。

悪い例

背中が後ろに反ってしまう、倒した反対側のお尻が浮いてしまうというのはNGです。

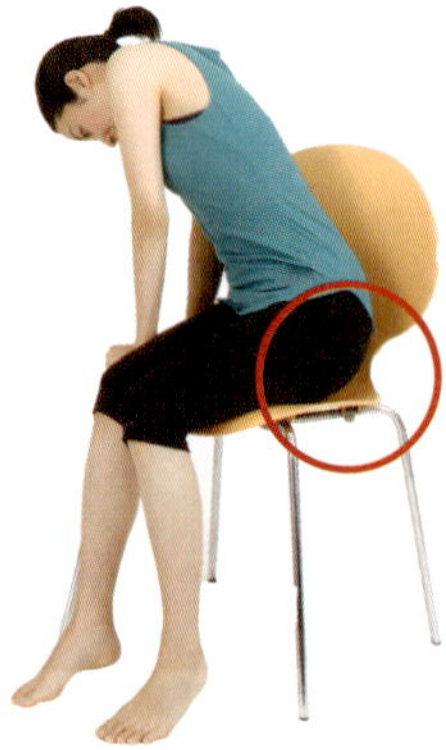

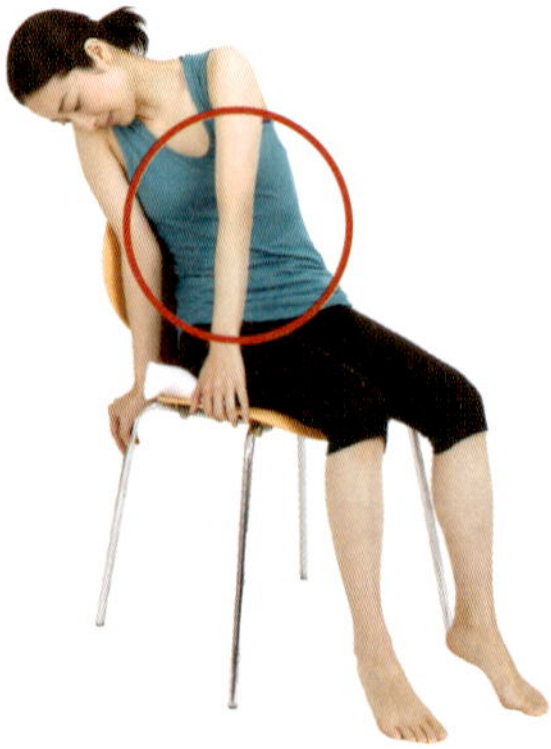

2

横伸ばし筋膜リリース（床で）

30秒3回ずつ

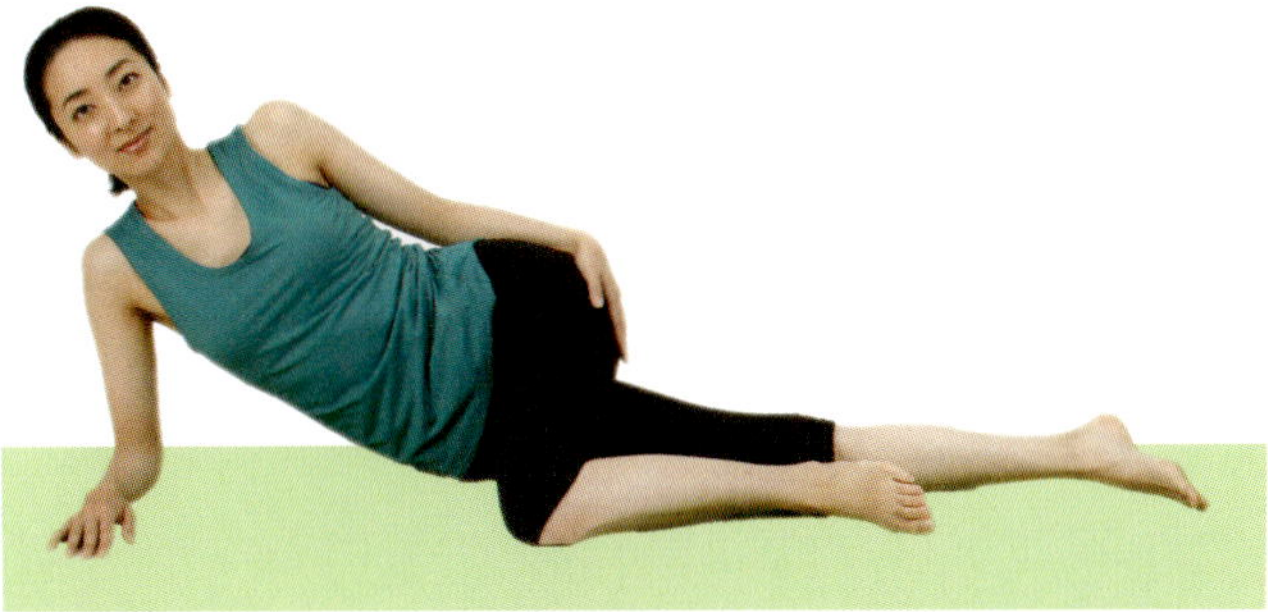

1

伸ばしたい側を下にした横向きで寝ます。

下側の肘を立て、上側の股関節を曲げて股関節と膝関節をそれぞれ直角にします。

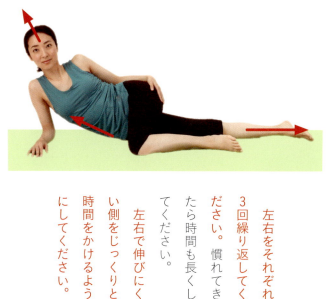

2

肘を支点にからだを天井方向に起こしていき、下側の骨盤から足までまっすぐにしたままで、骨盤から足全体を足先の方へと伸ばして30秒リリースします。

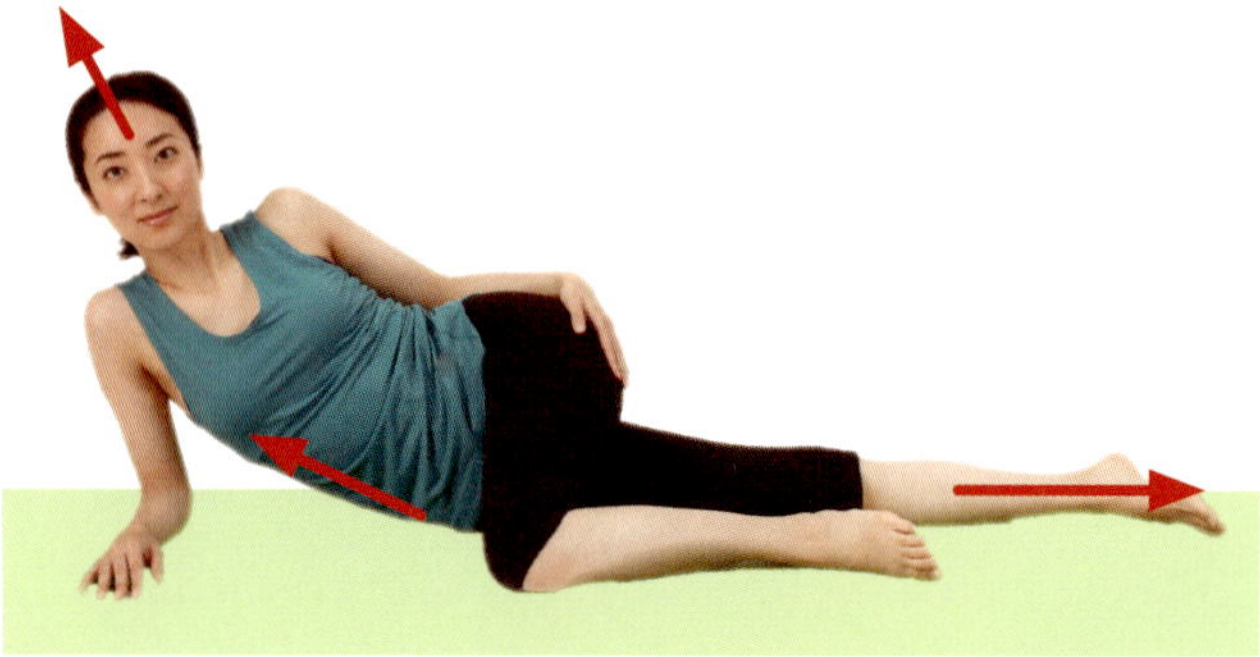

左右をそれぞれ3回繰り返してください。慣れてきたら時間も長くしてください。

左右で伸びにくい側をじっくりと時間をかけるようにしてください。

悪い例

下側の骨盤が肩の方に引っ張られてしまう、首だけ起こしすぎるというのはNGです。

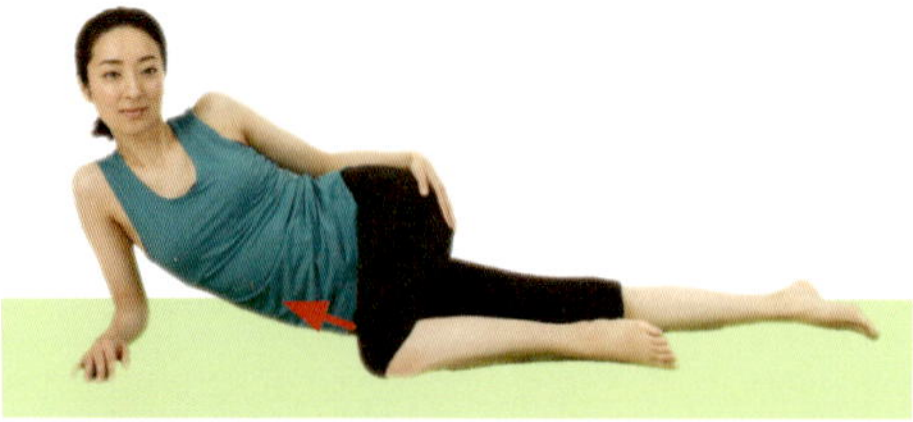

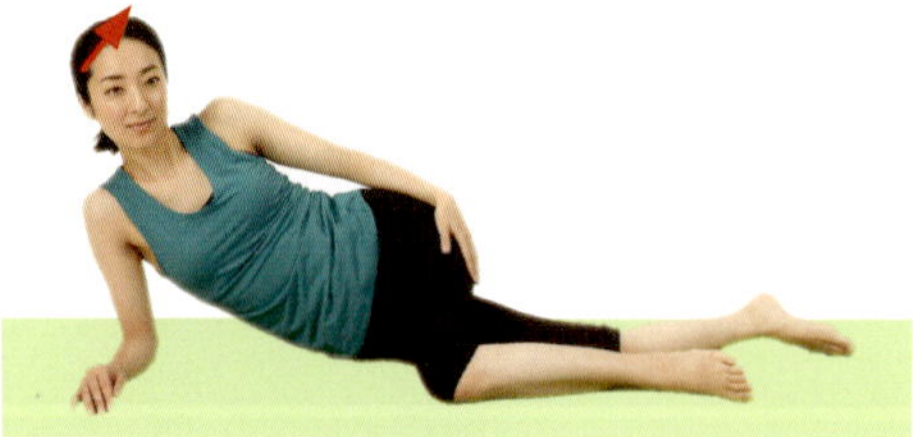

3 横伸ばし筋膜リリース（壁を使って）

30秒3回ずつ

1
伸ばしたい側を壁と反対側にして立ちます。
両足を床につけ、ゆっくりと右骨盤に体重移動し、床を優しく押しながらからだを左に倒していきます。

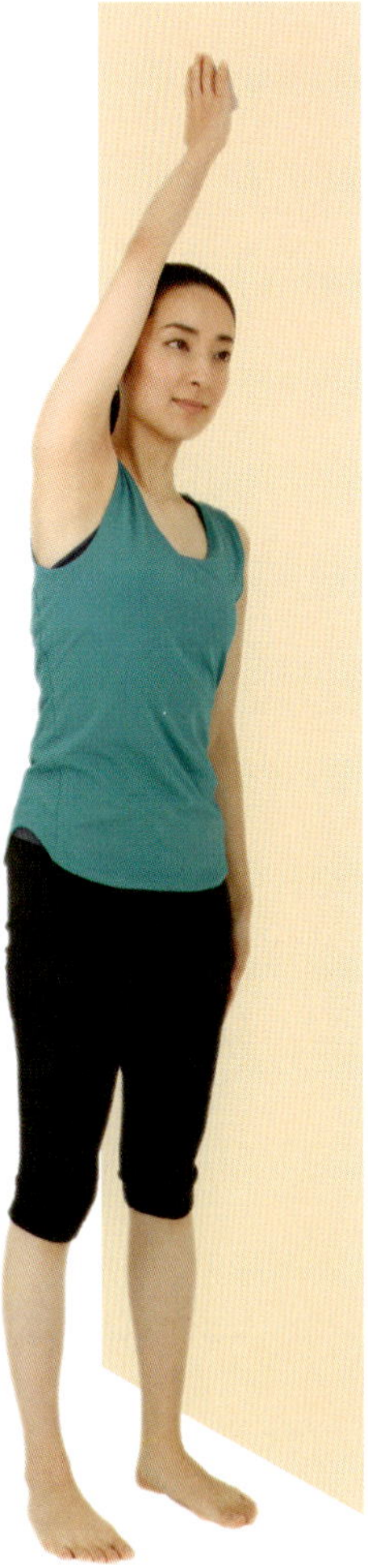

2

右手のひらを壁に付け、骨盤を右にゆっくり動かしながら、手をゆっくり上へと滑らせ30秒リリースします。

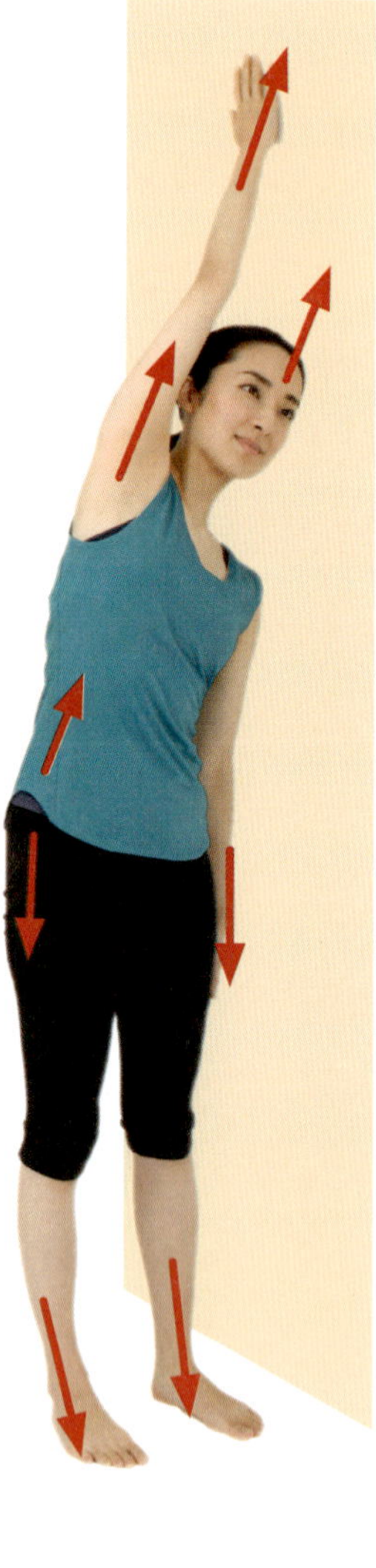

左右をそれぞれ3回繰り返してください。慣れてきたら時間も長くしてください。
左右で伸びにくい側をじっくりと時間をかけるようにしてください。

悪い例

右足が浮いて骨盤が肩の方に引っ張られてしまう、首だけ倒しすぎるというのはNGです。

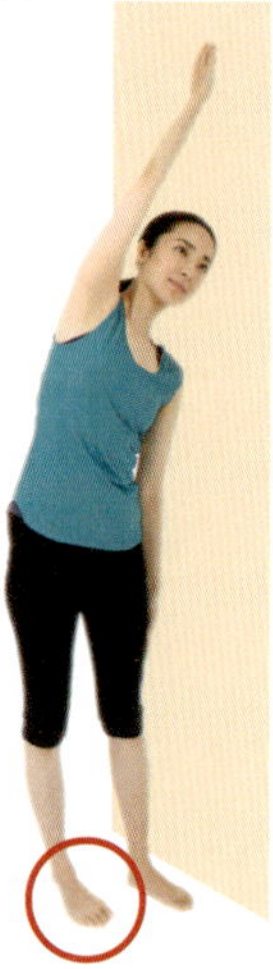

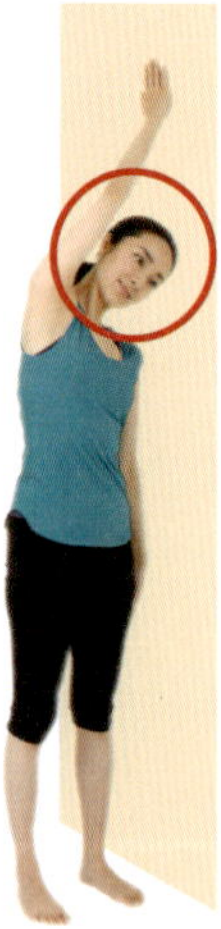

Chapter

11

お尻まわりの筋膜リリース

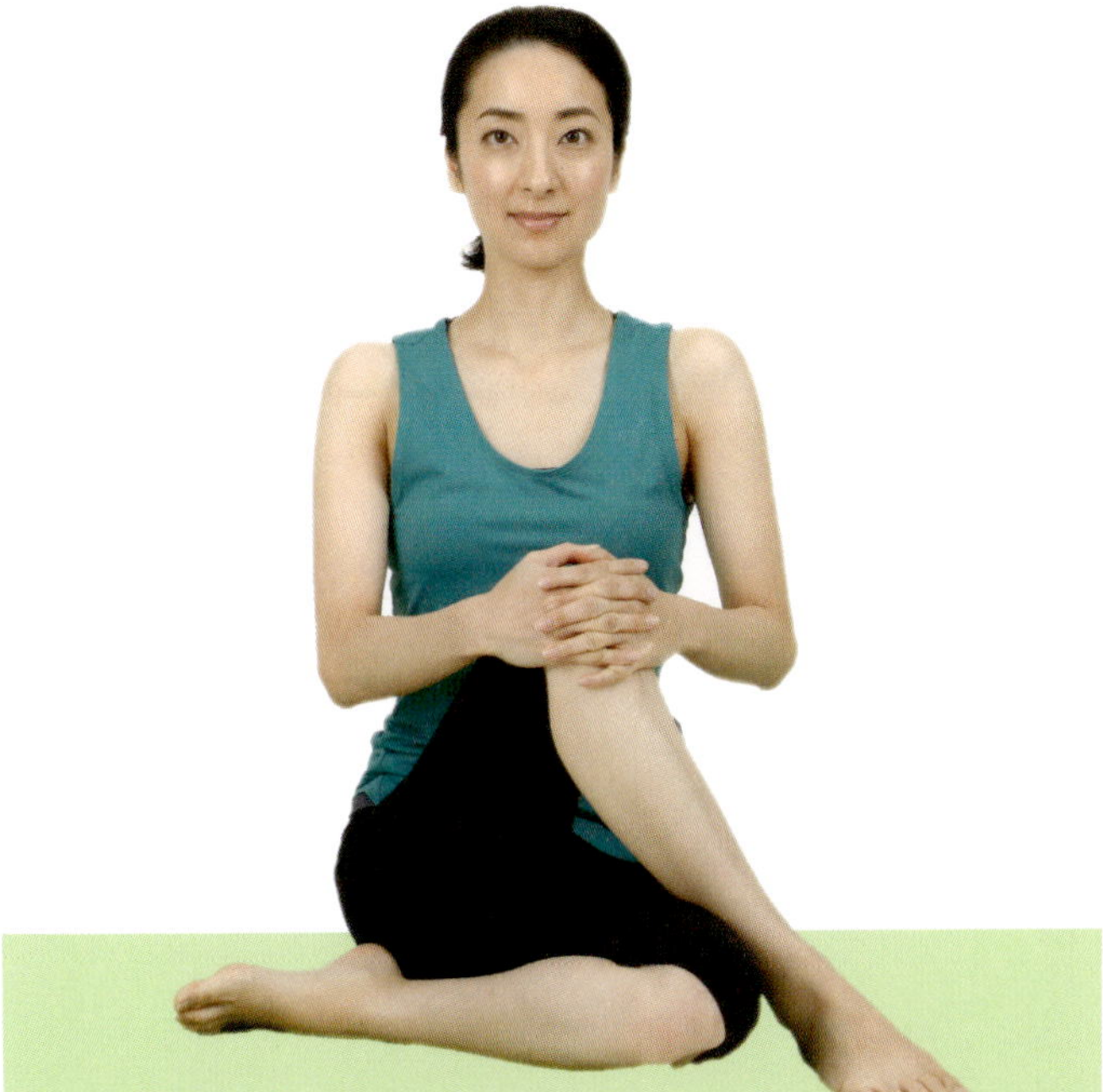

1

梨《り》状《じょう》筋《きん》の筋膜リリース

O脚の人、後弯平坦型（骨盤が後ろに傾いて股関節が前に出て、膝が普通よりも後ろに行き、長いねこ背になる）、平背型（骨盤が後ろに少し傾いて股関節が少し前に出て、骨盤自体の楯の長さが普通よりも長くて無意識に腰パンになり、長いねこ背になる）の人、あるいは内反捻挫の経験や坐骨神経痛がある人などに効果的です。

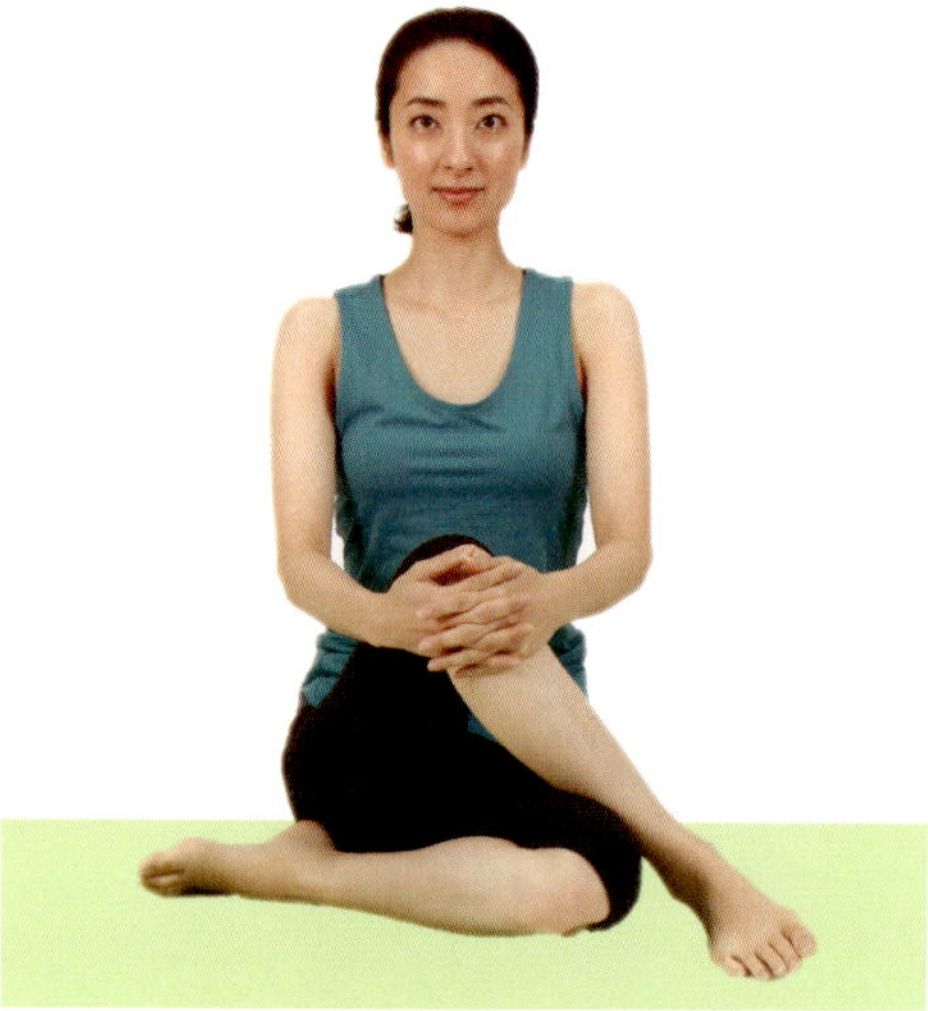

1

伸ばしたい側の膝を立て、反対の膝は曲げたまま床に着けておきます。伸ばしたい側の足部を反対側の膝の外側に着きます。

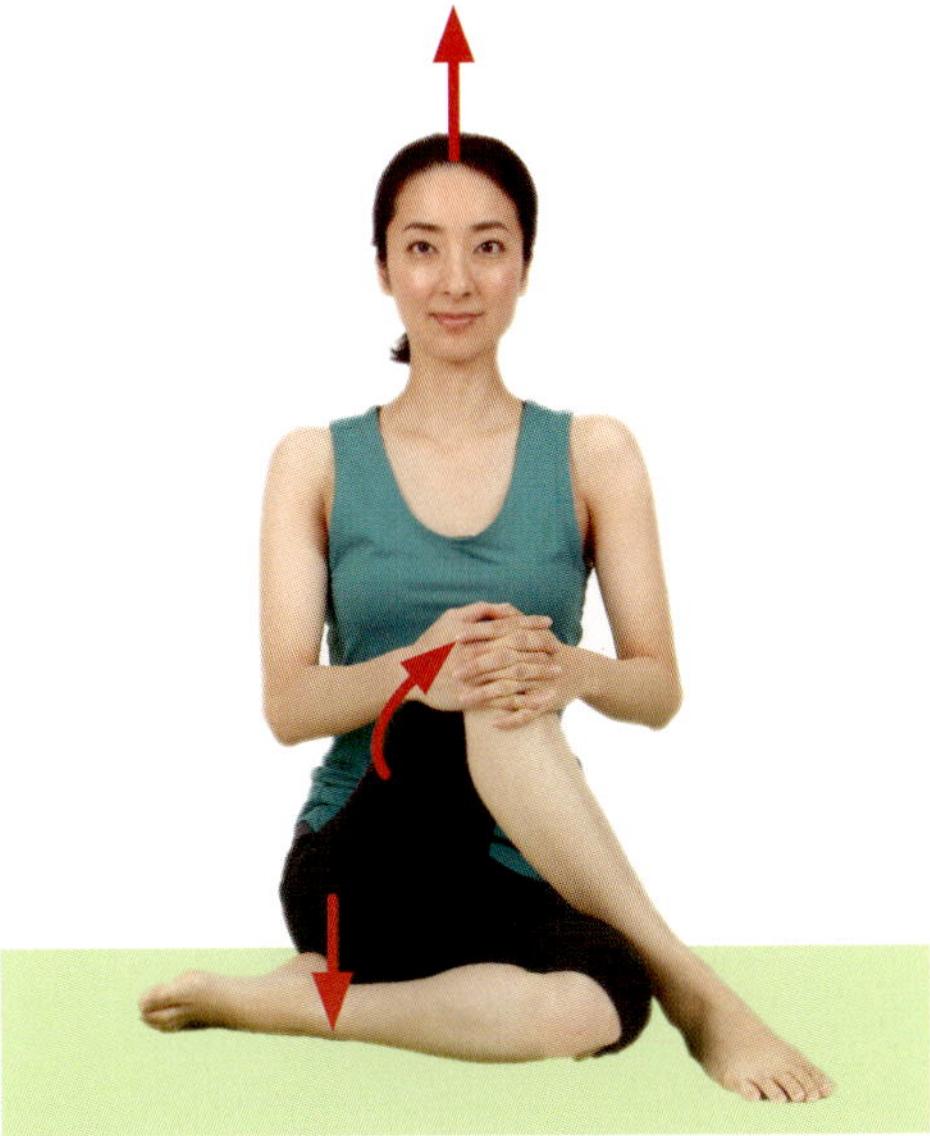

2

伸ばしたい側のお尻をしっかり床に着けたままで、腰が丸まらないように頭は天井方向に伸ばすように心がけながら、膝を胸元にゆっくりと近づけてきて30秒リリースします。

左右をそれぞれ3回繰り返してください。慣れてきたら時間も長くしてください。

左右で伸びにくい側をじっくりと時間をかけるようにしてください。

悪い例

お尻が浮いてしまう、腰が丸まってしまうというのはNGです。

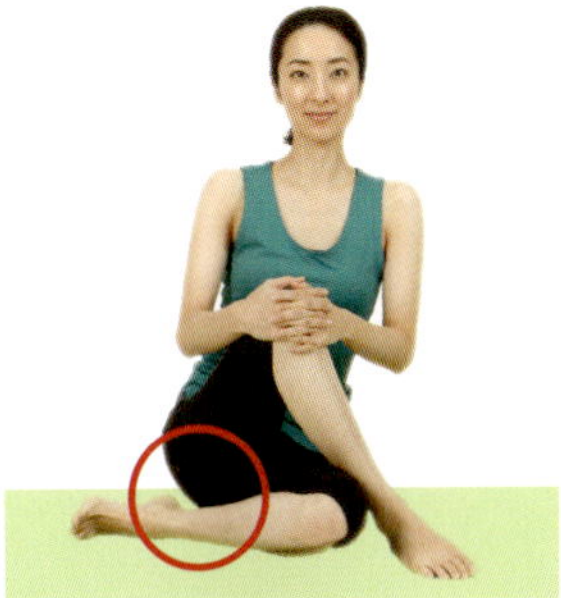

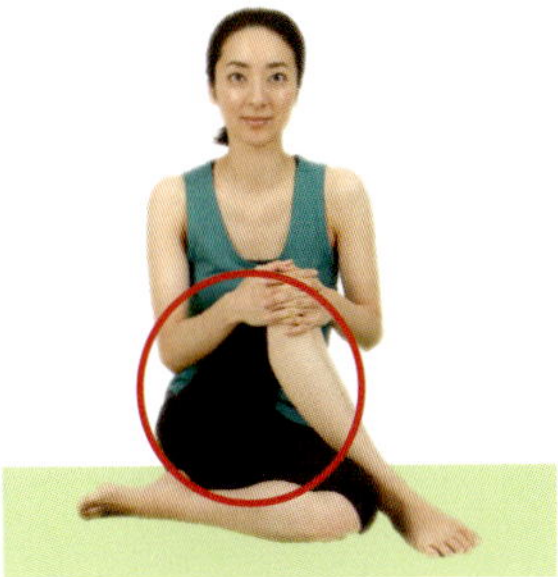

もしも、この姿勢が難しい場合は、伸ばさない方の足を下に下ろした座った姿勢でも行えます。腰を丸めず、からだをまっすぐにしたまま行います。

あるいは、あお向けにて、膝を胸に抱えてくることでも行えます。

また、ベッドに伸ばしたい側の足を乗せて、膝よりも外側にからだを倒すことでも行えます。いずれの方法でも、腰が丸まってしまうというのはNGです。

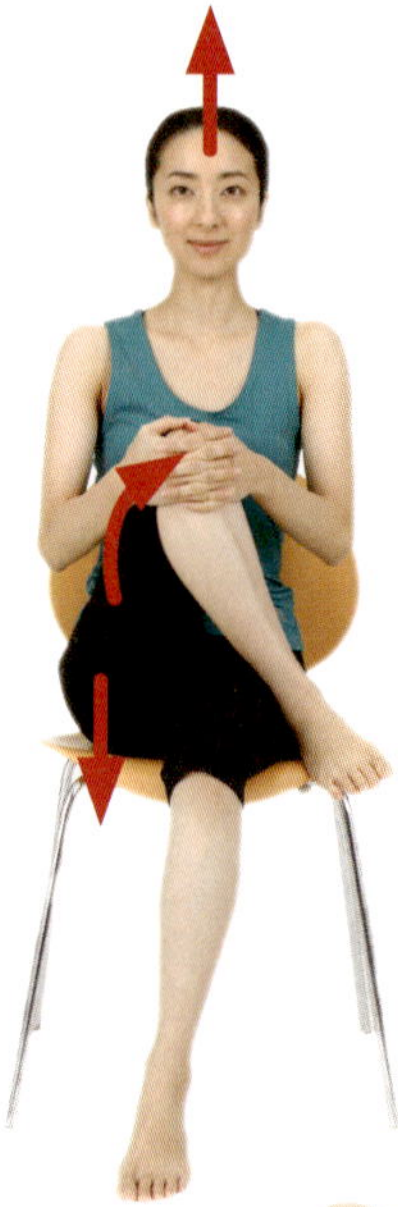

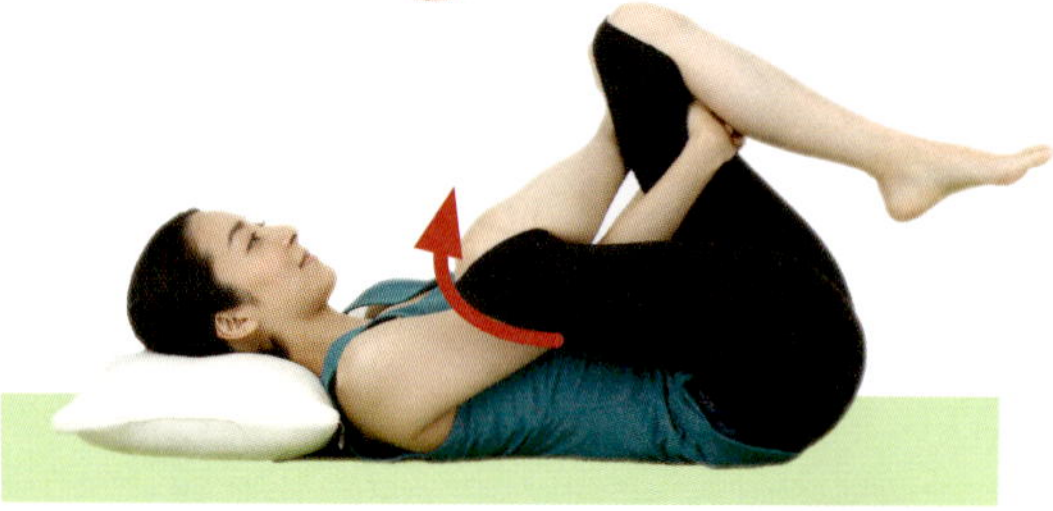

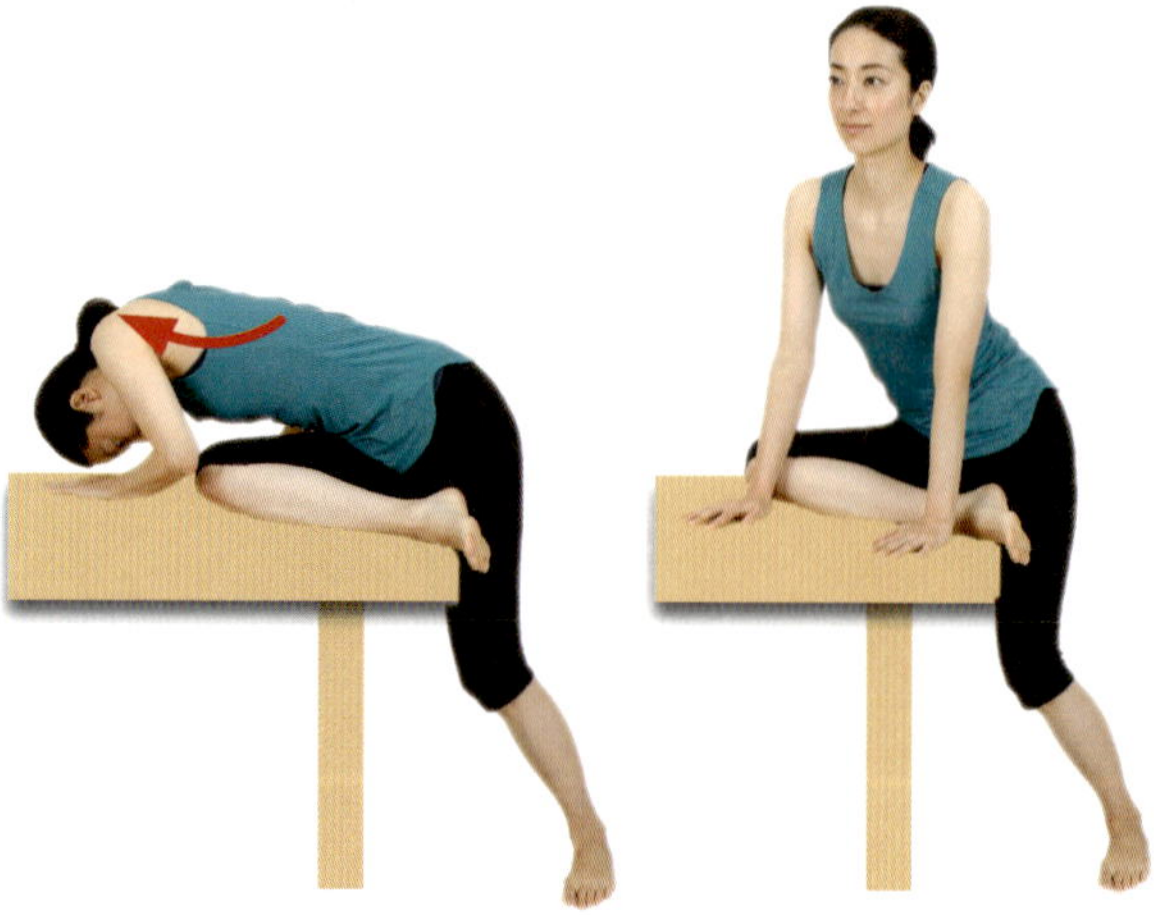

2

大《だい》腿《たい》筋《きん》膜《まく》張《ちょう》筋《きん》の筋膜リリース

X脚の人、後弯前弯型（骨盤が前に傾いて腰が反ってねこ背になる）の人、あるいは腸脛靭帯炎、鵞足炎《がそくえん》、扁平足、外反母趾の人などに有効です。

30秒ずつ3回

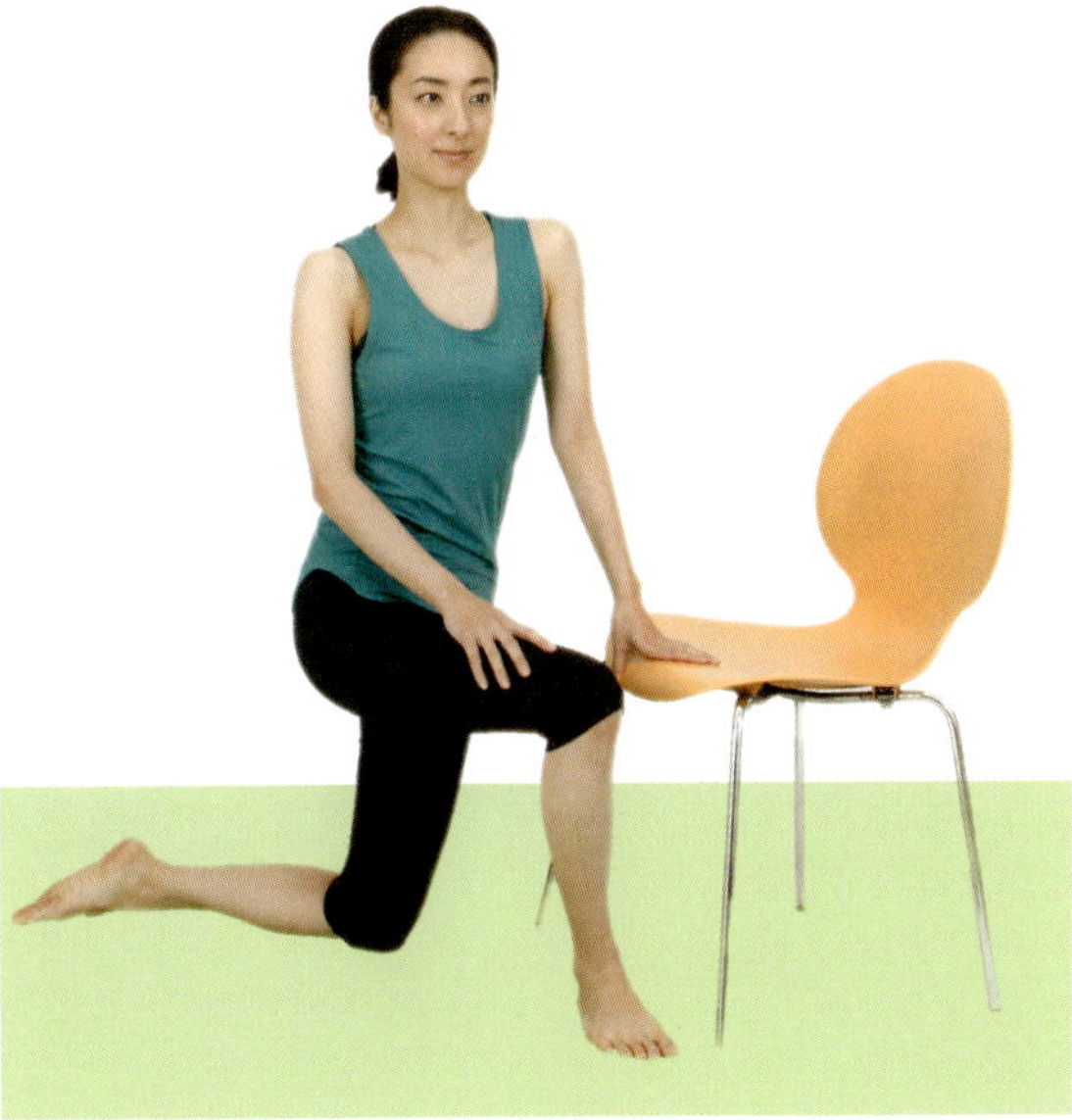

1

伸ばしたい側の膝を床に着き、もう一方の足を前に出した片膝立ちになります。伸ばしたい側と同じ手を横の椅子の座面に置きます。前の足を後ろの膝の内側に交差させます。後ろの足も膝の内側に回しておきます。

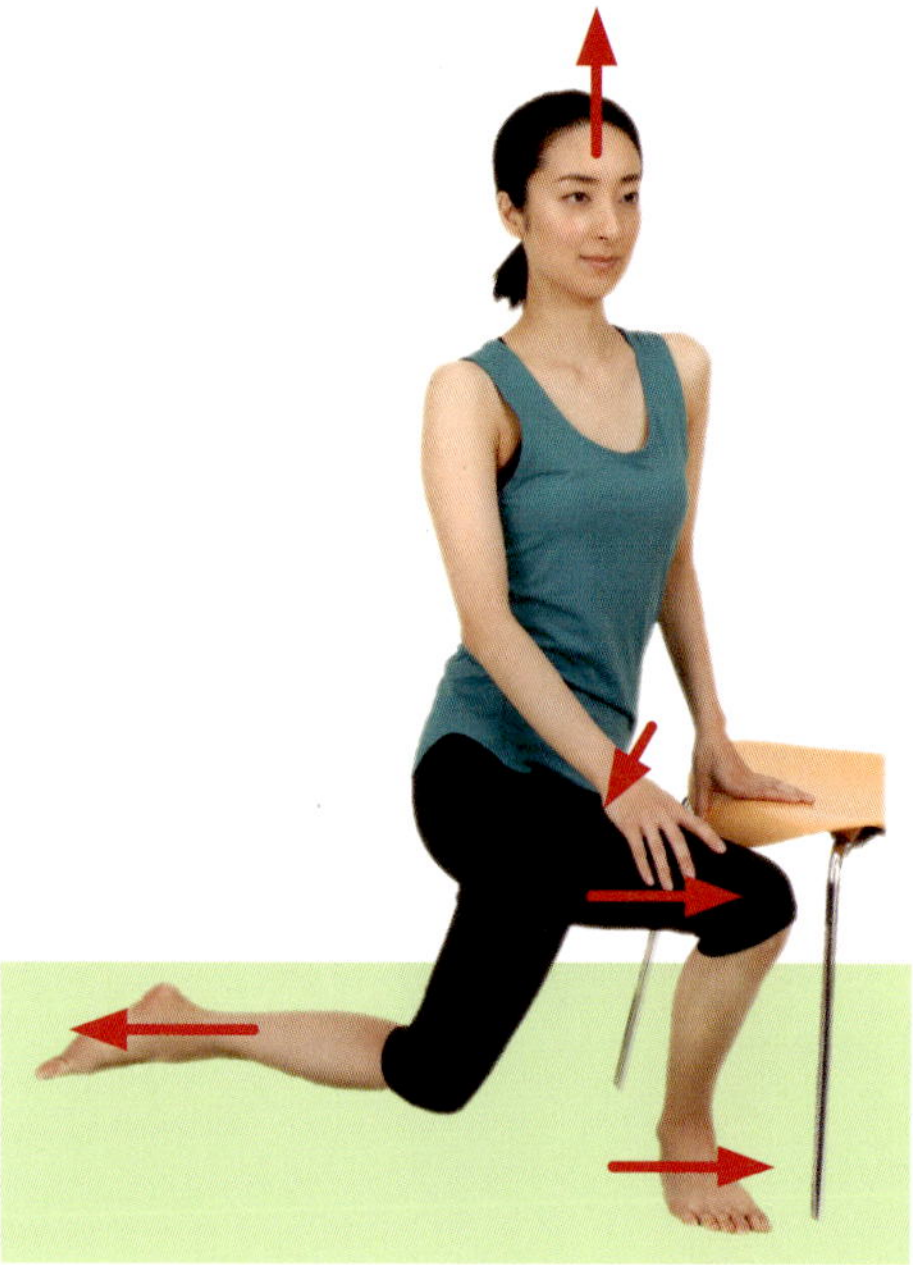

2

後ろにある足の股関節の付け根を、前方にある足の踵にゆっくりと近づけるようにして30秒リリースします。

左右をそれぞれ3回繰り返してください。慣れてきたら時間も長くしてください。
左右で伸びにくい側をじっくりと時間をかけるようにしてください。

悪い例

後ろの足が膝の内側に回っていない、腰が反ってしまうというのはNGです。

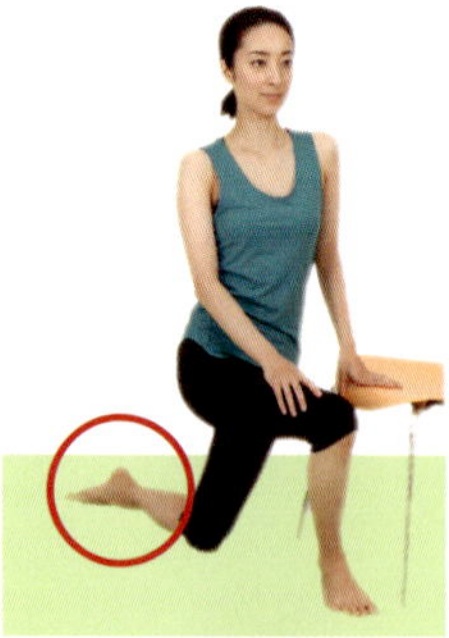

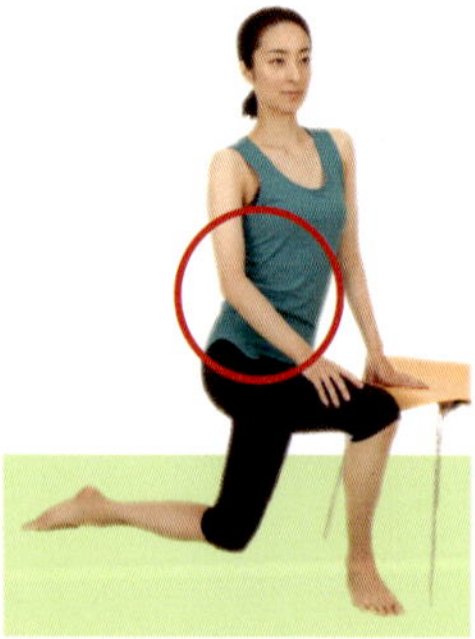

3 内ももの筋膜リリース

30秒3回《ずつ》

これも、X脚の人、後弯前弯型（骨盤が前に傾いて腰が反ってねこ背になる）の人、あるいは腸脛靭帯炎、鵞足炎、扁平足、外反母趾の人などに有効です。

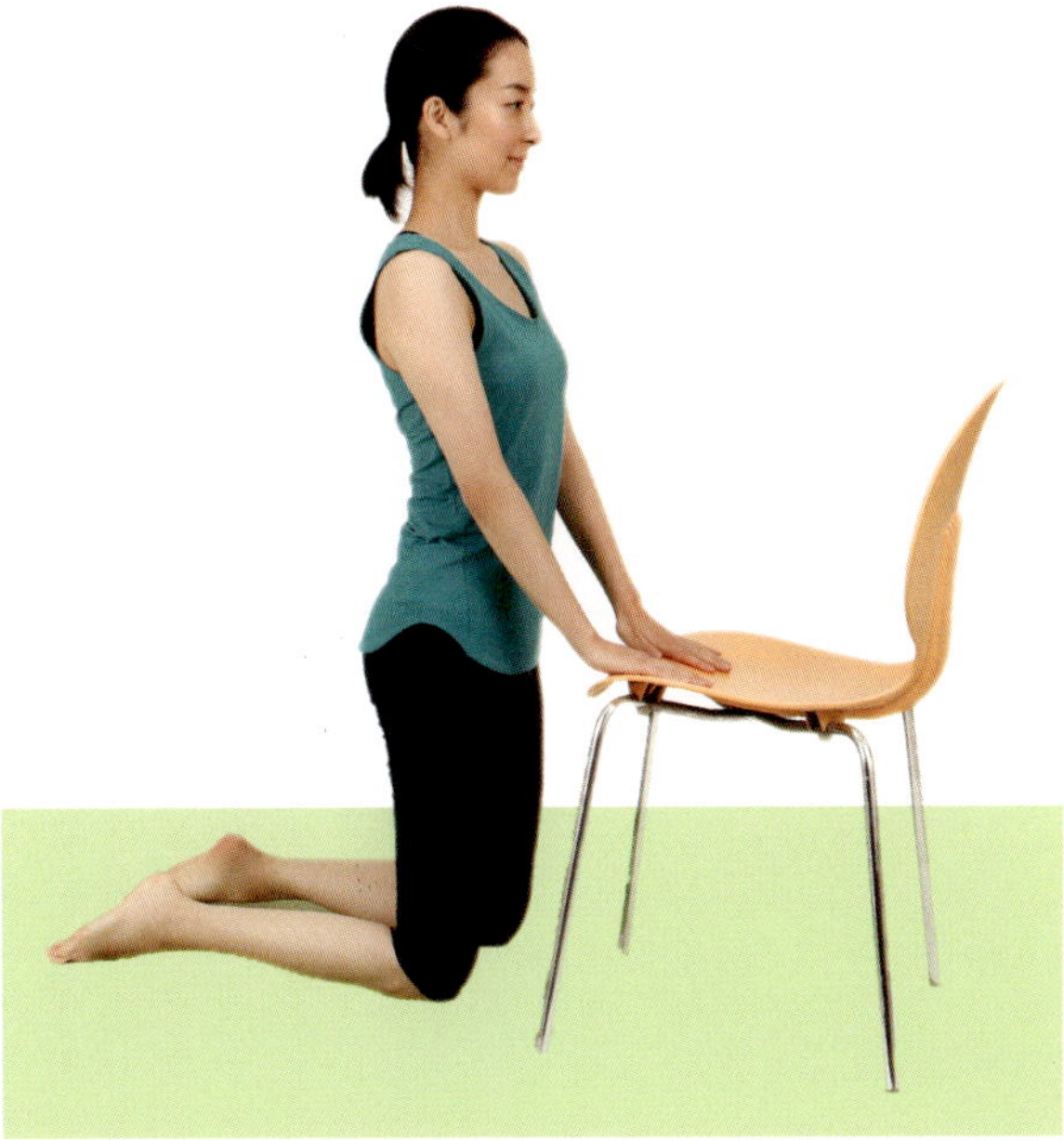

1

前方のテーブルか椅子の座面に両手をつき、両膝立ちになります。

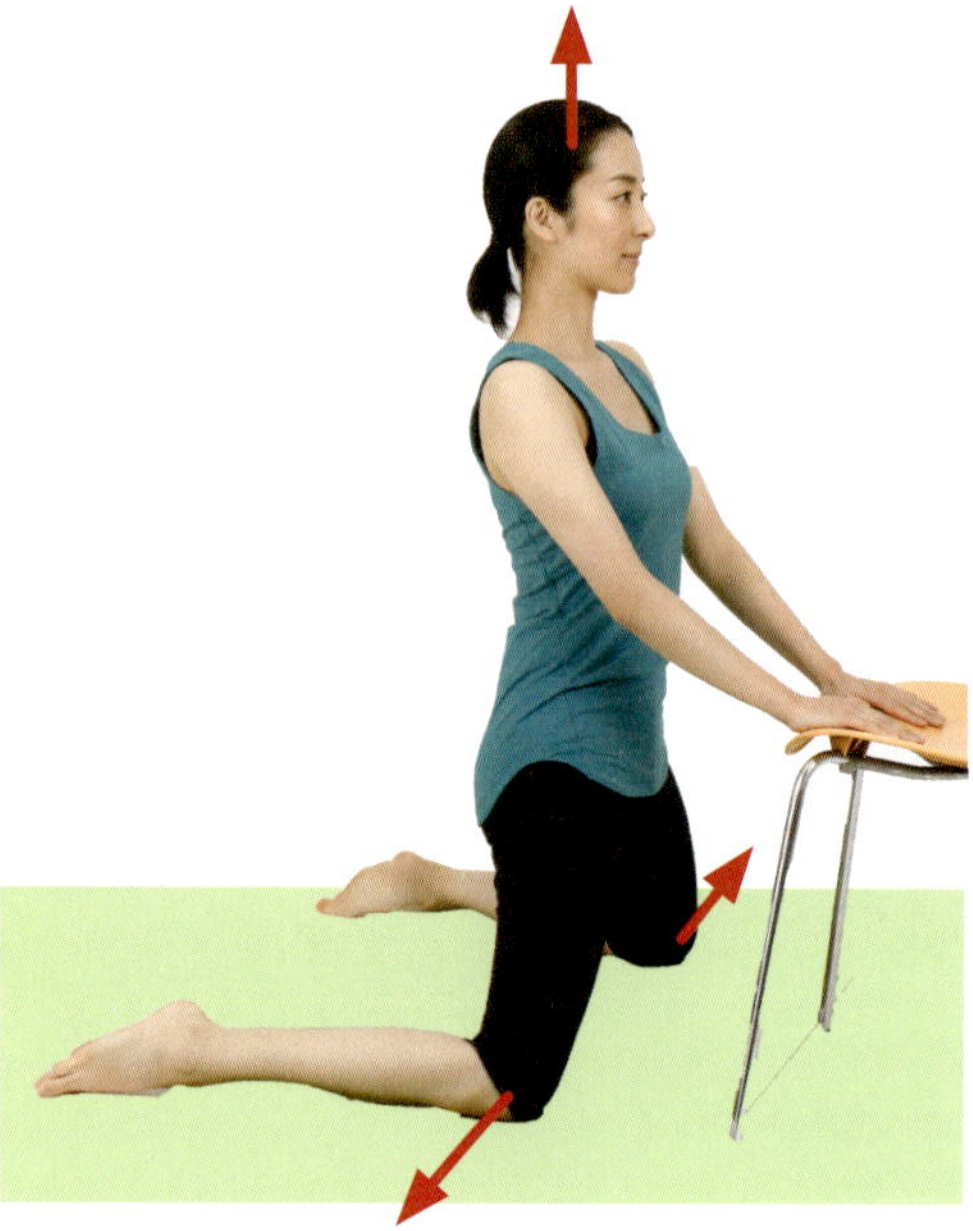

2

からだはまっすぐのままで、少しずつゆっくり両膝を横に開いていき30秒リリースします。頭は天井方向に近づけるようにイメージしたままで行ってください。

これを3回繰り返してください。

慣れてきたら時間も長くしてください。

悪い例

腰が丸まったり、反ってしまうというのはNGです。

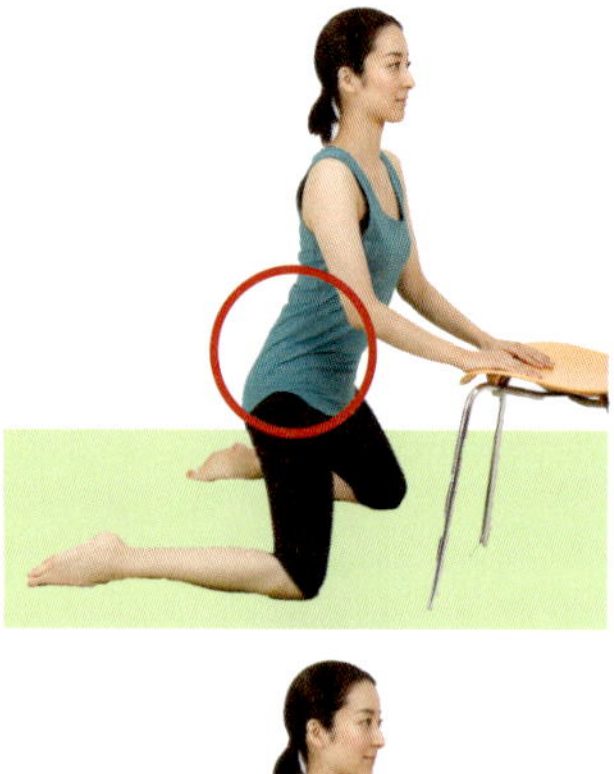

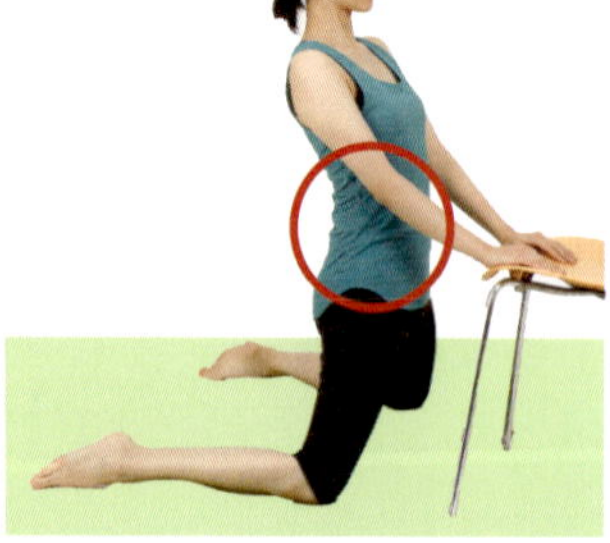

Chapter

12

お尻から足までの筋膜リリース

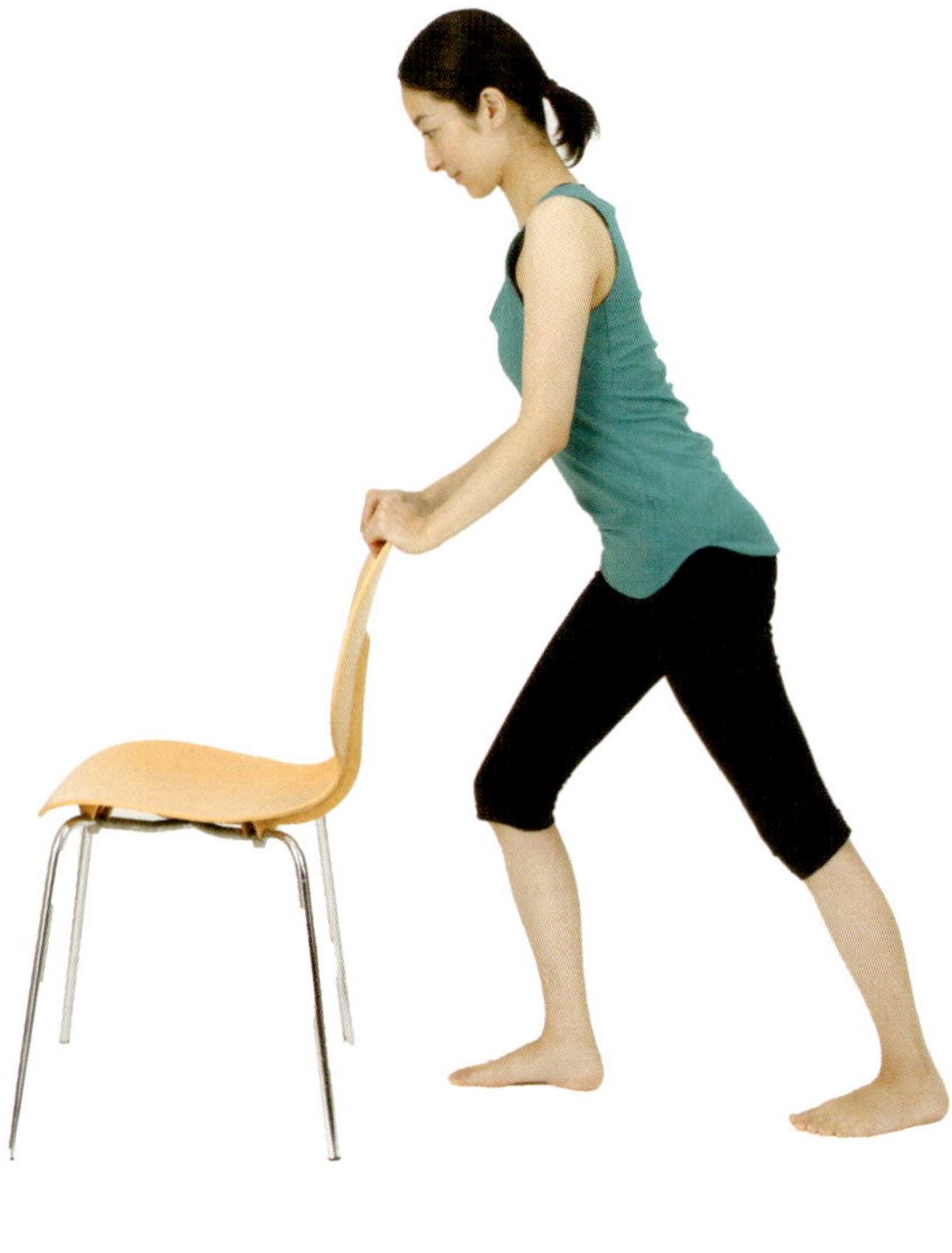

1

壁使い足筋膜リリース

足全体の前面、後面、内側をリリースしていく方法です。足の動きを改善し、美脚へと近づけます。また、足のむくみや冷え症の改善にも効果があります。

80秒

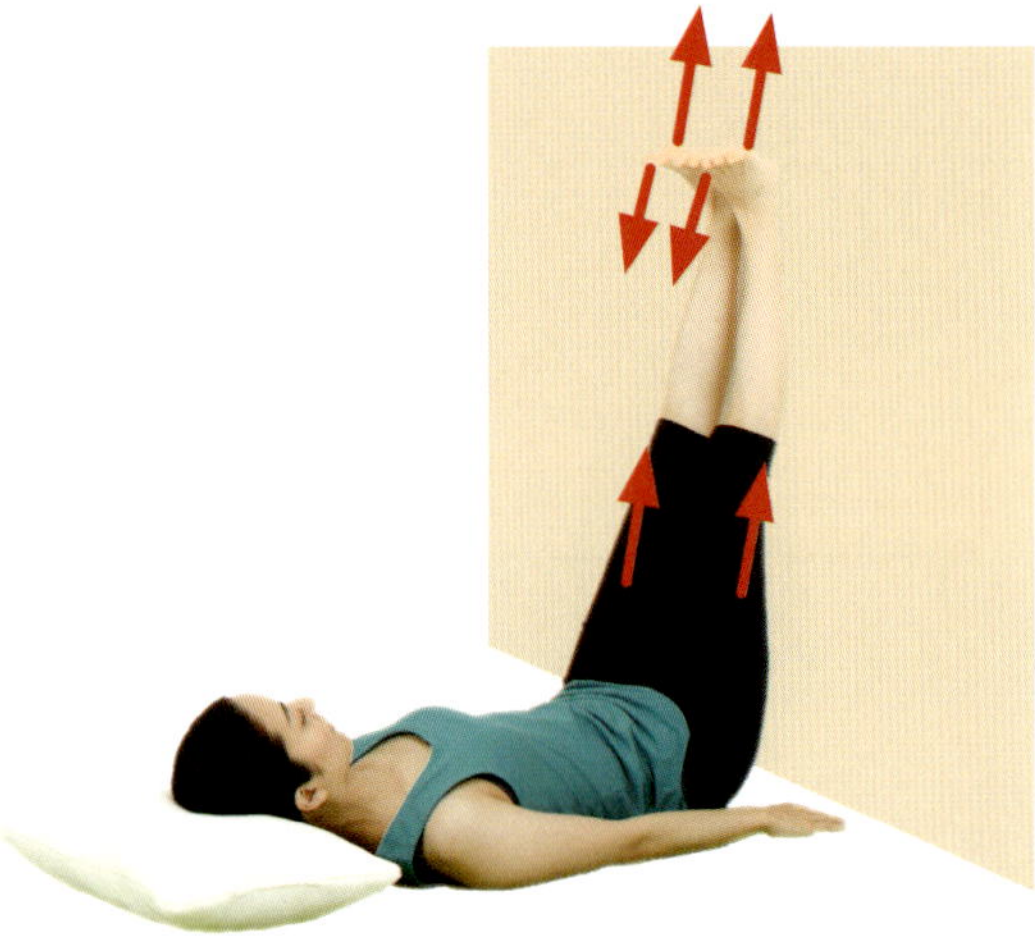

1

枕をして、股関節を快適な角度にして、膝は軽く曲げたままで、壁に両足を当てます。両方の踵を壁に付けて、足の指先を自分の顔の方に近づけながら、壁に沿って踵を滑り上がらせ、もも裏をゆっくり伸ばして20秒リリース。

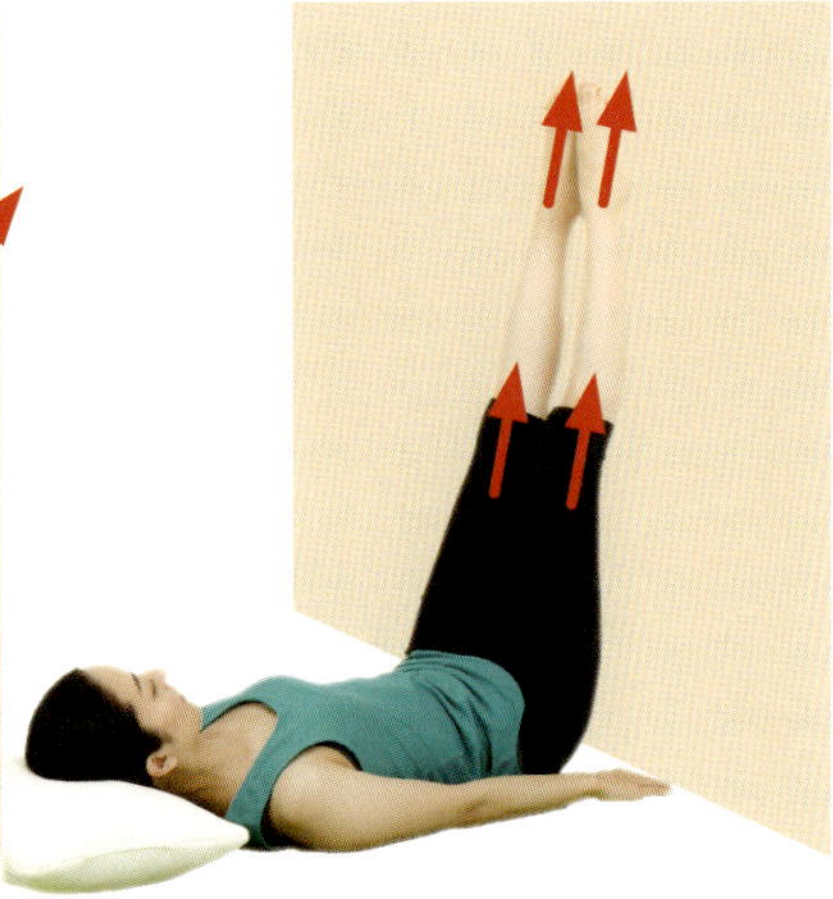

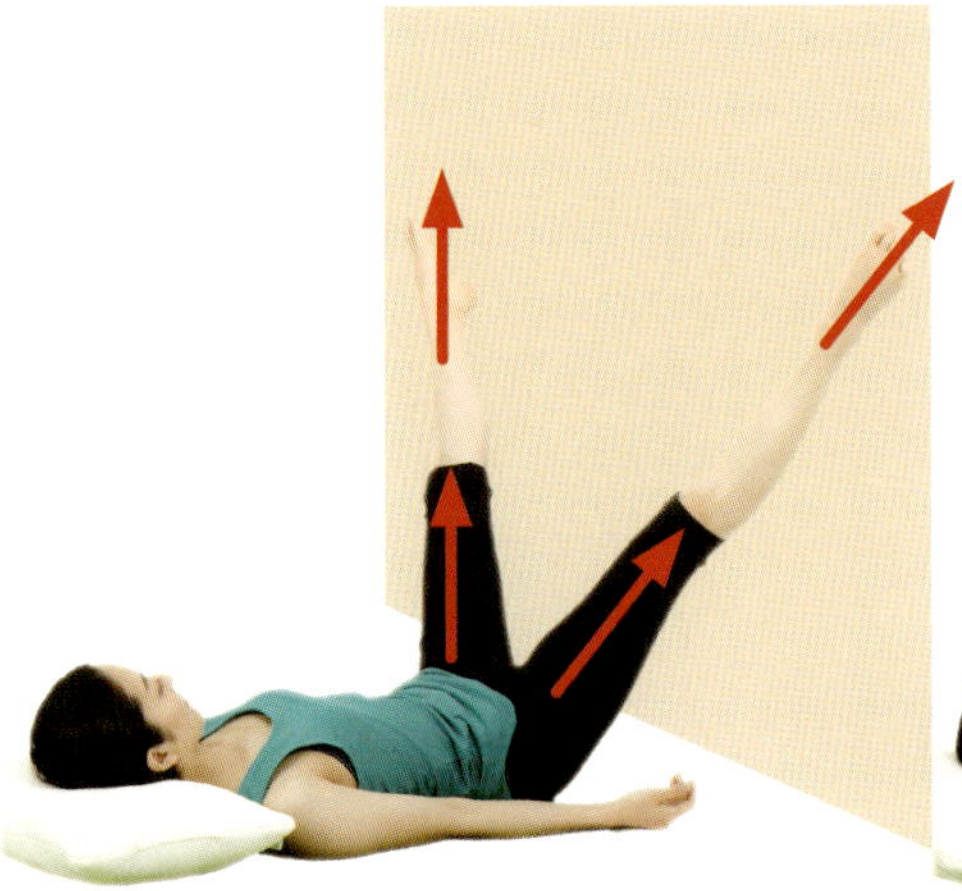

2

続いて、足裏全体を壁に付け、足裏が壁から離れないように、壁に沿って滑り上がらせ、もも前をゆっくり伸ばして20秒リリース。

3

さらに、両方の踵を壁に付けたまま、左右へと滑らせて内ももをゆっくり伸ばして20秒リリース。

悪い例

腰が反ってしまう、枕を使わずあごが上がってしまうというのはNGです。

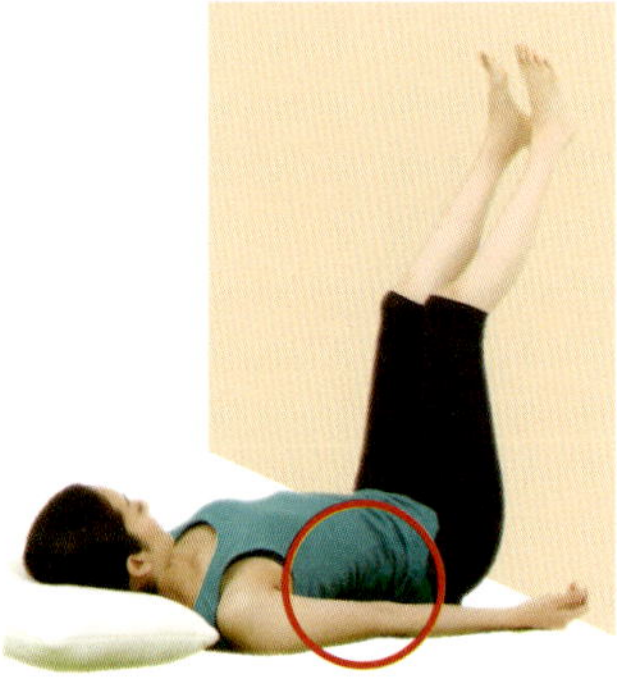

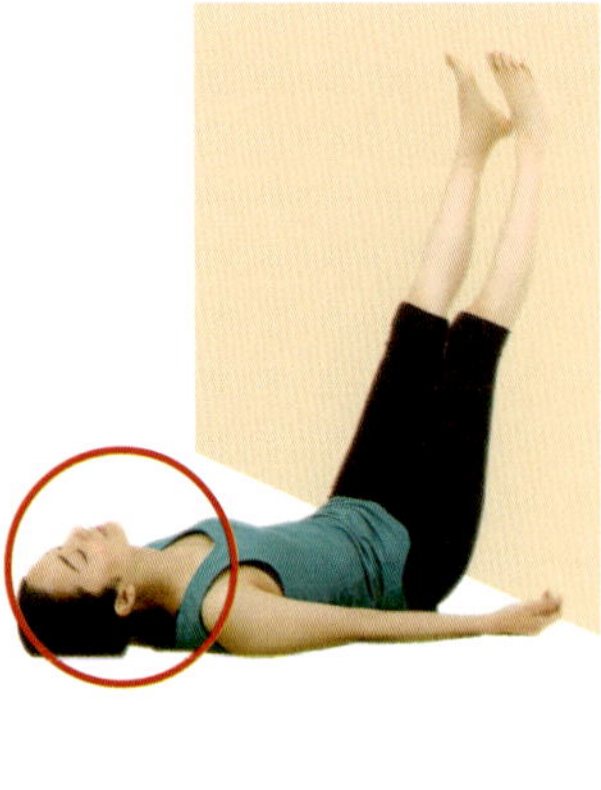

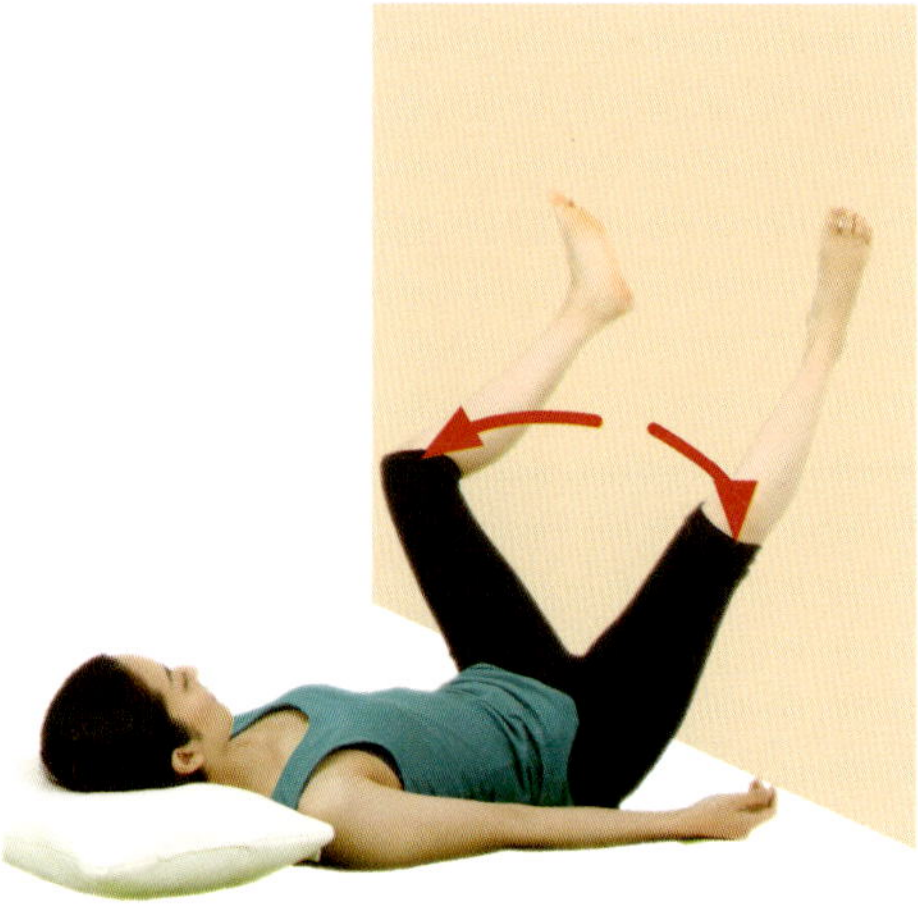

4

さらにそこから両膝を横に倒していき20秒リリースします。

2 股関節回し筋膜リリース

20秒3回ずつ

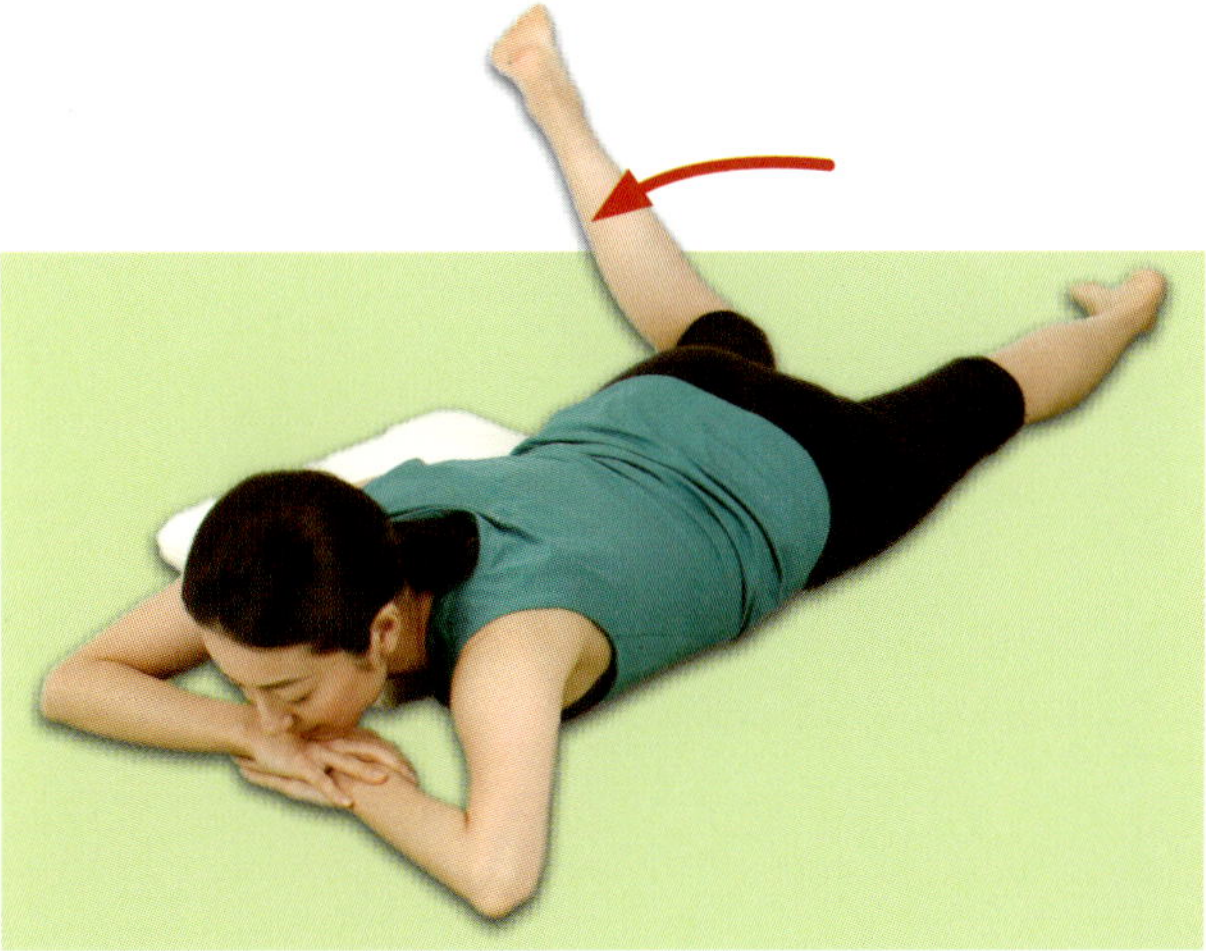

1

うつ伏せになります。
一方の膝を直角に曲げます。
まず、その側の胸の下に枕を敷き、足を外にゆっくり倒していき20秒リリース。

2

続いて反対の胸の下に枕を敷き、足を内側にゆっくり倒していき20秒リリースします。

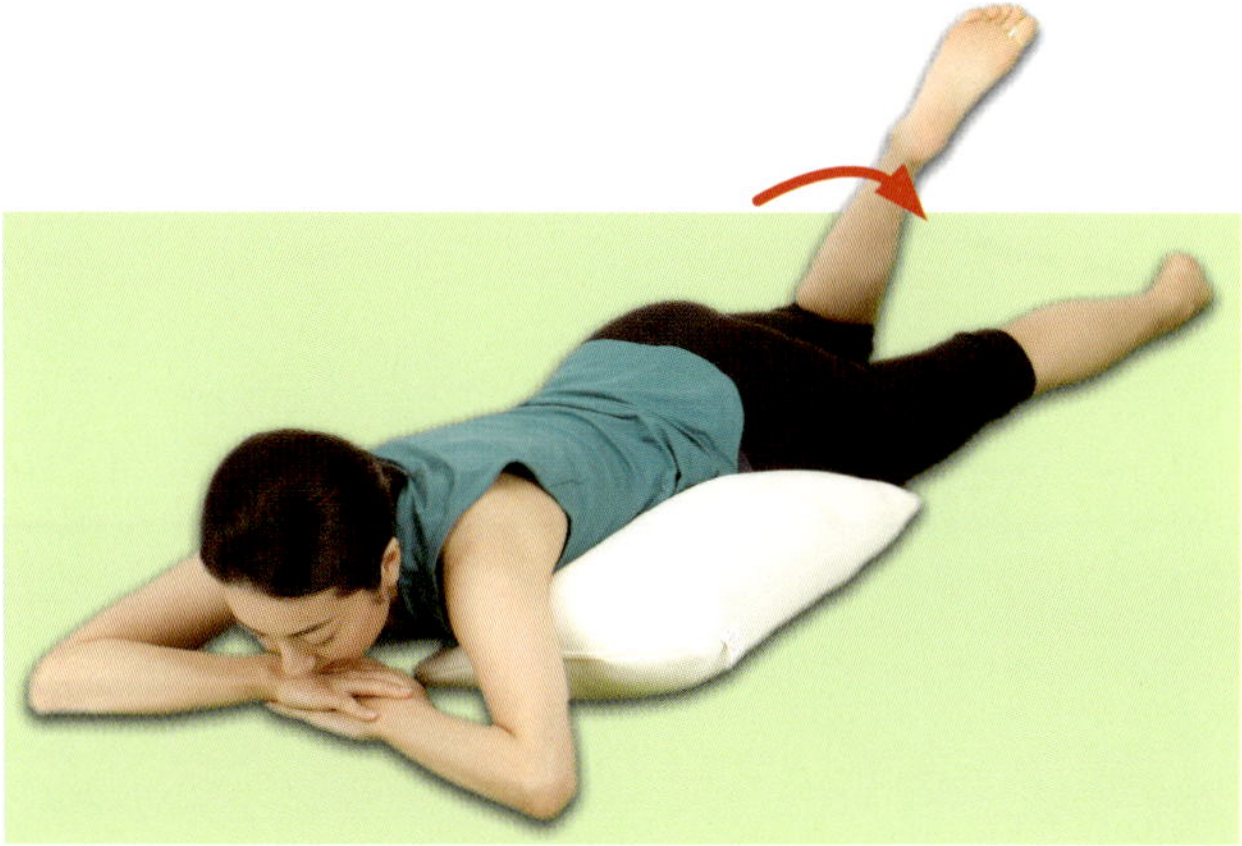

左右をそれぞれ3回繰り返してください。慣れてきたら時間も長くしてください。

特に難しい側をじっくりと時間をかけるようにしてください。

悪い例

枕を敷き忘れて、外に倒すとき反対の骨盤が浮いてしまう、内側に倒すとき同じ側の骨盤が浮いてしまうというのはNGです。これは腹部の筋力が弱いことでも起こります。

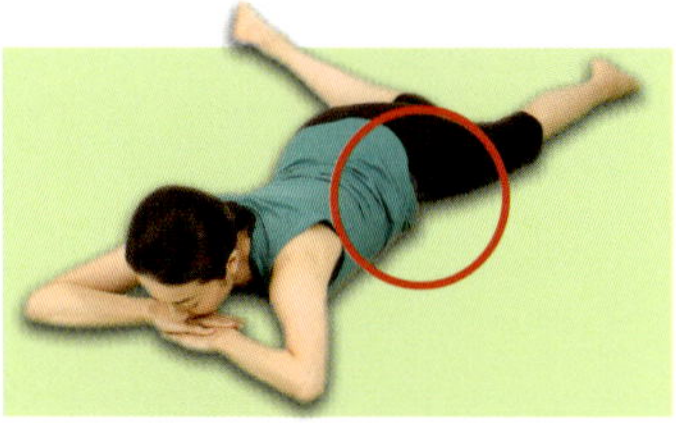

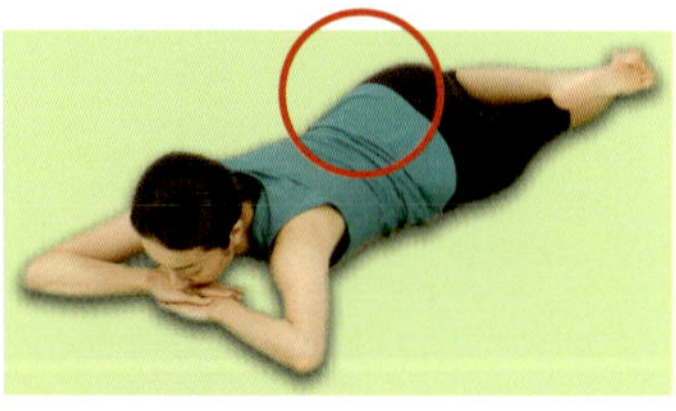

3 ふくらはぎ伸ばし筋膜リリース

20秒3回ずつ

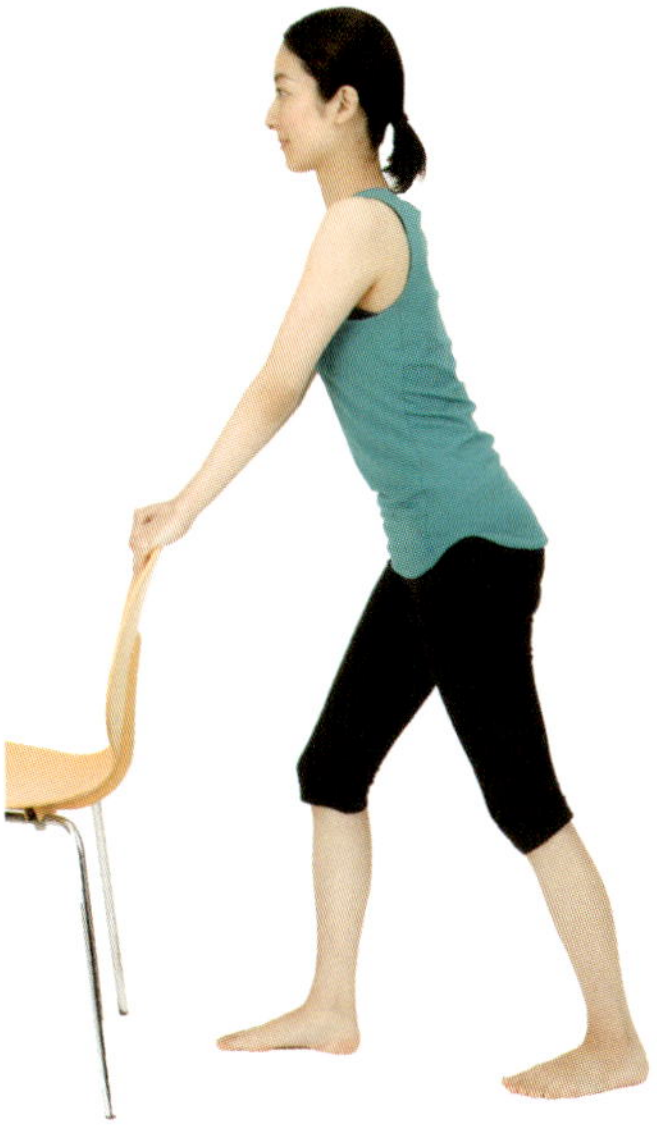

1

両手でテーブルや椅子の背などにつかまり、片足を後ろに引きます。

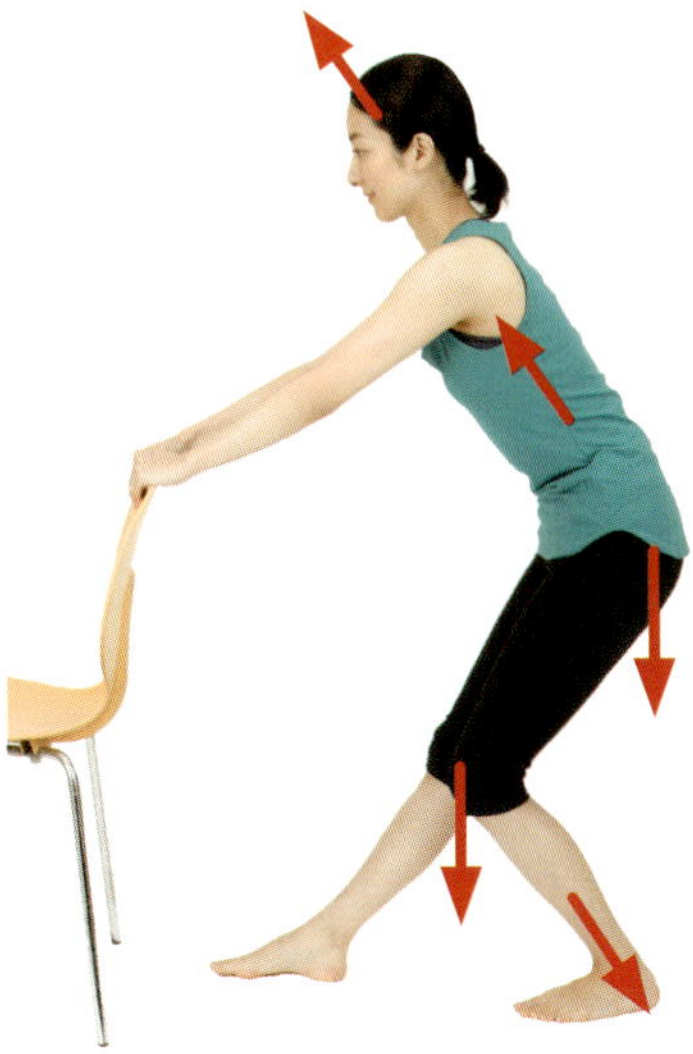

2

前の膝を後ろに引いて伸ばしながら体重を後ろに移動して、後ろの足底はぴったり床に着けたまま膝をゆっくり曲げていき20秒リリース。

3

続いて前の膝を曲げながら体重を前に移動して、後ろの足底はぴったり床に着けたままで膝をゆっくり伸ばしていき20秒リリースします。

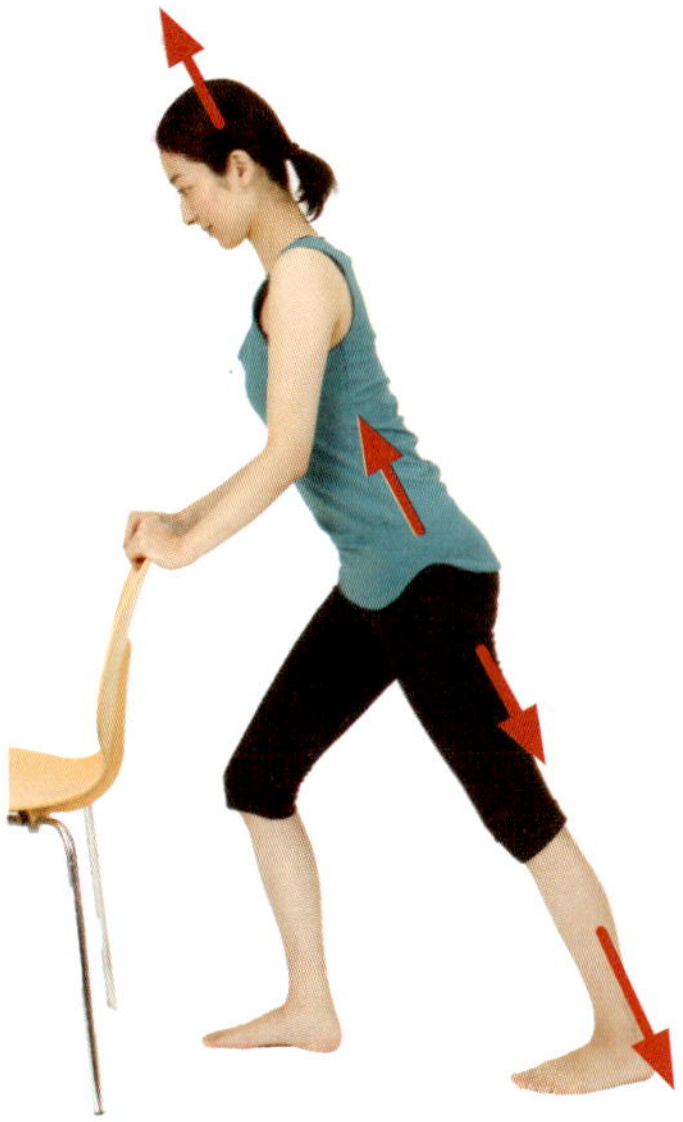

左右をそれぞれ3回繰り返してください。

慣れてきたら時間も長くしてください。

左右で伸びにくい側をじっくりと時間をかけるようにしてください。

悪い例

腰が丸まったり、逆に反ってしまうというのはNGです。

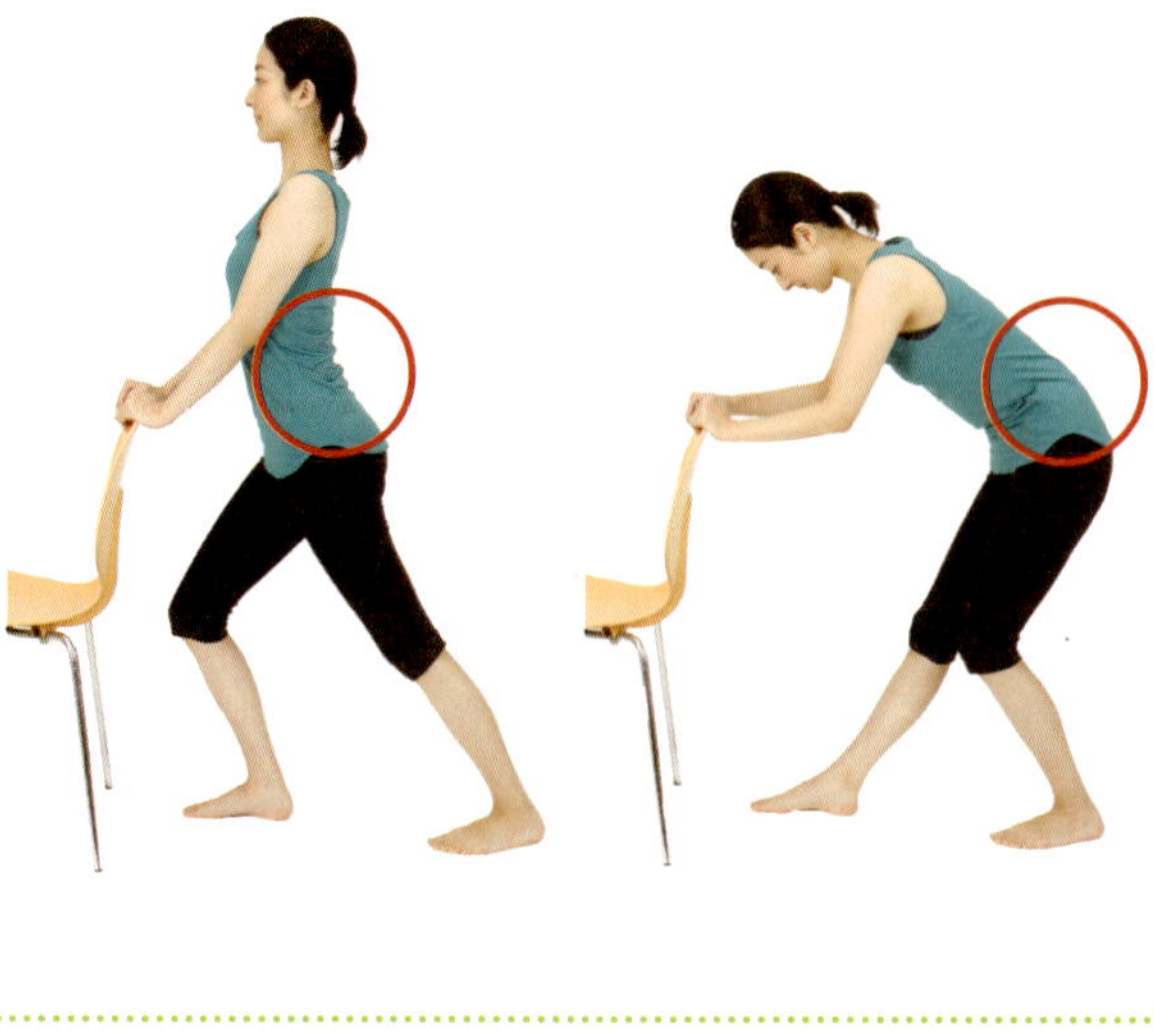

Chapter

13

腕の
筋膜リリース

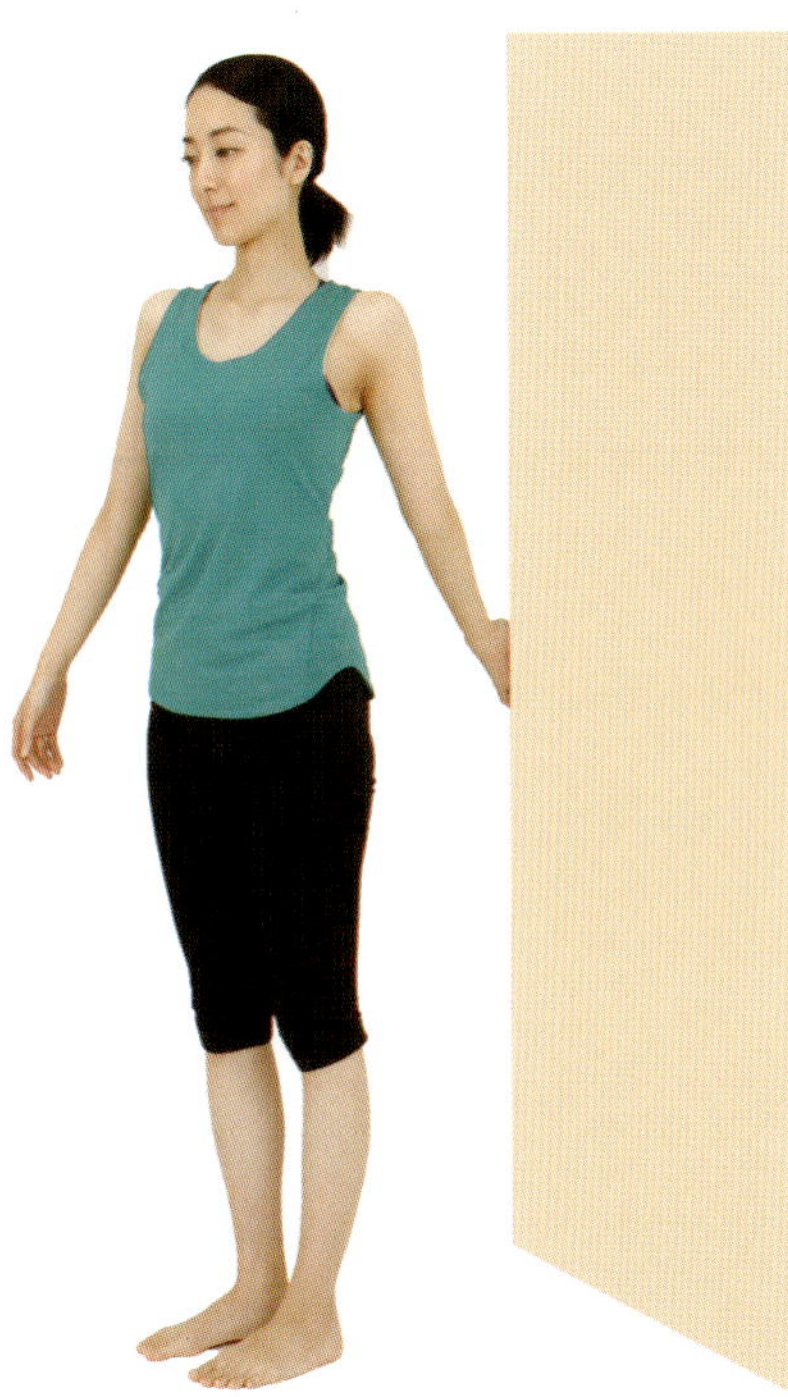

1

腕の前側の筋膜リリース

40秒
3回ずつ

二の腕や脇に脂肪がつく、洋服を着たり下着をつけたり髪を結うのが難しくなってきた、ねこ背で巻き込み肩になってきた、普通に立っていても肘が曲がっている、歩くときに肘が伸びずに曲がったまま歩いてしまう、バンザイするのが辛くなったなど、経験がありませんか？

ここでは、肩から手先までの筋膜が硬くなってきた人に効果的な筋膜リリースを紹介します。

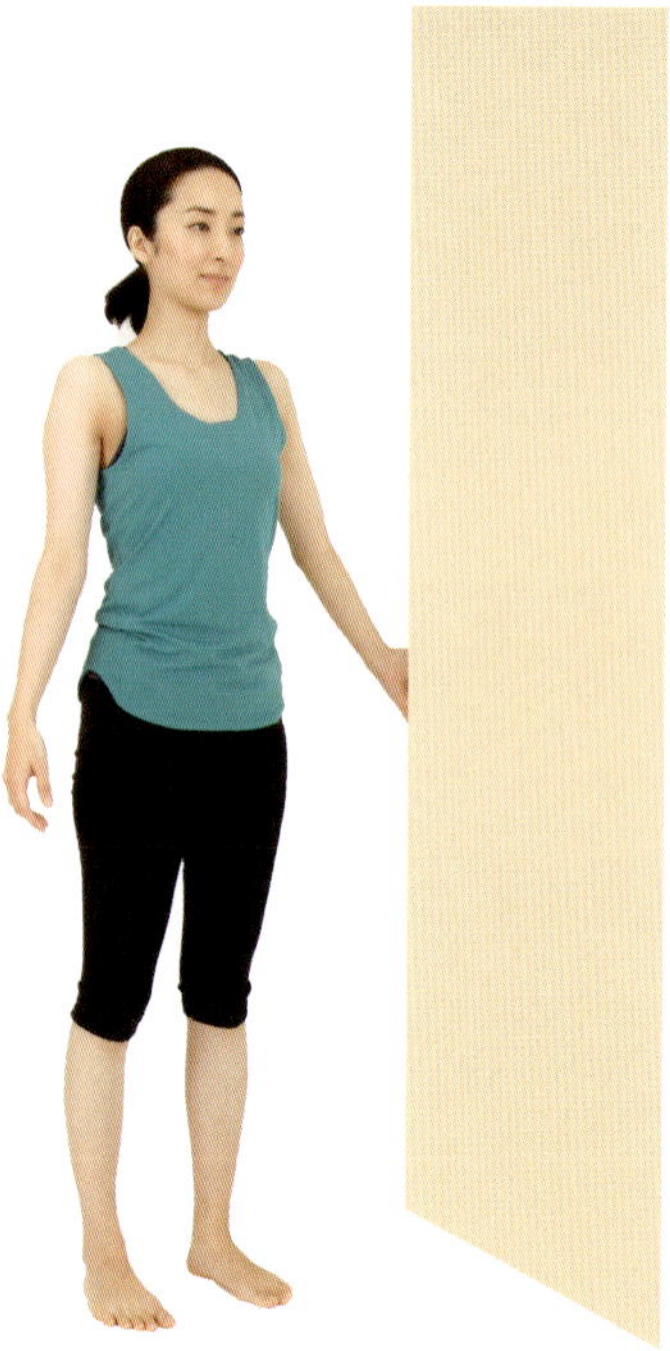

1

ドアや柱に、肘を伸ばしたままで、手のひらをつけます。

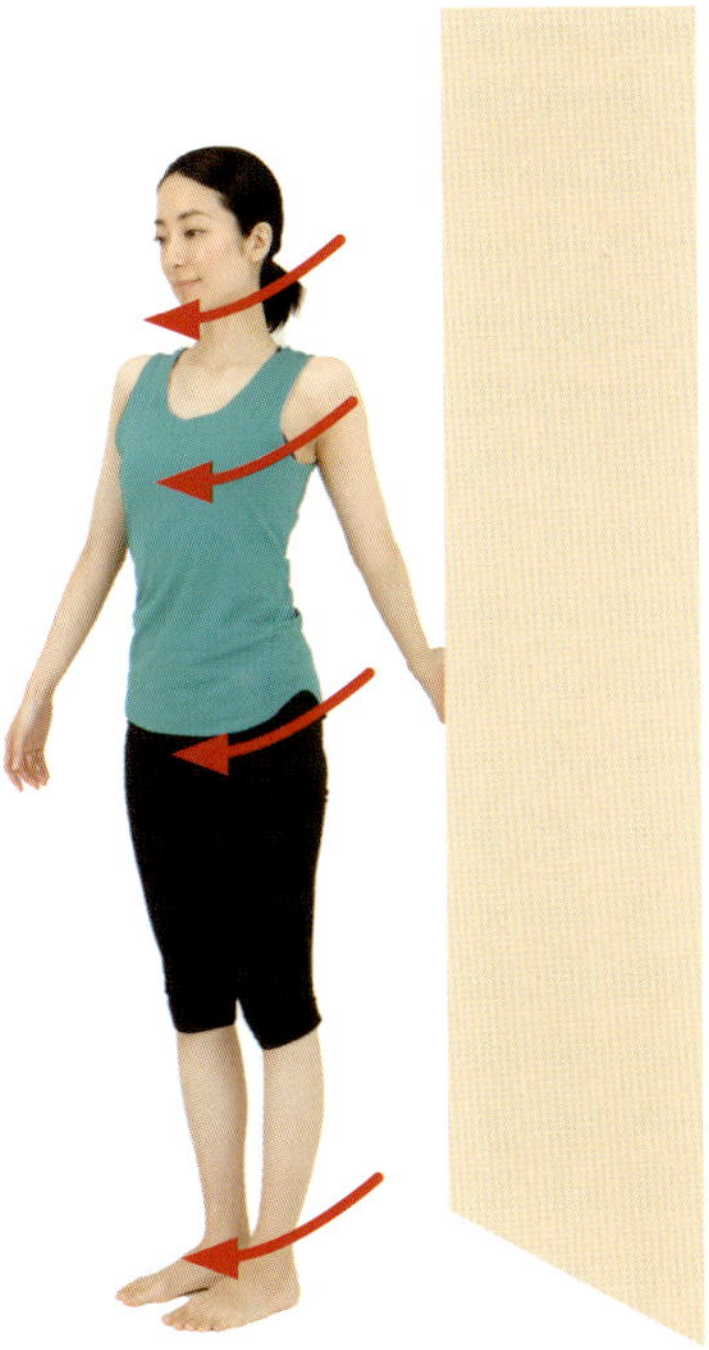

2

足と一緒に、からだを回していき、腕の前側の、特に上腕二頭筋を伸ばすため20秒リリース。

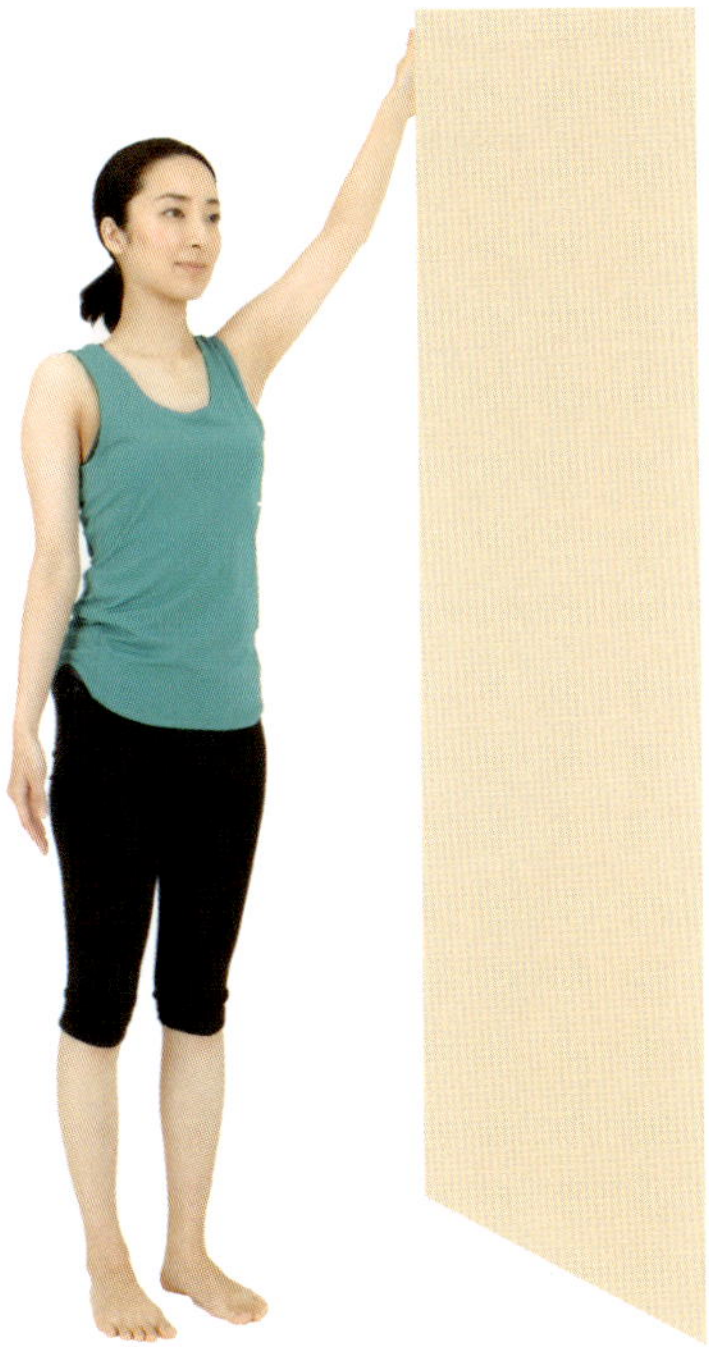

3

次に、手を肩よりも高い高さにつけます。

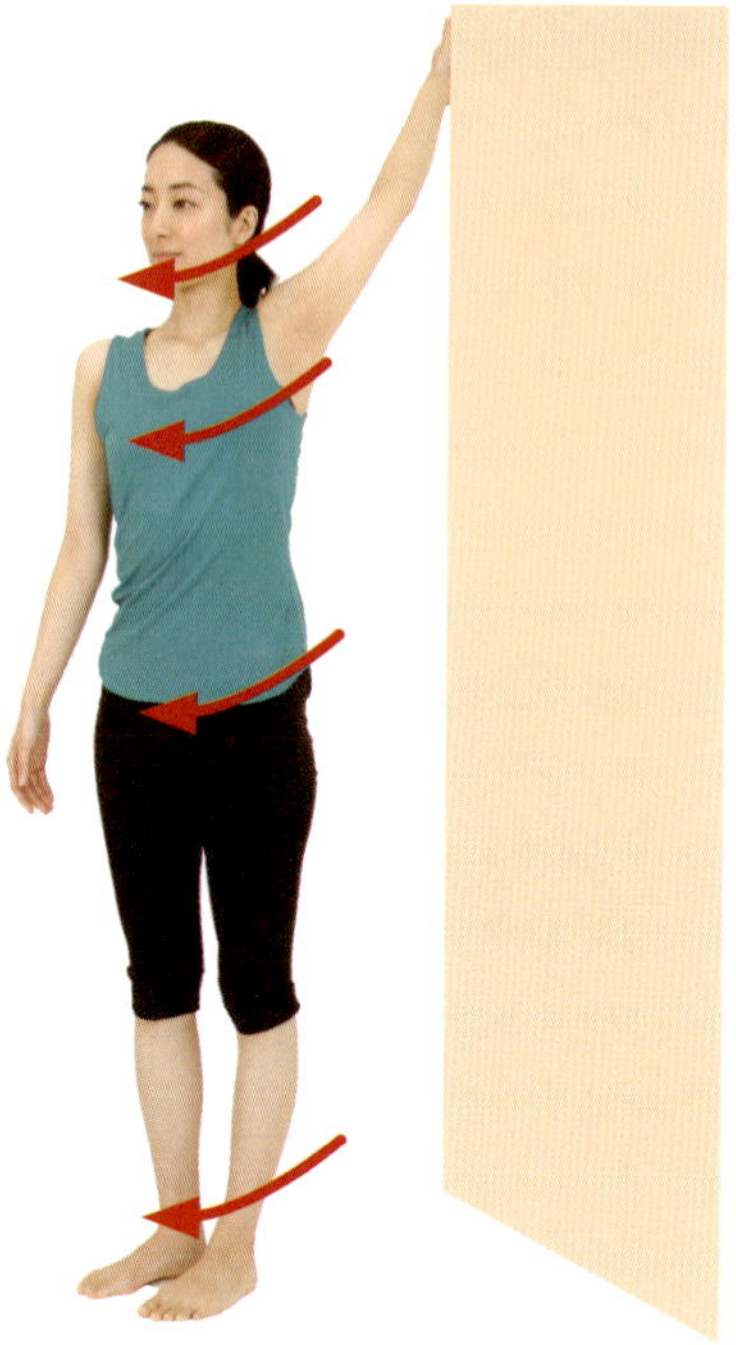

4

そこからからだを回していき、腕の前側の、特に大胸筋を伸ばすため20秒リリースします。反対の手も同様に行います。

左右をそれぞれ3回繰り返してください。慣れてきたら時間も長くしてください。
左右で伸びにくい側をじっくりと時間をかけるようにしてください。

悪い例

足を動かさない、肘が曲がってしまうというのはNGです。

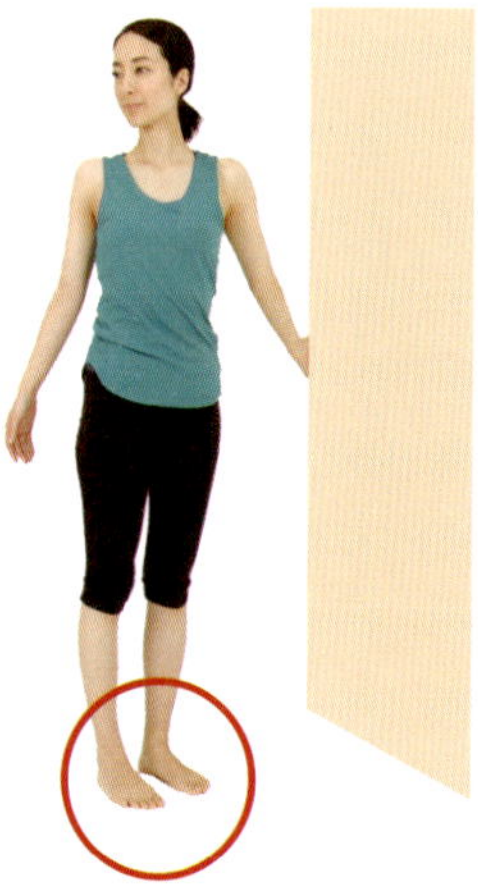

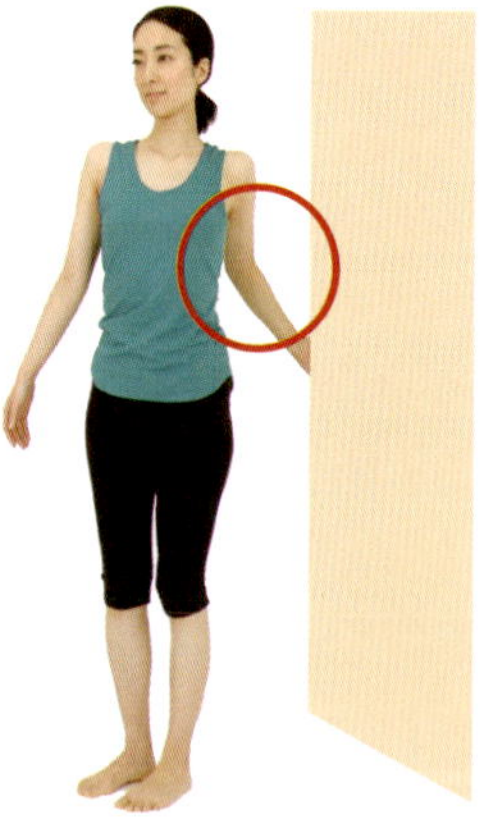

腕

2

腕の後ろ側の筋膜リリース

タオルを使って、腕の後ろ側の上腕三頭筋をリリースします。上腕三頭筋が硬くなると、腕を上に上げるときに、肩に痛みがでることがありますので、しっかりリリースしましょう。

20秒3回ずつ

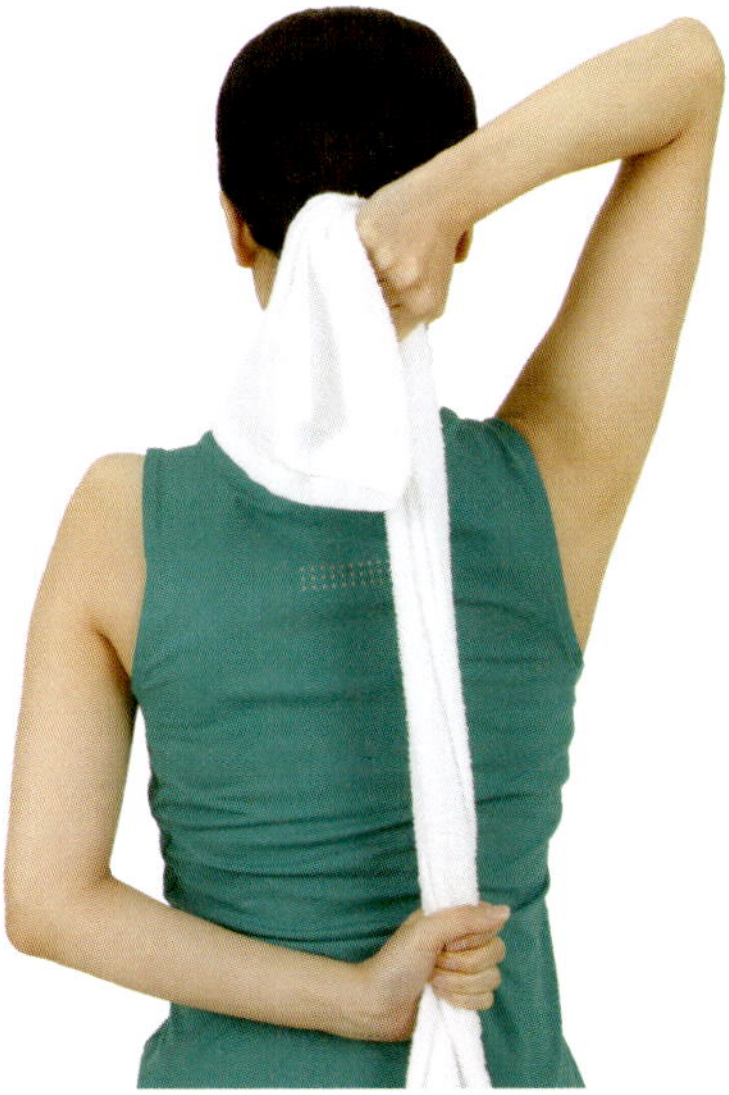

1

一方の手を頭の上に挙げ、肘を曲げてタオルをつかみます。もう一方の手で、腰の後ろでそのタオルの反対側をつかみます。

2

下側の手でタオルを引っ張り下ろすようにしながら、上側の手の上腕三頭筋を20秒リリースします。上側の肘は頭の後ろに来るようにしてください。

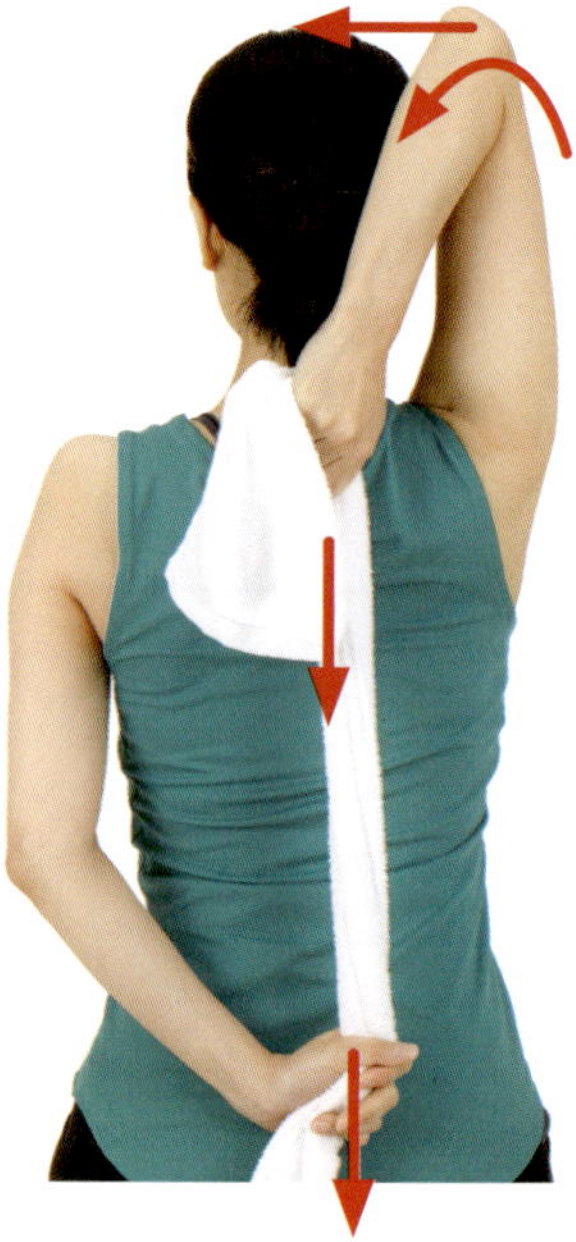

左右をそれぞれ3回繰り返してください。慣れてきたら時間も長くしてください。

左右で伸びにくい側をじっくりと時間をかけるようにしてください。

悪い例

上側の肘が頭から離れてしまう、腰が反ってしまうというのはNGです。

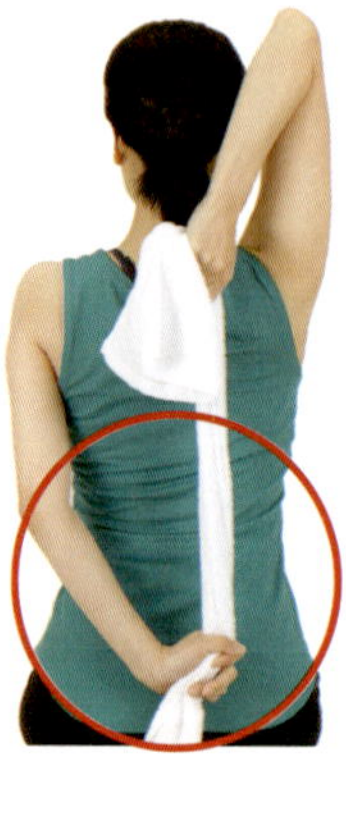

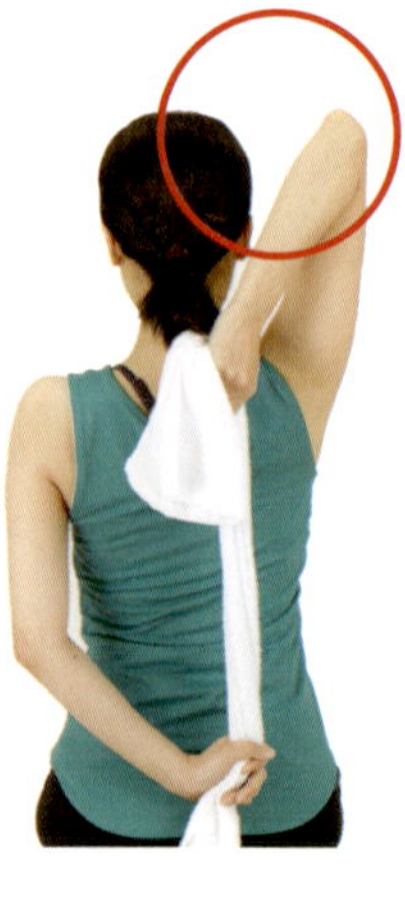

3 肩まわりの筋膜リリース

下着のブラジャーのホックが付けにくくなったり、髪を結うのが難しくなったり、バンザイした時に手のひらを後ろに向けるのが難しいなどのときに、肩まわりの筋肉をリリースする方法です。

40秒3回ずつ

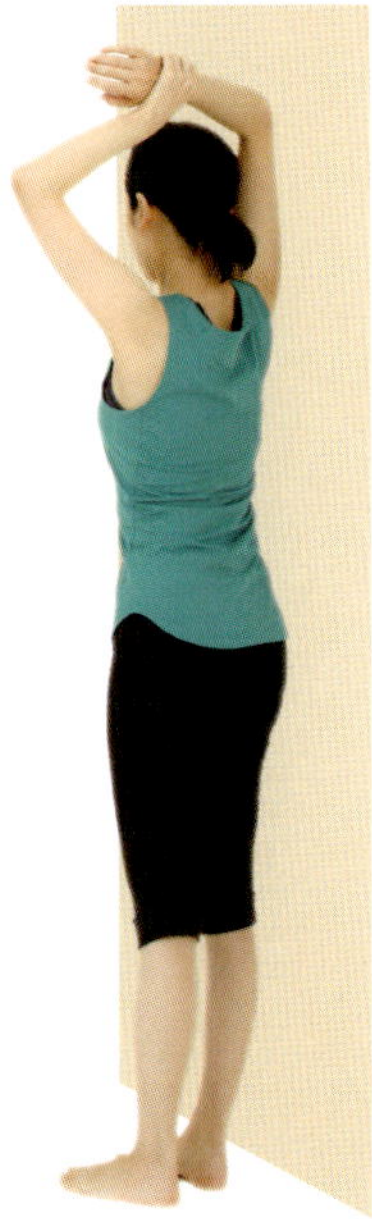

1

腕を挙げて壁にその側のからだ全体を付けます。もう一方の手で、上げた側の手首をつかみます。

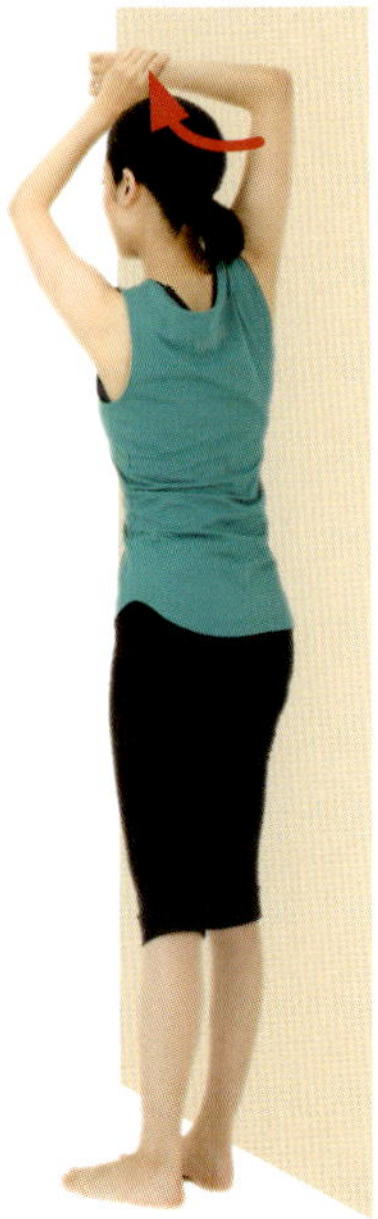

2

そこから手首を前に引っ張って外旋筋（腕を外側に捻る筋）を20秒リリース。

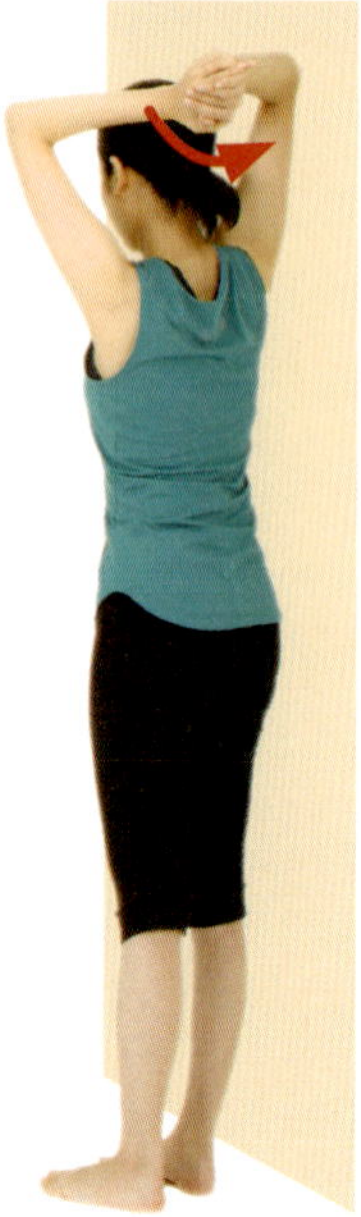

3 次に、手首を後ろに押して内旋筋（腕を内側に捻る筋）を20秒リリースします。

左右をそれぞれ3回繰り返してください。慣れてきたら時間も長くしてください。左右で伸びにくい側をじっくりと時間をかけるようにしてください。

悪い例

上側の肘が頭より前にいってしまう、からだも一緒に回ってしまうというのはNGです。

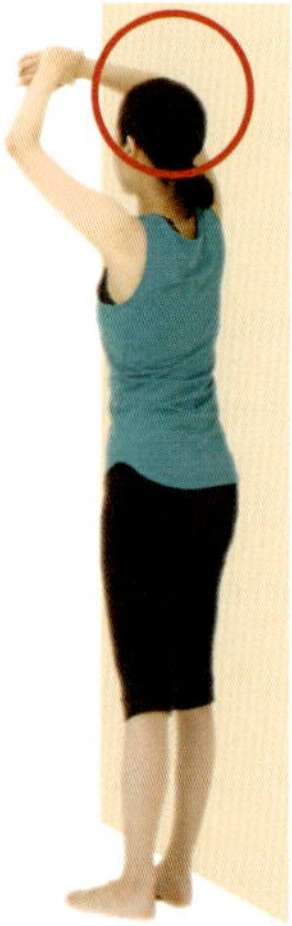

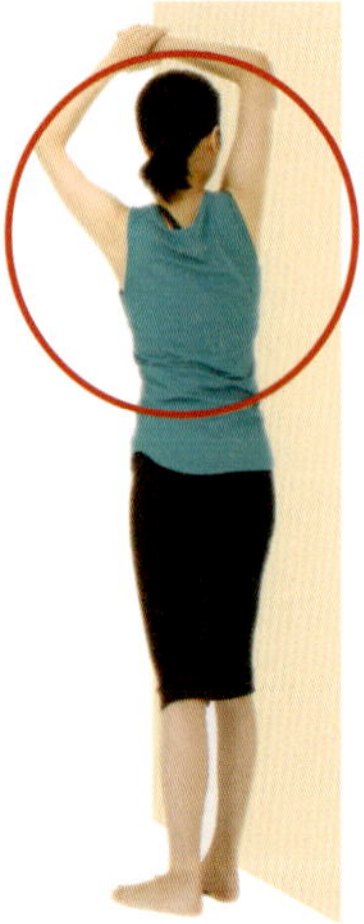

Chapter

14

ボールを使った筋膜リリース

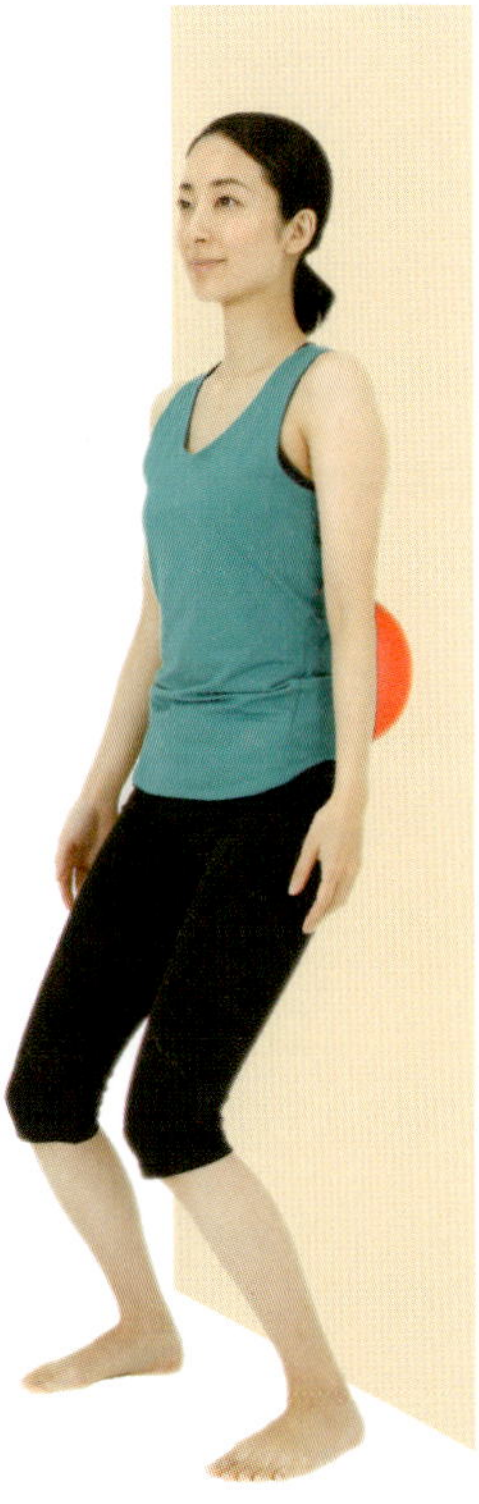

1

ボール筋膜リリース（立って）

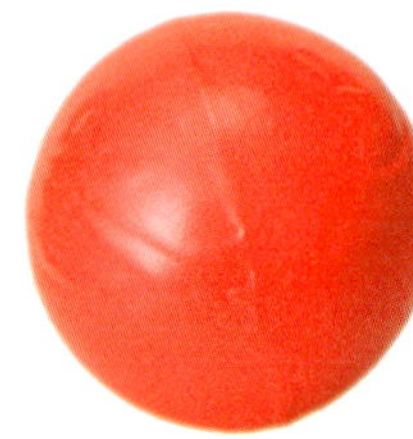

空気で膨らませる柔らかいボールを準備します。ボール上で、いろいろな方向にからだを動かし、ボールの圧と回転で筋膜をリリースします。ボールは素肌に直接当てるようにしてください。背中全体がほぐれ、血行もよくなり、動きもよくなります。姿勢の改善にもつながります。

90秒

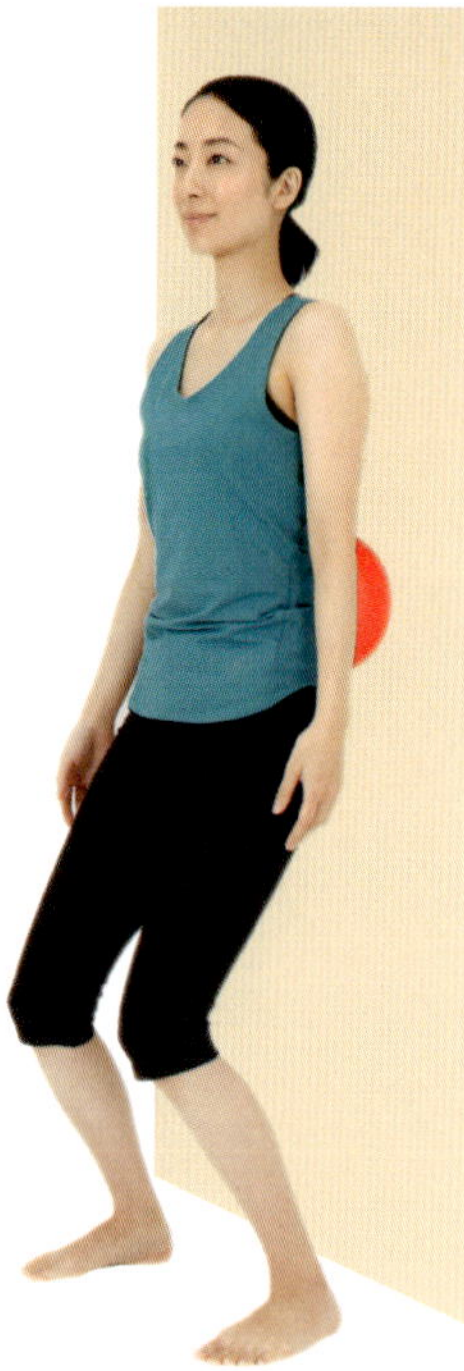

1

壁を背にして立ち、軽く両膝を曲げます。壁と背中の間にボールを挟みます。

悪い例

ボールが小さく硬すぎたり、からだからボールが抜けてしまうような無理な動きはNGです。

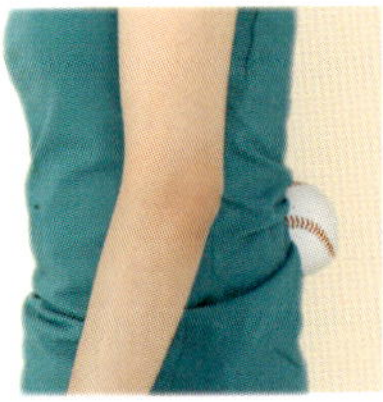

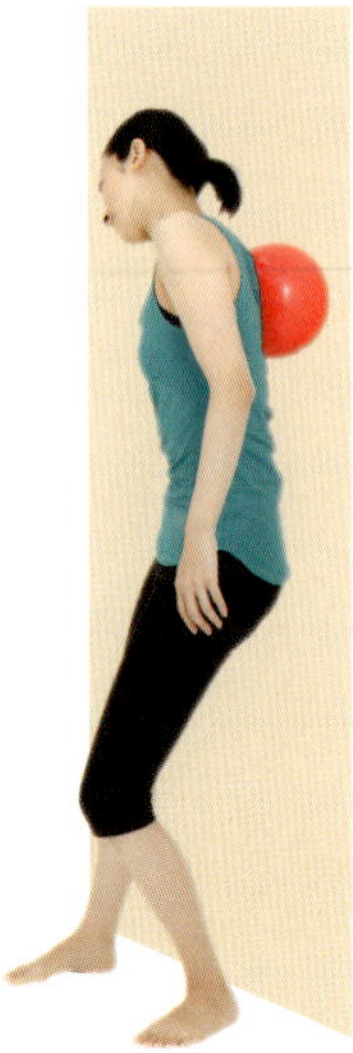

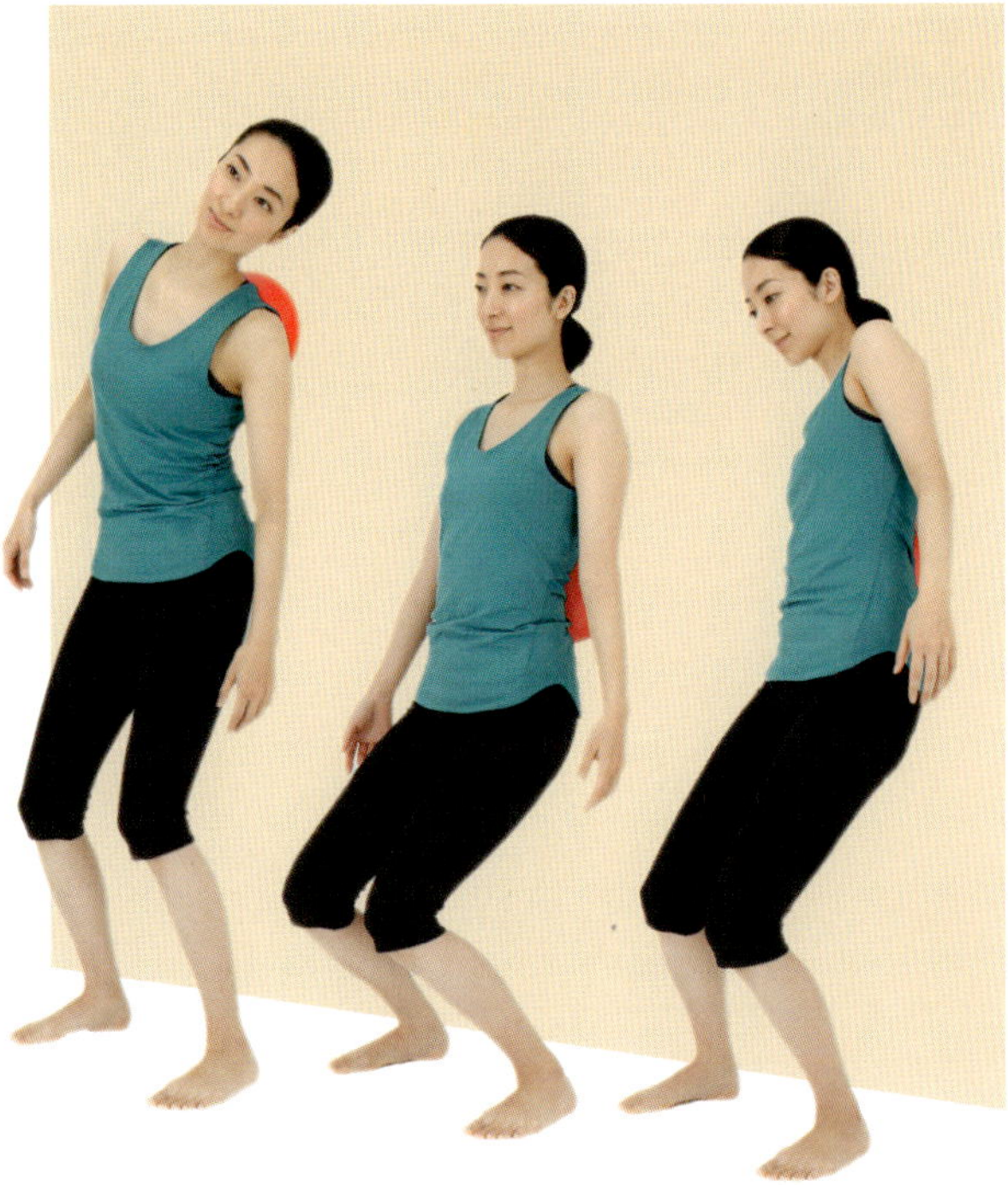

2

膝を曲げたり伸ばしたり、からだを捻ったりといろいろな方向にからだを動かして筋膜をリリースします。

全体で30秒から始め、90秒続けられるようにしてください。

ボールの位置も変えながら、同じように行ってください。

2 ボール筋膜リリース（あお向けで）

90秒

1
あお向けで両膝を曲げ、床と背中の間にボールを挟みます。
からだを捻ったり、いろいろな方向に動かします。

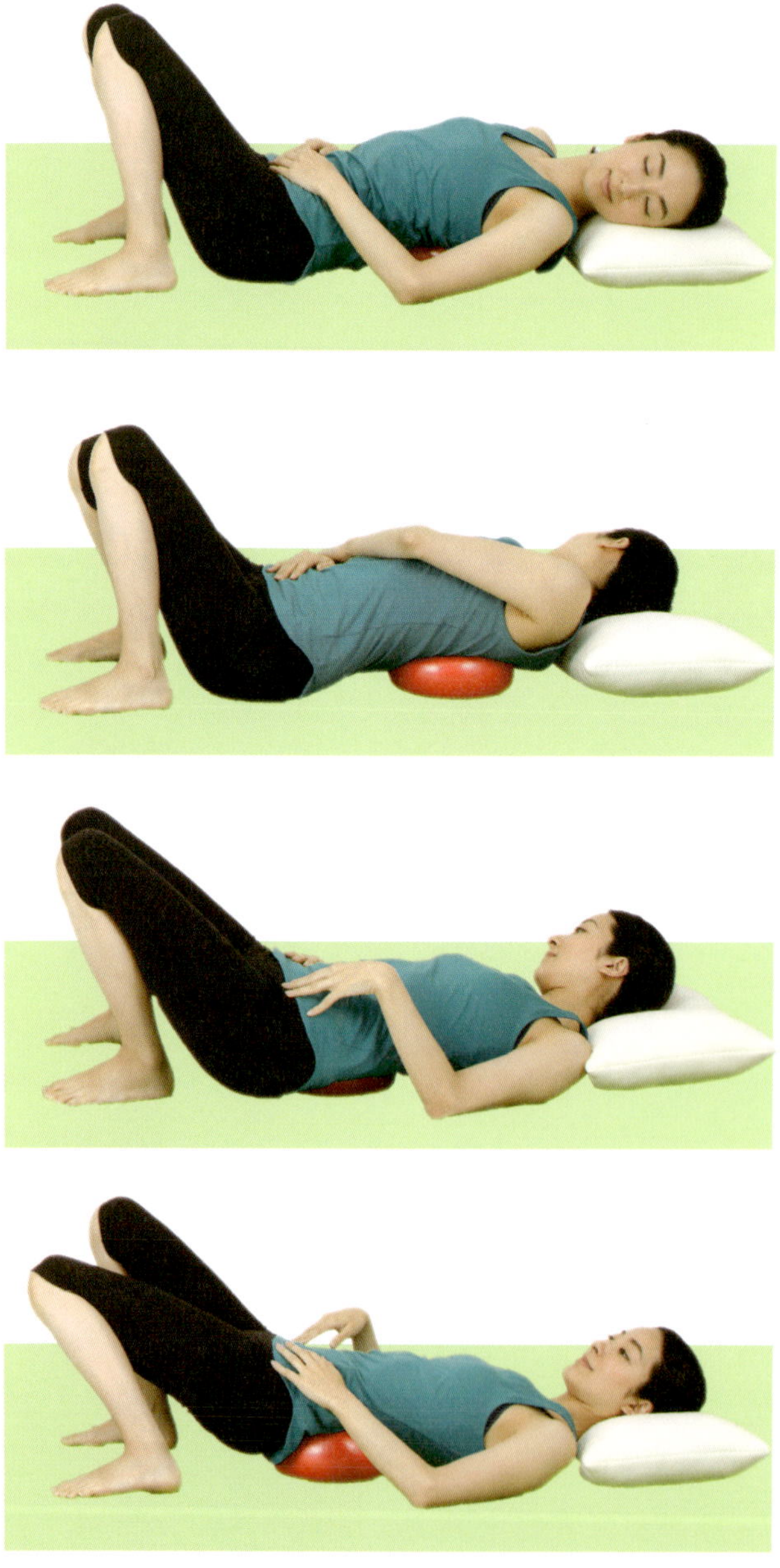

2

ボールの位置を背中の上の方で30秒リリース。背中の真ん中で30秒リリース。お尻の位置で30秒リリースします。

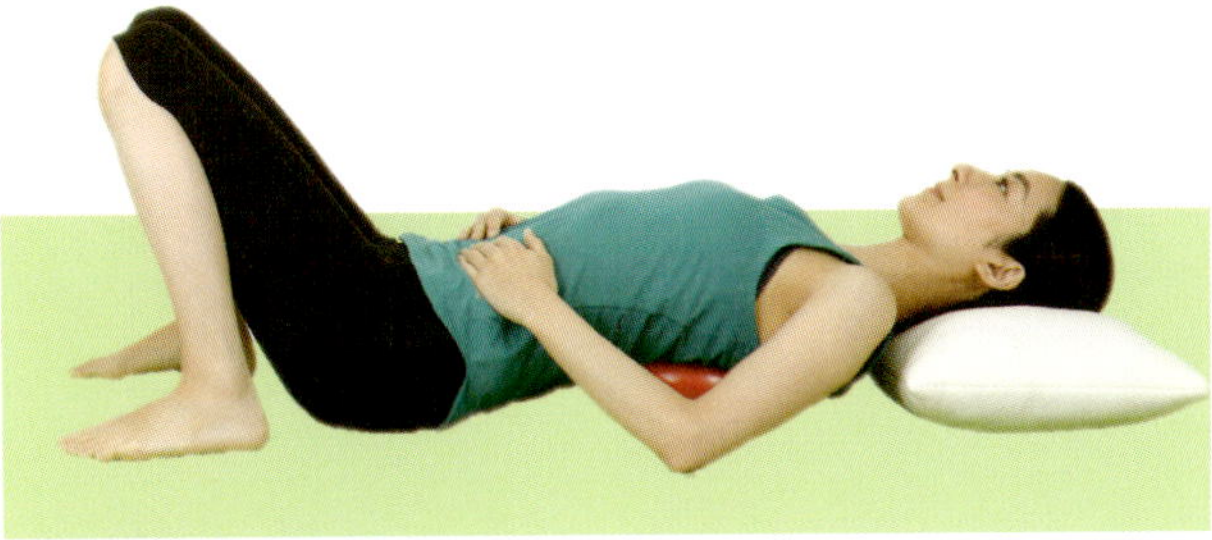

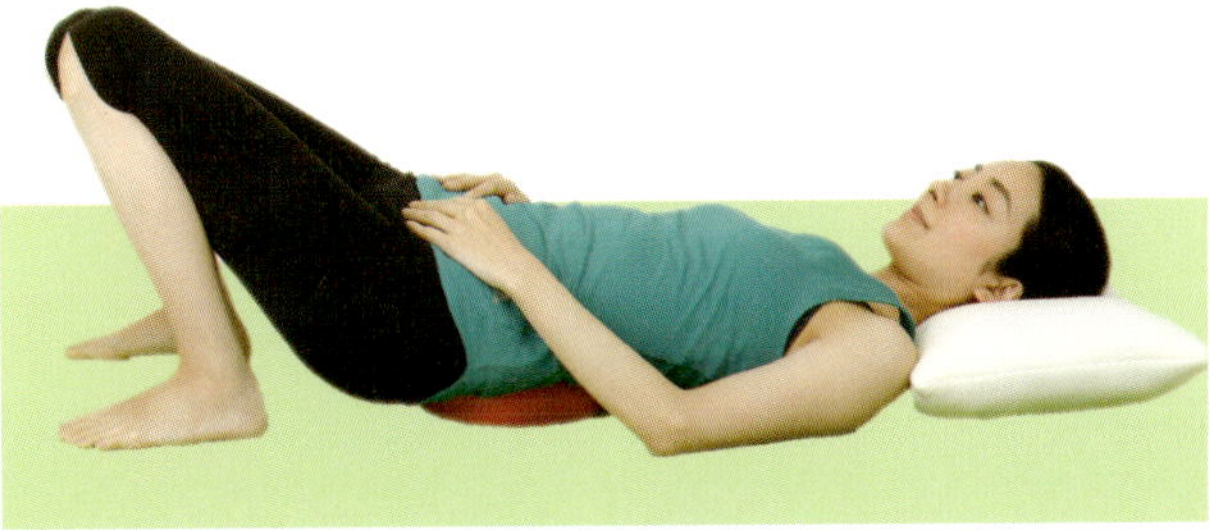

悪い例

膝を伸ばしたまま行ったり、あごが上がってしまうというのはNGです。

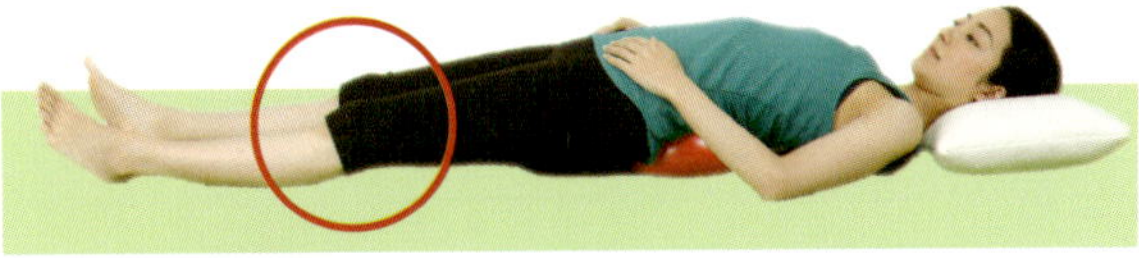

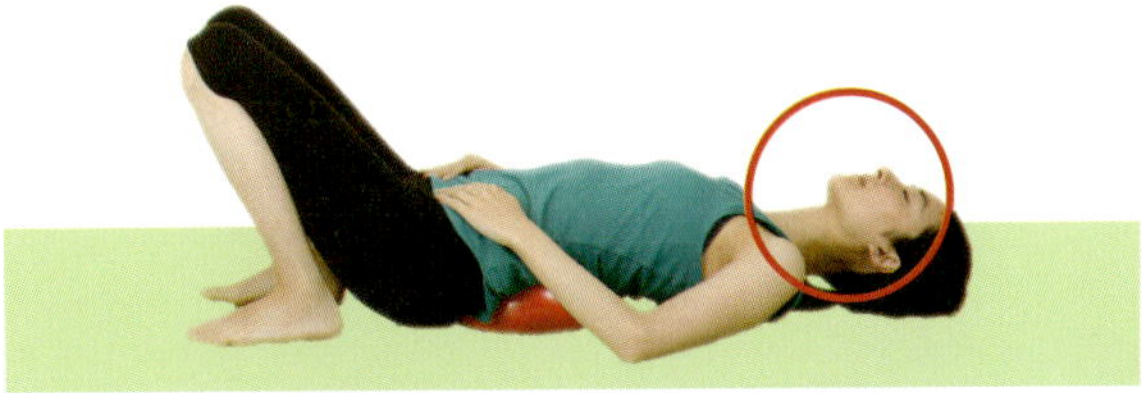

Chapter

15

むくみ改善の筋膜リリース

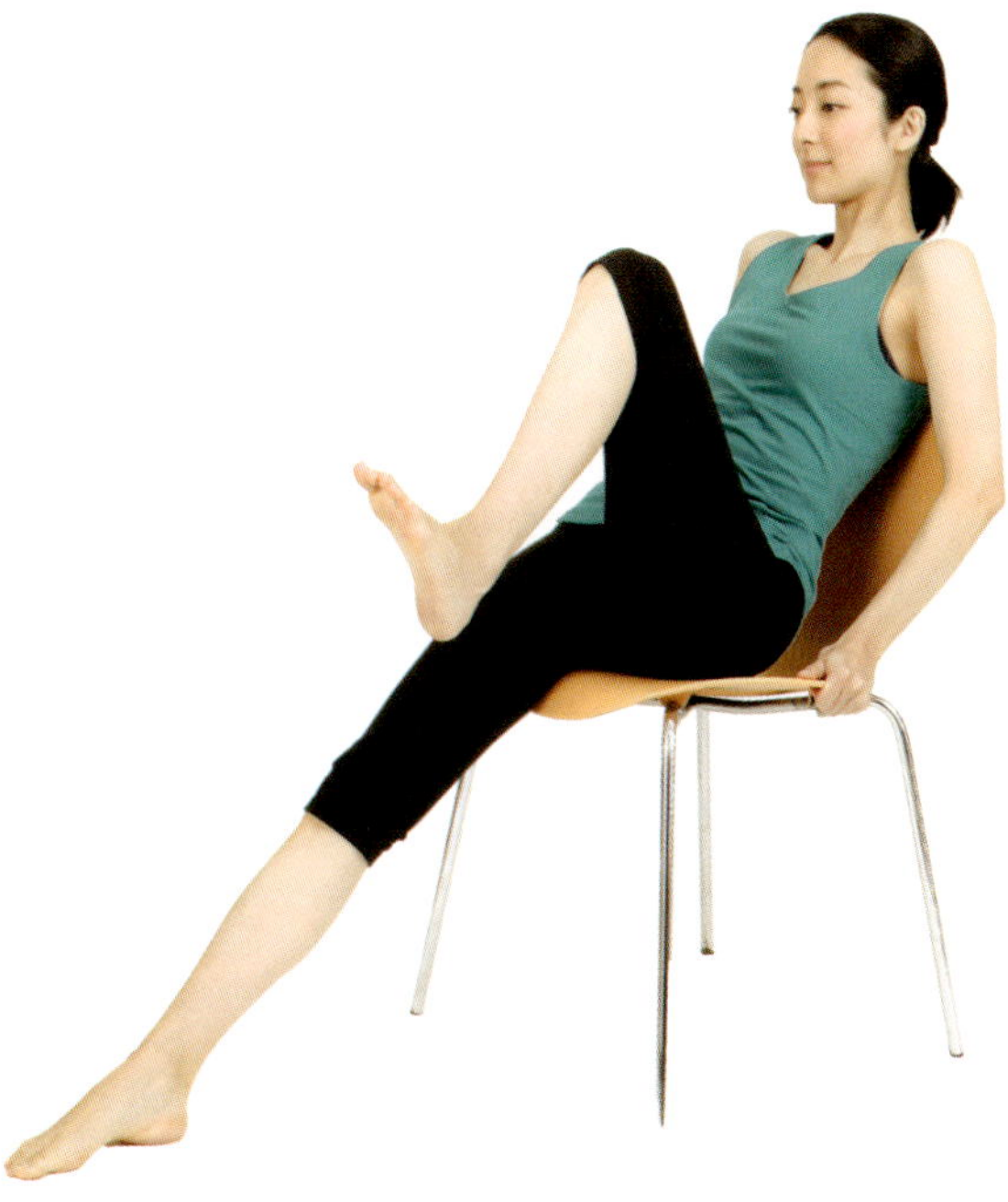

手足が冷える、冷え症があって眠れない、座り仕事が多くて足がむくむ、朝起きると顔もむくんでいる、デコルテがすっきりしないなどの症状に効果的です。冷え症やむくみを改善してリンパの流れも解消しましょう。一日の中で朝・昼・晩行っていただくと効果も上がります。夜はお風呂上がりのからだが温まっているときが効果的です。

1

開いて閉じて筋膜リリース

40秒
3回

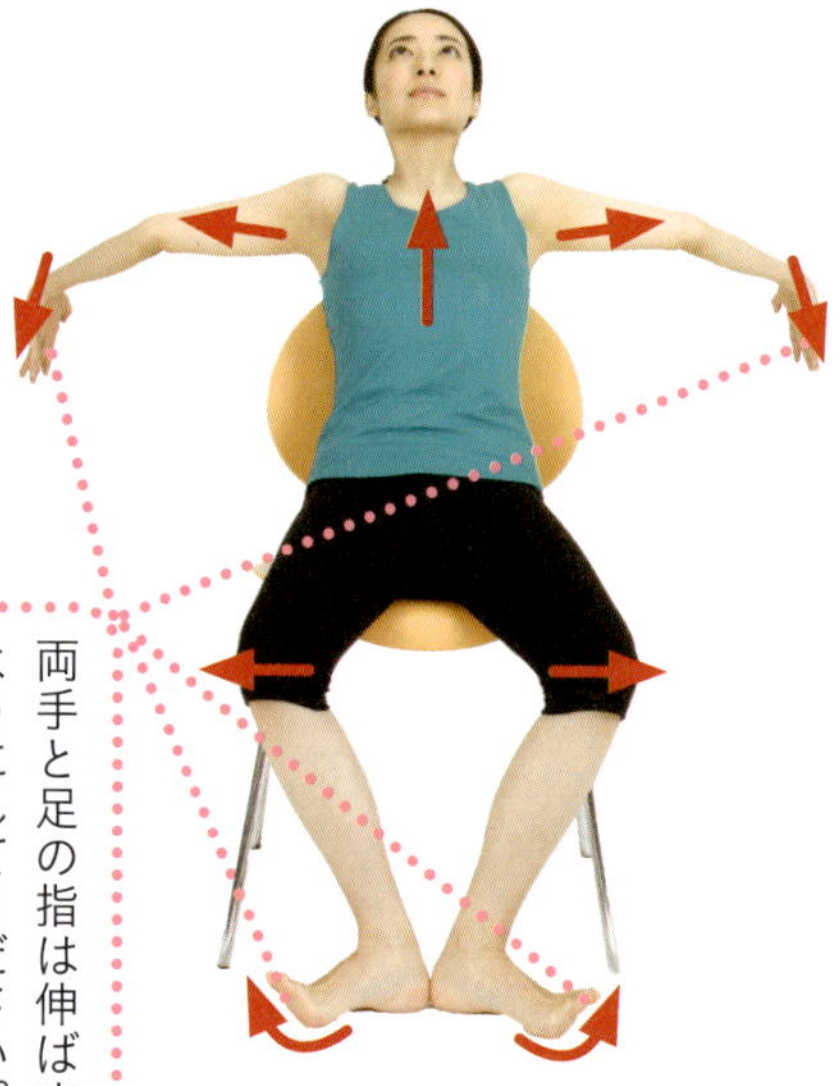

1

椅子に座り両方の踵をつけたまま、両足先と両膝を外側に回します。あごは軽く引いたままで、背もたれにもたれかかるようにして、両手を肩より高い位置で後ろに持っていき、胸を張り20秒リリース。

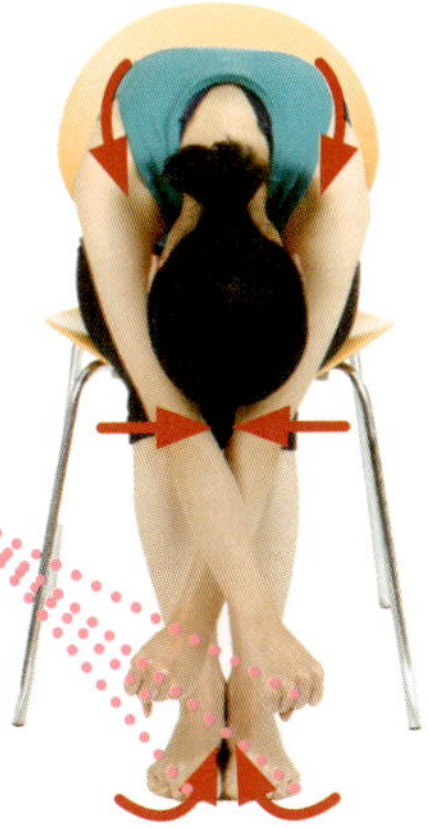

2

次に、あごを引きながら、からだを丸めていきます。両膝と両足先をくっつけて、両手は交差して、からだを両膝にくっつけるようにして20秒リリース。

両手と足の指は丸めるようにしてください。

これを3回繰り返してください。 慣れてきたら時間も長くしてください。②自転車こぎ筋膜リリースと③脇の下伸ばし筋膜リリースの後にもう一度やると効果も上がります。

悪い例

あごが上がりすぎたり、膝を開かなかったり、腰を反らしてしまうというのはNGです。

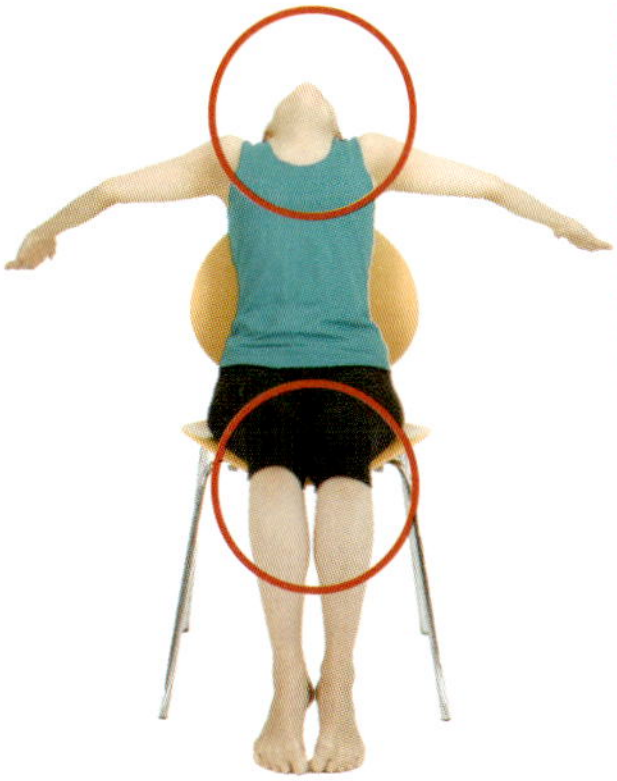

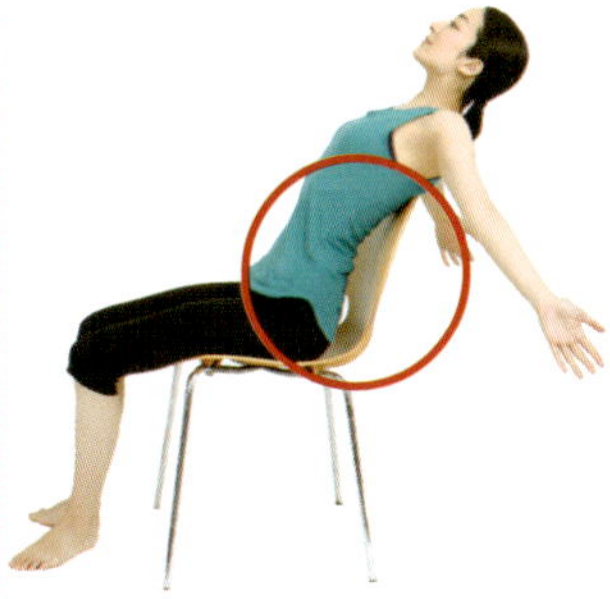

2 自転車こぎ筋膜リリース

20秒
5回ずつ

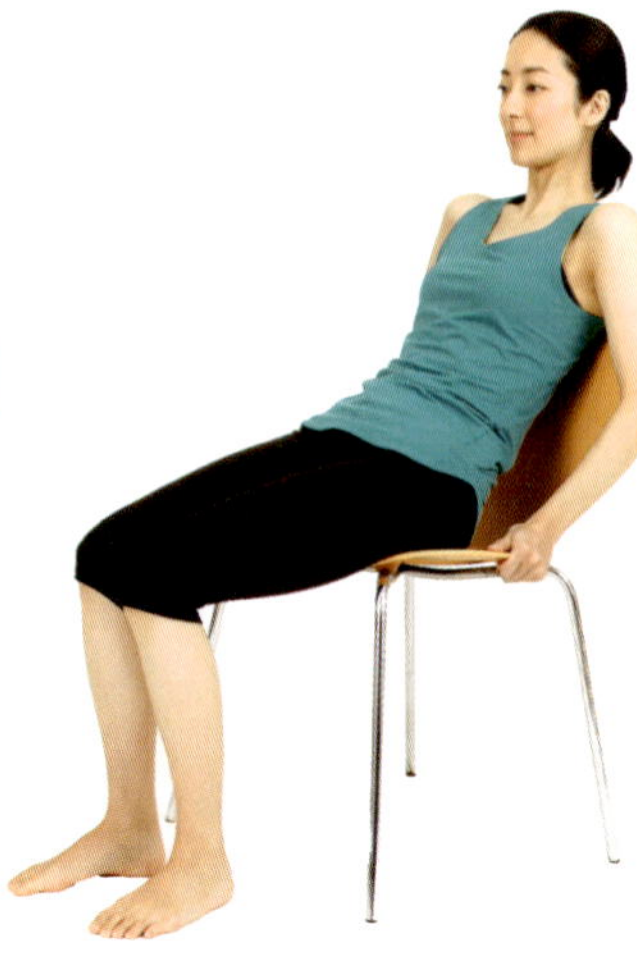

1

椅子に座り、お尻は前に出し、背もたれにもたれて、椅子の横を両手で軽く握ります。

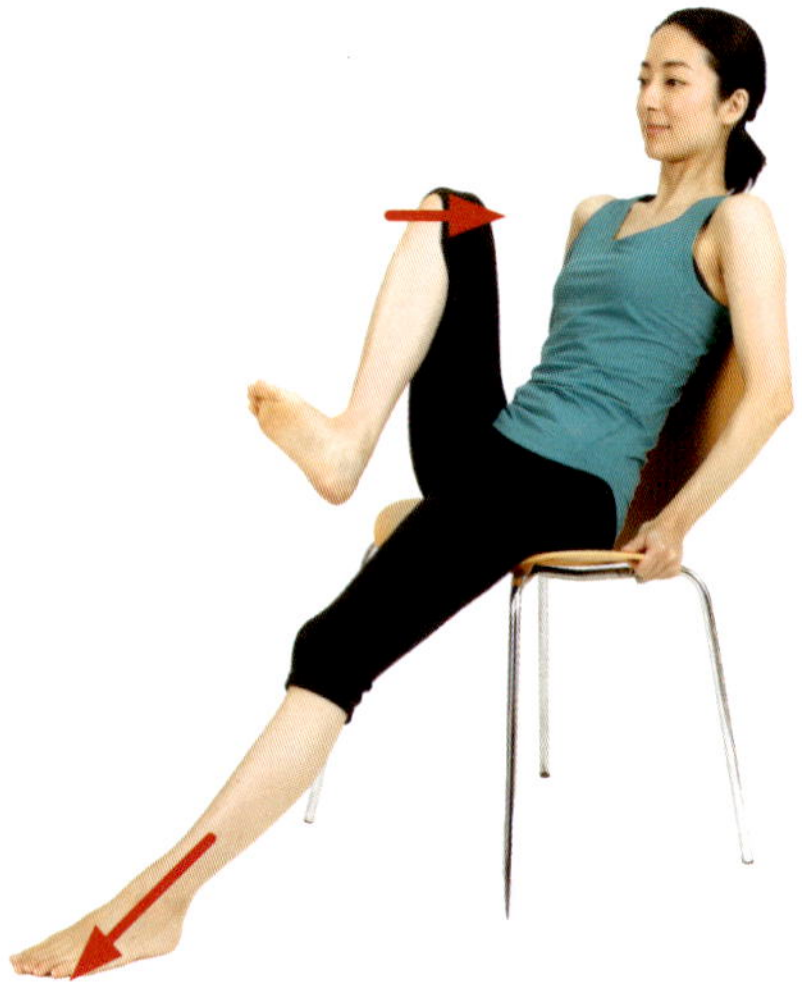

2

片方の膝はなるべく伸ばして足底は床につけます。もう一方の膝は曲げながら胸に近づけていきます。つま先も手前に引きつけます。ここで10秒リリース。

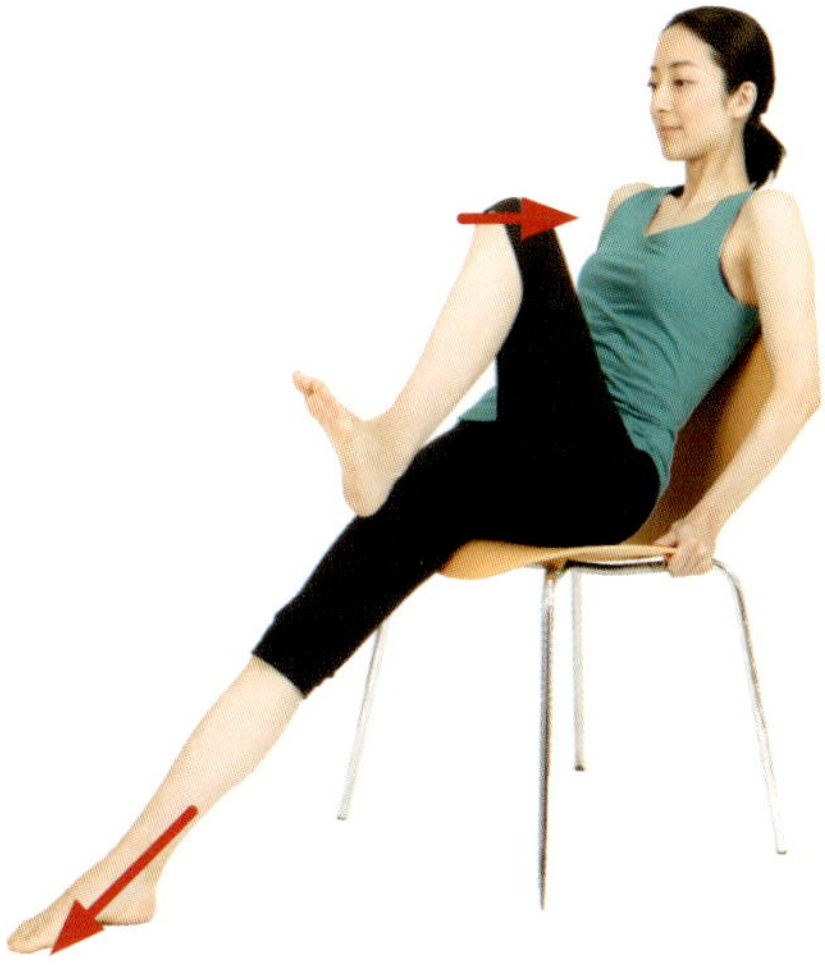

3

次に反対も行います。決して無理せず、できる範囲で10秒リリース。

左右をそれぞれ5回繰り返してください。

慣れてきたら時間も回数も長くしてください。

悪い例

腰が丸まりすぎたり、膝を無理に胸に近づけようとするのはNGです。

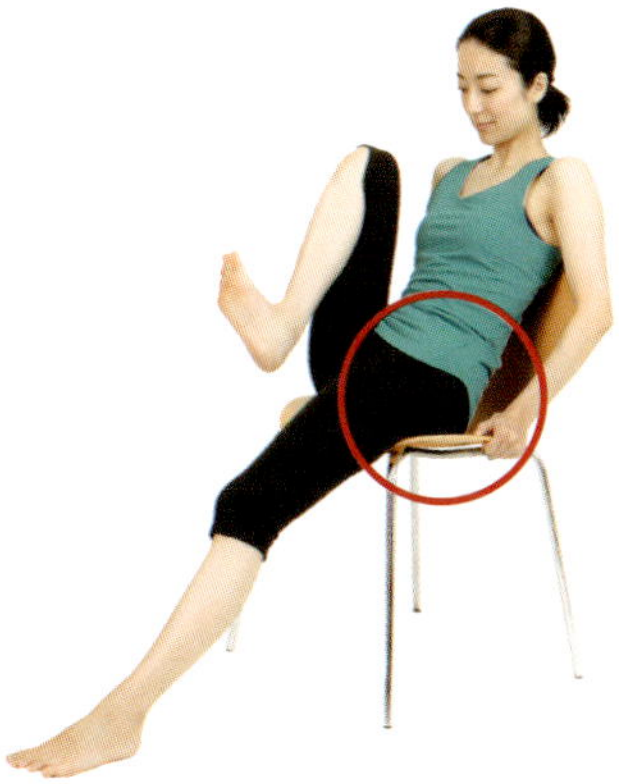

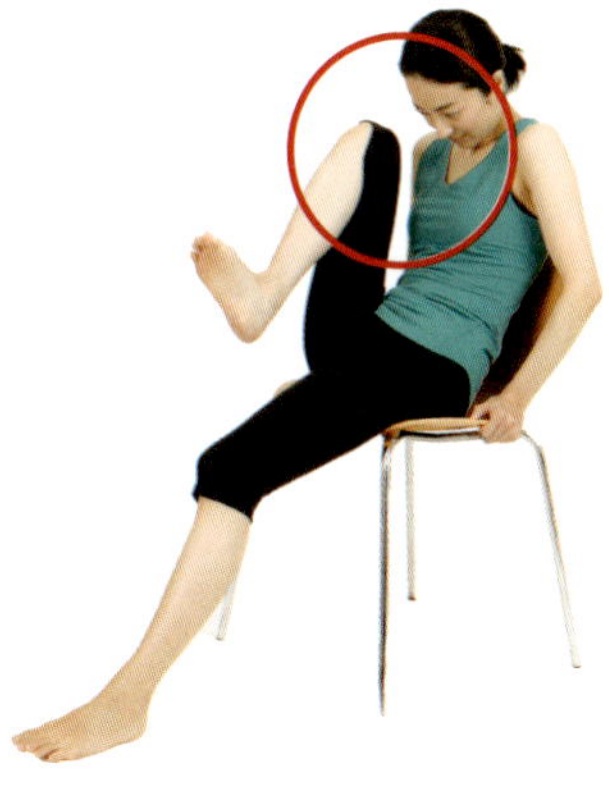

3 脇の下伸ばし筋膜リリース

40秒3回ずつ

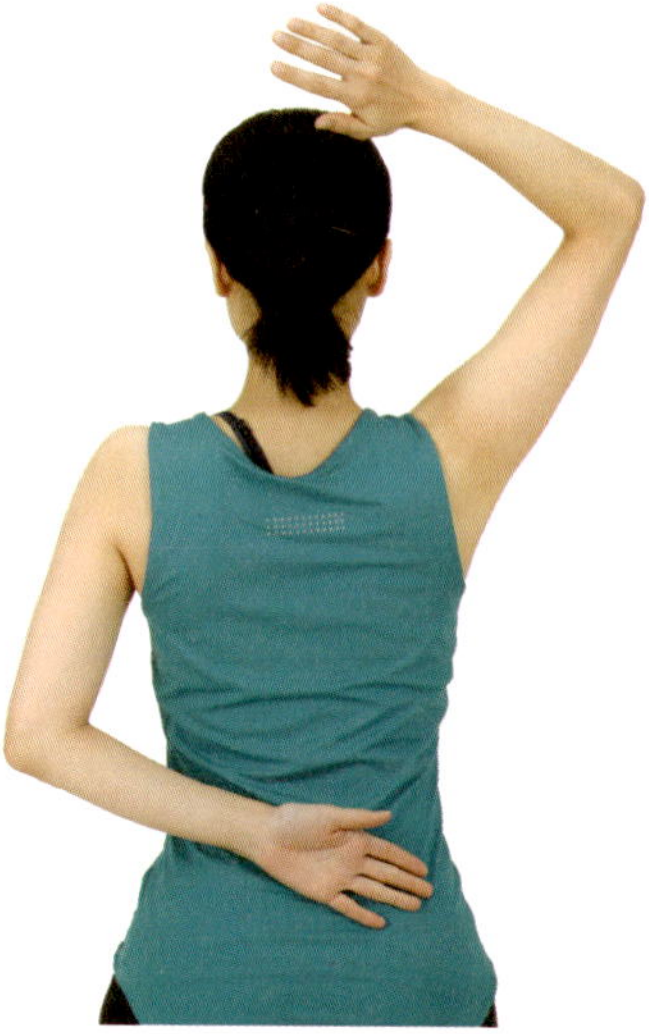

1

椅子に座り、右腕を頭上に挙げ、左腕を背中の後ろに回して、それぞれの肘を90度の直角に曲げます。

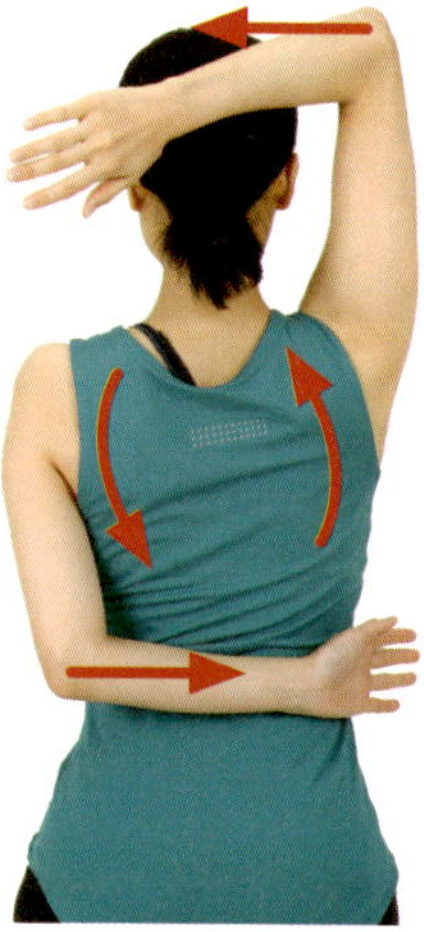

2

両方の肩甲骨を、後ろから見て反時計回りに回すように腕を動かしていきます。肘は直角に曲げたままです。ここで20秒リリースします。

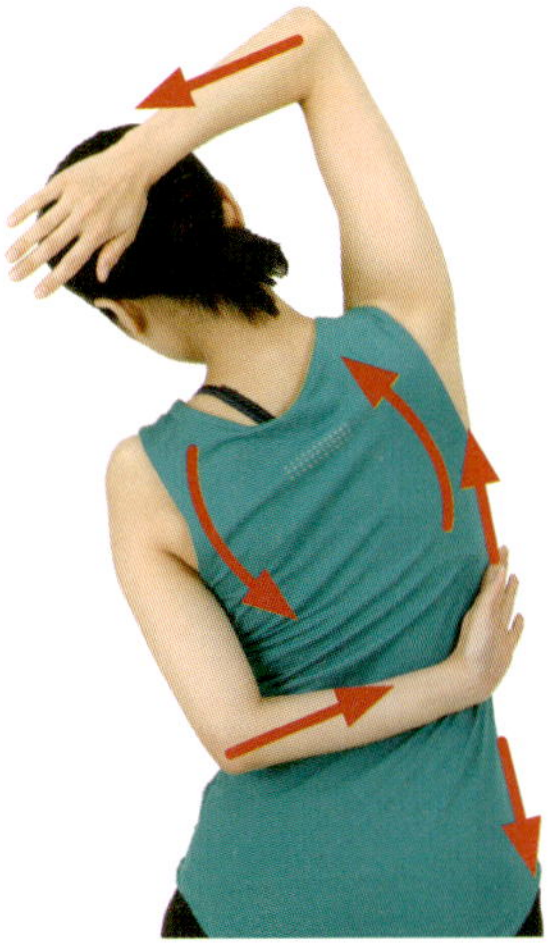

3

さらに、からだを左に倒して右の脇の下をしっかり伸ばして20秒リリースします。反対側も同様に行います。

左右をそれぞれ3回繰り返してください。慣れてきたら時間も長くしてください。

左右で伸びにくい側をじっくりと時間をかけるようにしてください。

悪い例

肩甲骨を回すときに肘だけ曲げてしまう、からだを倒すときにお尻が浮いてしまうというのはNGです。

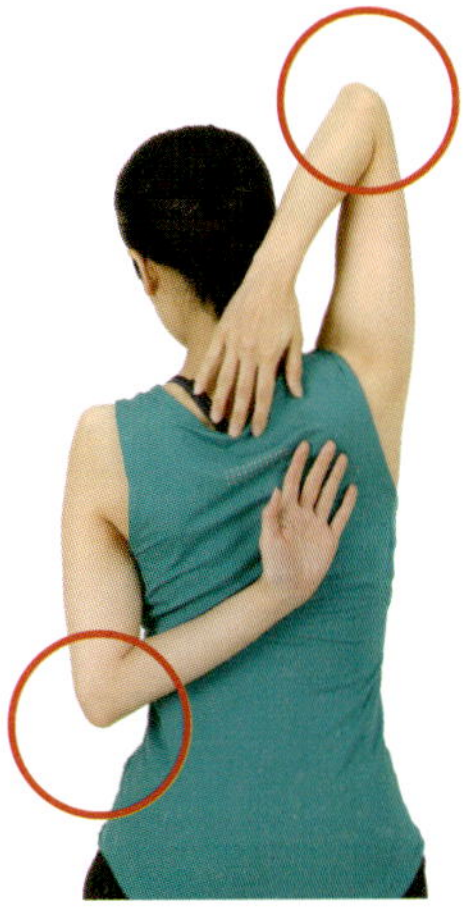

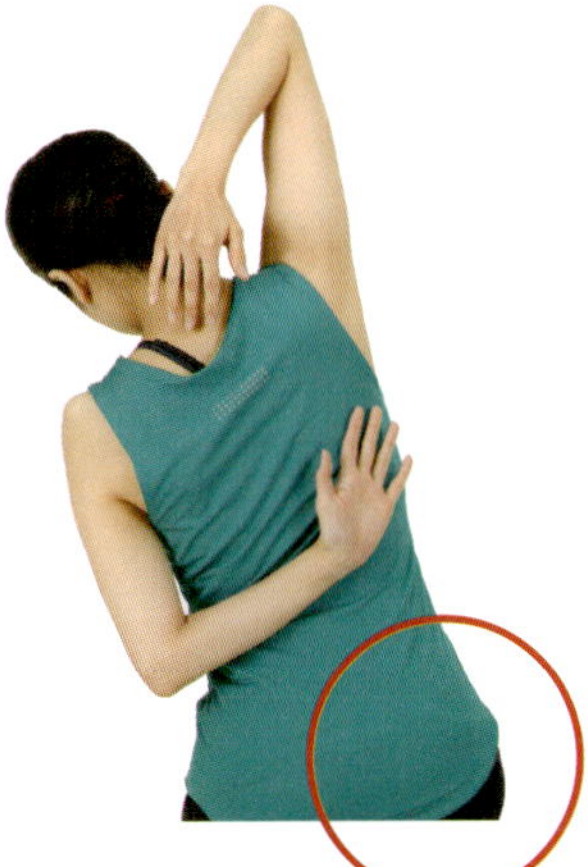

Chapter

16

筋膜によい生活習慣

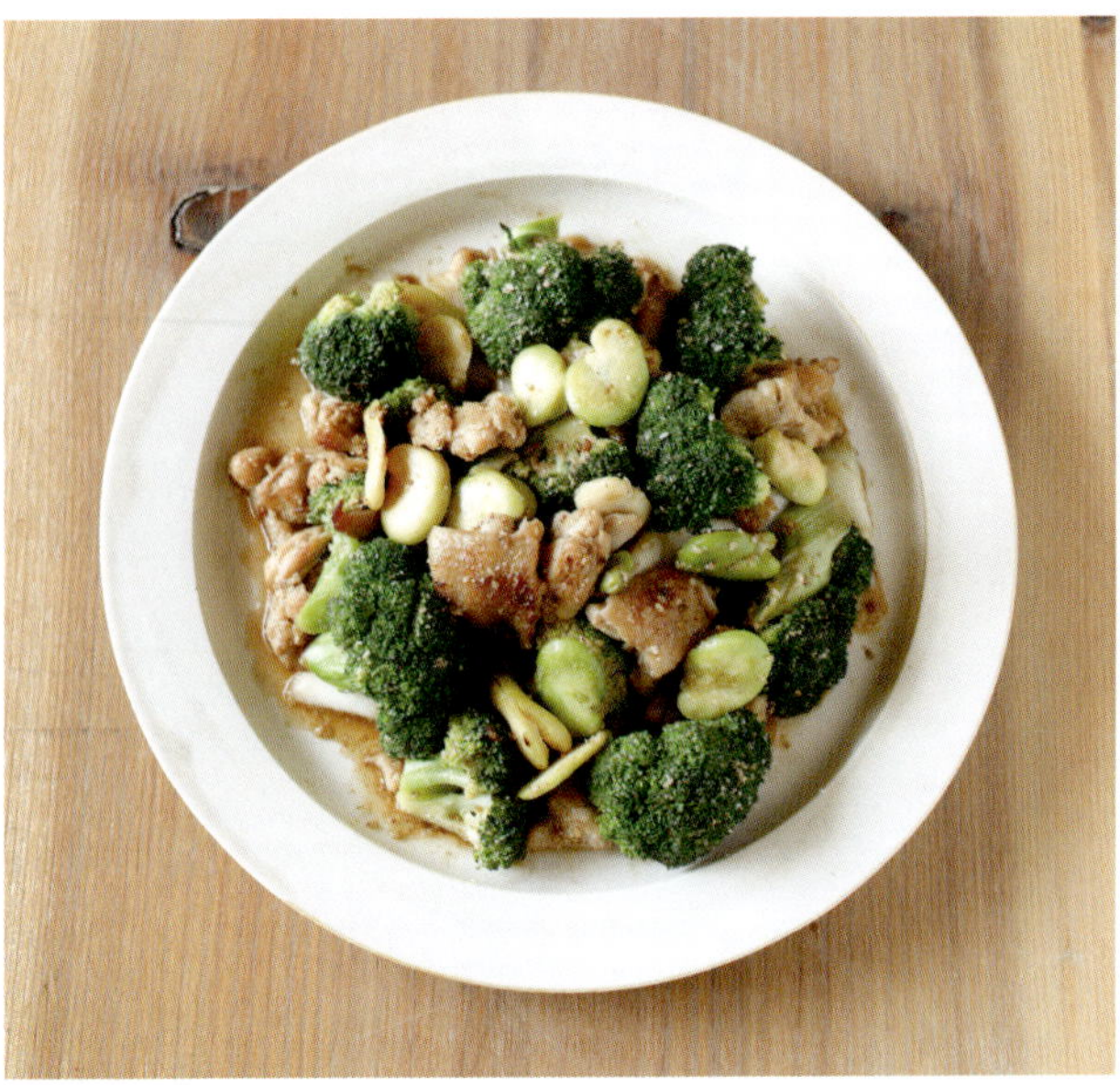

食事で気をつけることは？

こりを解消するのに役立つ栄養素は、筋肉や末梢神経に必要なエネルギーを作り出す働きがあるビタミンB1と、血流を改善する働きがあるビタミンEです。

ビタミンB1は、水溶性ビタミンで熱に弱いため注意が必要です。過剰に摂取しても体外に排出されてしまうので、副作用の心配はありません。

ビタミンEは脂溶性のビタミンで、植物油に豊富に含まれていますが、酸化しやすい上に熱に弱いので、サラダのドレッシングなどに用いて、新しいものを生で食べるのが効率のよい摂り方です。また、ビタミンCと一緒に摂取すると、ビタミンCがビタミンEの抗酸化作用を高めてくれるので、よりよいでしょう。

疲労を回復して痛みを和らげるためにも、疲労回復ビタミンとも呼ばれるビタミンB1や、クエン酸は効果的です。また、乳酸を体外に排泄するために、血行促進作用のあるビタミンE、傷ついた末梢神経を回復させるビタミンB12、軟骨の再生を促したり、細胞と細胞をつなぎ止める結合組織の成分の一つであるムコ多糖の成分の基になるグルコサミン商品や、全身の代謝の改善に対して影響を及ぼすコンドロイチン（サメ軟骨中の有効成分）なども、痛みに効くとされています。

バランスのとれた食事

バランスのとれた充分な栄養は、体の内側から肌を美しくします。特に、ビタミンA（肉類のレバー、あんこうのきも、うなぎ、ほたるいか、バター、卵、など）やタンパク質は、肌の保湿機能に大きな役割を果たしていますから、積極的に摂取するようにしましょう。

また、急激な体重の変動は避けましょう。その変動に、皮膚の伸展、縮小が対応できなくなり、シワの原因になります。適度な蛋白質、ビタミンA、B、C、E、水分を摂取して、体重のコントロールに気をつけましょう。また、質の良い睡眠をとって、成長ホルモンの分泌を維持することも大切です。

皮膚のアンチエイジングとしては、生活習慣の改善や運動のバランスが大切ですが、他にも、コエンザイムQ10などの抗酸化物質の摂取や経皮投与も有用な手段です。

ｌ　コラーゲンとエラスチン

コラーゲンには、「動物性コラーゲン」と「海洋性コラーゲン」があります。動物性コラーゲンには、鶏の手羽先、鶏肉、鶏皮、牛すじ肉、軟骨、豚足、豚耳、などがあります。熱にも強く、加工しやすいのが特徴です。海洋性コラーゲンには、魚の頭、魚のアラ、皮付きの魚・フカヒレ、エイヒレ、カレイ、サザエ、なまこ、などがあります。動物性コラーゲンと比べて吸収性は良いのですが、熱に弱く、熱処理をするとコラーゲンの分子構造が乱れやすいという欠点もあります。コラーゲンを含む食品には脂肪も多いので摂取する際には注意してください。

ところで、コラーゲンを摂取したからといって、お肌のコラーゲンとして生まれ変わるのでしょうか？　答えは「ノー」です。

コラーゲンは巨大な分子から出来ているタンパク質なので、経口摂取しても、アミノ酸にまで消化されてから吸収されるので、コラーゲンそのままで消化管から吸収されることはありません。そのアミノ酸はタンパク質の構成成分です。分解されたアミノ酸は不足しているタンパク質から優先的に合成していきます。つまり、他のタンパク質が不足しているとコラーゲンにはならないわけです。ただ、最近の研究ではコラーゲンを摂ることでコラーゲンの代謝がよくなり、再度コラーゲンとして合成される確率が高くなることがわかってきました。

できるだけコラーゲンとして合成させるには、良質なタンパク質を日頃からしっかり摂っておくことが大切です。余分な糖分はコラーゲンの生成を阻害するので控えましょう。

また、コラーゲン合成にはビタミンC（パセリやブロッコリーやピーマンなどの緑黄色野菜、レモン、グレープルーツ、キウイ、いちご、ベーコン、たらこ、など）や鉄分が必要です。ビタミンC不足は正常なコラーゲンを合成できなくなります。ペプチドコラーゲンのサプリメントなどを摂取する際にも、ビタミンCを一緒に摂取してください。

エラスチンは、牛すじ肉、鶏の手羽先、しらす干し、かつおぶし、小豆などに含まれています。とくに、鶏の皮や、丸ごと食べられる小魚は、エラスチンのよい補給源になります。

しかし、動物性食品に含まれるエラスチンは、水に溶けにくいことから、食事でとったときに、どこまで体内に吸収され、利用されるのかはよくわかっていません。

食事でとったエラスチンは、おそらく消化管でいったん分解されてから体内へ吸収され、その分解物がエラスチン合成の原料として使われると考えられています。アミノ酸は、エラスチンを合成する細胞の活性化にも役立つので、アミノ酸を補充することで、エラスチンはもとより、エラスチン分子の架橋をつくる酵素の合成が促されることも考えられています。そうした意味では、食事でエラスチンをとる価値があるかもしれません。

また、エラスチン合成には、ビタミンB2（卵、納豆、ししゃも、肉類のレバー、うなぎ、チーズ、そら豆、など）が必要です。

コラーゲンとエラスチンは睡眠中に活性化されるので、寝る前に摂るのがオススメです。

体内時間では夜12時頃が細胞分裂のピークで、起きている状態では血液が筋肉や脳へ行ってしまうため、ターンオーバーの働きもイマイチです。夜10時～12時くらいまでには睡眠をとることで、血液が肌に多く流れ、肌が再生されやすい状態になります。

2　コラーゲンとエラスチン双方がバランスよく摂れる料理

手羽先（骨抜き）・ブロッコリー・そら豆・ネギのゴマ味噌炒め

手羽先はコラーゲンとエラスチンを含みます。ブロッコリーはコラーゲンの吸収を助けるビタミンCを含みます。そら豆はエラスチンの働きを高めるビタミンB2を含みます。ゴマはコラーゲンの吸収を助ける鉄分を含みます。ネギはビタミンCと鉄分を含みます。味噌は、蛋白質、炭水化物、灰分、脂質、ビタミン、ミネラル等、体を整えるのに必要な必須アミノ酸が10種類以上も含まれています。

材料は4人分用意します。

手羽先（骨抜き）２５０gをそぎ切りにして、しょうゆ小さじ2、酒小さじ2、オイスターソース小さじ2で下味をつけます。ブロッコリー１／2個を小房に分けます。ね

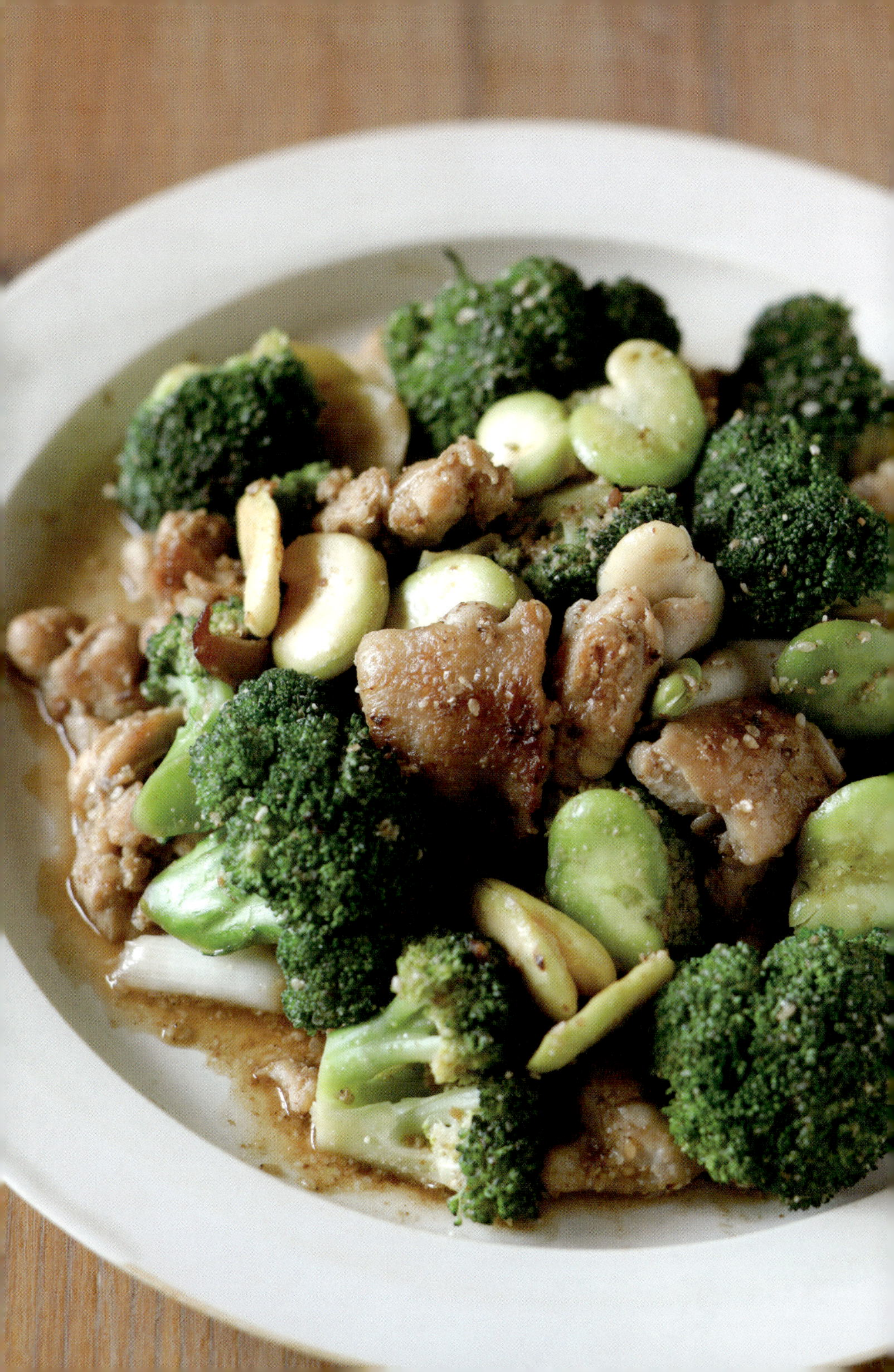

ぎ1本を1㎝幅の斜め切りにします。そら豆のさやを取ったもの200gを用意します。

フライパンに水カップ1、塩少々を入れて沸騰させ、ブロッコリーを加えて火が通ったらザルに取り出す。そら豆は、さっと茹でて薄皮をむきます。

フライパンにサラダ油大さじ1を熱し、手羽先を炒めます。肉に火が通ったら、ねぎとそら豆を加えて炒め、ねぎがしんなりしたら、先ほどのブロッコリーを加えて炒めます。

みそ大さじ1／2、みりん小さじ1、塩少々で味つけし、仕上げにすり白ごま大さじ2を加え、サッと炒め合わせます。

3　むくみ改善の食事

塩分を摂り過ぎると、血液中の水分を血管やリンパ管の外に押し出すことになり、余分な間質液を増やしてしまいますので、塩分の摂りすぎは避けましょう。

水分補給は、日中は多めで、夜は少なめにしましょう。飲み物は、できるだけ温かい方が良いです。マッサージなどを受けた後も、老廃物の排出を助けるために、ぬるめの水分をコップ2杯ほど摂りましょう。

また、アルコールは、血管内脱水の作用がある為、お酒を飲みすぎると体の水分が失われ、血液濃度が高くなります。高くなった濃度を下げるためには、血管内に水分を取り込む必要があります。この時に取り込んだ水分の一部がむくみになります。アルコールの摂りすぎは避けましょう。

カリウムを多く含む野菜や果物、ビタミンB1（豚肉、玄米、蕎麦、落花生、大豆、うなぎ、など）を多く含む食べ物や海草類は水分代謝をスムーズにする働きがあるので、積極的に摂りましょう。辛い物や味の濃い物はリンパ液濃度を高めますので、リンパ管の中の老廃物が排泄されにくくなります。タンパク質やミネラル（特にカリウム、カルシウム、マグネシウムなど）のバランスをよく考えましょう。

月経前にむくむ方にはビタミンB6（かつお、まぐろ、さんま、鮭、肉類のレバー、バナナ、さつまいも、など）が有効です。なお、カリウムの過剰摂取は、腎機能障害などがあると重大な問題につながることもあるので注意が必要です。

日常生活上の注意

筋肉の活動と休息のバランスを大切にし、長時間の筋肉の疲労や同一姿勢は避けましょう。

あごを突き出してねこ背になるような姿勢、あるいは長時間にわたって腕を上にあげるような動作は極力避けてください。

鏡をのぞきこんで化粧をする、あごを突き出させるように机の上で頬杖をつく、あごを突き出して携帯のメールを打つ、パソコンと長時間向き合う、テレビに近づいてあごを前に出したまま見る、食事の時お茶碗やお皿を持ち上げないで口から近づける、長時間の読書やキーボード操作、アイロンかけ、車の運転……などを避けるようにしてください。

一般に、同じ姿勢を1時間以上持続すると筋膜がかたくなる傾向がみられます。

太りすぎも駄目です。肥満は筋肉の低下を招き腰椎に負担をかけます。肥満指数(BMI: body mass index)＝体重［kg］／身長［m］×身長［m］を計算してみましょう。

WHOの分類では、

18・5未満が低体重、
18・5～24・9が正常範囲、
25・0～29・9が前肥満、
30・0～34・9が肥満クラス1、
35・0～39・9が肥満クラス2、
40・0以上が肥満クラス3です。

デスクワークや自動車の運転の多い方は、こまめにからだを動かすことも大切です。また、可能な限り仕事の合間には、一定時間ごとの休憩時間も作るようにしてください。そして、からだを動かす時間を作ってください。

ふだんの生活でも仕事中でも、正しい姿勢を意識して、意識してからだを大きく動かし、ここで紹介した筋膜リリースを頻繁に行い、習慣化することが大切です。意識して行うことが、次第に無意識でもできるようになります。

温める？ 冷やす？

筋膜をリリースするには筋肉の緊張を和らげ、血行をよくすることも大切です。慢性のかたさに対しては、血行が低下しているので温めるのが基本です。温めることによって、熱エネルギーが生体に加わり、循環の改善や疼痛の軽減などの生理的反応が生じます。

日常生活の中では、お風呂でゆっくり温まり、精神的にリラックスをはかるのも効果的です。

しかし、腰や肩の痛みが急に強くて腫れていて熱をもっているときには、温めては逆効果です。冷湿布やアイシングなどで冷やすことも必要になります。

お風呂の入り方には、温浴と高温浴と微温浴があります。

温浴といわれる39～42度の温度が、最もリリースに効果的です。41度くらいで、20分ほどの全身浴が理想です。これによって血行がよくなり、新陳代謝を高め、首や肩の疲労物質を取り除くことができます。

高温浴といわれるのは、42度以上の温度です。この温度では、交感神経が働き、新陳代謝が促進され、疲労物質の排出を助け、汗をかいて老廃物も排泄されるので体の疲労が回復されます。朝の目覚めのシャワーや足湯には向いています。この温度の全身浴では、血液粘度が上昇するので高血圧の方などはやめた方がいいです。

微温浴といわれるのは、37～39度の温度です。半身浴に適していて、副交感神経が優位になるので、リラックスして、眠りを誘います。しかし、半身浴のために、肩が冷えることもありますので、温かいタオルを肩にかけておくことも必要です。

おわりに

いかがでしたか？

この本では、自分で行える筋膜リリースを紹介しました。

ストレッチングのような力は要りません。気持ちがいいと感じるところで、硬くなった筋膜がバターが溶けるようにとろけてほぐれるのを感じることが大切です。

一つ一つの時間はかかりますが、効果は必ず現れます。

理学療法士で医学博士の私が、解剖学・生理学・運動学という医学的知識を基に書き下ろしました。巷の怪しげな本とは異なり、科学的根拠の高い内容で構成されていますので、安心して取り組んでいただけます。

ただし、ケガや病気がある場合や、逆に痛みが強くなる場合は、病院で診察を受けて相談することは忘れないでください。

こんなにいっぱい筋膜リリースがあると、何をやっていいか悩むこともあるかもしれませんが、気になるところ、できるところからトライしていってください。

なによりも、継続することが大切です。

長年かけて、ゆがんできた筋膜をほぐすのです。無理せず、勢いをつけず、ゆっくり時間をかけて継続してください。


個人差はありますが、2週間で自分のからだが動きやすくなったのを感じます。

さらに2週間続けるとまわりの人からも変化がわかるようになってきます。

ここでやめず、さらに継続していってください。


筋膜リリースでバランスのとれたからだを作り直し、ゆがみやたるみ、不調をリセットしていただくことを願っています。

竹井 仁（たけい・ひとし）

理学療法士、医学博士
OMPT (Orthopedic Manual Physical Therapist)、FMT (Fascial Manipulation Teacher)、GPTH (Golf Physio Therapst)

１９８７年理学療法士となる。１９９７年筑波大学大学院修士課程修了（リハビリテーション修士）。２００２年東邦大学大学院医学研究科医学博士（解剖学）学位授与。

現在、首都大学東京大学院 人間科学研究科理学療法科学域ならびに健康福祉学部理学療法学科教授。日本理学療法士協会専門理学療法士（基礎系、運動器、内部障害系）。認定理学療法士（徒手理学療法）。公益社団法人東京都理学療法士協会副会長、公益社団法人日本理学療法士協会運動器理学療法分科学会副代表、公益社団法人日本理学療法士協会徒手理学療法部門代表幹事、日本徒手理学療法学会理事長。専門分野は、徒手理学療法、運動学、神経筋骨関節疾患。整形外科のクリニックでの理学療法業務も行っている。

医学的知識に基づいたからだのリセット術に関しては、「ここが聞きたい！名医にQ」、「世界一受けたい授業」、「所さんの学校では教えてくれないそこんトコロ」、「主治医が見つかる診療所」、「きょうの健康」、「モーニングバード」、「あさイチ」、「あさチャン」、「健康カプセル！ゲンキの時間」、「林修の今でしょ！講座」、「林先生が驚く初耳学」、「所さんの目がテン！」、「ためしてガッテン」、「チョイス＠病気になったとき」など１２０本以上のテレビ出演や２００冊以上の各種雑誌でも取りあげられている。

主な著書に、「触診機能解剖カラーアトラス」（単著、文光堂）、「系統別治療手技の展開改定第3版」（編集共著、協同医書出版）、「運動療法学」（共著、金原出版）、「運動学」（共著、中外医学社）、「筋膜マニピュレーション」（単訳、医歯薬出版）、「運動機能機能障害症候群のマネジメント」「続 運動機能機能障害症候群のマネジメント」（監訳、医歯薬出版）、「運動療法・徒手療法ビジュアルポケットガイド」（単訳、医歯薬出版）、「人体の張力ネットワーク膜・筋膜 最新知見と治療アプローチ」（監訳、医歯薬出版）、ビジュアル版筋肉と関節のしくみがわかる事典（監修、西東社）、「たるみリセット」（単著、ヴィレッジブックス）、「不調リセット」（単著、ヴィレッジブックス）、「肩こりにさよなら！」（単著、自由国民社）、「顔たるみとり」（単調、講談社）、「正しく理想的な姿勢を取り戻す 姿勢の教科書」（単著、ナツメ社）など60本以上がある。